W0257849

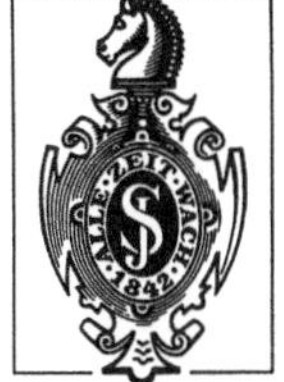

Schriftenreihe Neurologie 24

Band 14   **Polyneuropathien.** Typen und Differenzierung
Von E. Sluga

Band 15   **Die regionale Gehirndurchblutung**
Von H. F. Herrschaft

Band 16   **Experimental Myopathies and Muscular Dystrophy**
By R. Heene

Band 17   **Epilepsy.** A Clinical, Electrocephalographic and Statistical Study
of 466 Patients
By R. Tsuboi and W. Christian

Band 18   **The Acute Facial Palsies**
By E. Esslen

Band 19   **Die elektrosensible Diagnostik in der Neurologie**
Von J. Jörg

Band 20   **Multiple Sclerosis**
By S. Poser

Band 21   **Mononuclear Phagocytes** in the Central Nervous System
By M. Oehmichen

Band 22   **Die undifferenzierten Astrozytome des Großhirns**
Von R. W. Seiler

Band 23   **Schnüffelsucht und Schnüfflerneuropathie**
Von H. Altenkirch

Band 24   **Chronomorphologie der zerebralen Durchblutungsstörungen**
Von R. Schröder

Roland Schröder

Chronomorphologie der zerebralen Durchblutungsstörungen

Mit 29 Abbildungen

Springer-Verlag
Berlin Heidelberg New York Tokyo 1983

Professor Dr. ROLAND SCHRÖDER
Pathologisches Institut der Universität zu Köln,
Neuropathologisches Labor,
Joseph-Stelzmann-Straße 9, 5000 Köln 41

ISBN-13:978-3-642-68996-3   e-ISBN-13:978-3-642-68995-6
DOI: 10.1007/978-3-642-68995-6

CIP-Kurztitelaufnahme der Deutschen Bibliothek

Schröder, Roland:
Chronomorphologie der zerebralen Durchblutungsstörungen / Roland Schröder. –
Berlin; Heidelberg; New York: Springer, 1983.
  (Schriftenreihe Neurologie; Bd. 24)
  ISBN-13:978-3-642-68996-3

NE: GT

Satz: Druckservice K. Teichmann, 6901 Mauer

2125/3130-543210

Dem Andenken meines Vaters
Dr. med. vet. E. Schröder
(1899–1965)

Vorwort

Die vorliegende Monographie ist aus der täglichen neuropathologisch-diagnostischen Arbeit erwachsen und setzt die Untersuchungen zur Dynamik morphologischer Grundprozesse im Zentralnervensystem fort, die Gegenstand der Habilitationsschrift gewesen waren. Inzwischen konnte das Untersuchungsgut erheblich vergrößert und auf andere Bereiche ausgedehnt werden.

Die Anregung zur Bearbeitung dieses Themas bekam ich durch Herrn Prof. Dr. Dr. W. Müller, der am Fortgang und an den Ergebnissen der Arbeiten großen Anteil nahm und durch den steten Gedankenaustausch die Intensivierung der Untersuchung mancher Einzelphänomene förderte. Während der langjährigen Zusammenarbeit ließ er mir andererseits viel Freiheit, so daß eigenverantwortliche wissenschaftliche Tätigkeit reifen konnte. Hierfür möchte ich meinen herzlichen Dank aussprechen.

Mein besonderer Dank gilt auch dem Direktor des Instituts, Herrn Prof. Dr. R. Fischer. Er zeigte stets waches Interesse für die Untersuchungen und hat durch wiederholte Ermutigungen und durch zahlreiche Diskussionen zu allgemein-pathologischen Aspekten wesentlich zu einer vertiefenden Bearbeitung beigetragen.

Ferner danke ich den Herausgebern der Schriftenreihe, besonders Herrn Prof. Dr. H. Gänshirt, für engagierte Ratschläge zur formalen Gestaltung, durch die die Ergebnisse über den Spezialisten hinaus einem breiteren Interessentenkreis leichter zugänglich geworden sind.

Nicht zuletzt möchte ich meiner Familie für Geduld und Toleranz danken, ohne die die Durchführung und Fertigstellung dieser Arbeit nicht möglich gewesen wären.

Köln, April 1983   Roland Schröder

Inhaltsverzeichnis

1 Einleitung 1

2 Die pathogenetischen Situationen 6

3 Material und Methode 19

4 Die lokalen Infarkte 25

    4.1.   Infarkt mit vollständiger oder unvollständiger Nekrose ... 25

    4.1.1 Nekrose 26
        Neuropil 26
        Gliazellen 27
        Markscheiden 28
        Ganglienzellen 29
        Blutgefäße 38
        Ablagerungen 40
        Synopsis 42

    4.1.2 Reaktionen mesodermaler Zellen 42
        Granulozyten 42
        Monozyten, Makrophagen, progressive Mikrogliazellen 48
        Lymphozyten, Plasmazellen 68
        Gefäßwandzellen 70
        Synopsis 75

    4.1.3 Reaktionen neuroektodermaler Zellen 76
        Ganglienzellen 77
        Astrozyten 84
        Synopsis 98

    4.1.4 Sekundäre Degeneration 98
        Markscheidenabbau 99
        Veränderungen der Astrozyten 104
        Veränderung der Gefäßwand 105
        Synopsis 105

4.2   Infarkt mit selektiver neuronaler Nekrose 106

       Veränderungen der Ganglienzellen 106

       Reaktionsformen der Astrozyten...................... 107

       Reaktionsformen der Monozyten, Makrophagen
       bzw. der progressiven Mikrogliazellen 108

       Reaktionsform des Kapillarendothels 111

       Synopsis 112

5 Der ischämische Totalinfarkt des Gehirns..................... 113

       Veränderungen im Gehirn 113

       Veränderungen in den Demarkierungszonen.......... 120

       Synopsis 126

6 Schlußbetrachtung.................................... 127

7 Zusammenfassung................................... 135

8 Literatur... 138

9 Sachverzeichnis 157

1 Einleitung

Klinik, Topik, kausale und formale Pathogenese der Durchblutungsstörungen des Zentralnervensystems (ZNS) sind ausgiebig untersucht und an verschiedenen experimentellen Modellen unter Einsatz morphologischer, physiologischer und biochemischer Methoden analysiert worden. In dem umfangreichen und rasch zunehmenden Schrifttum der Ischämieforschung, bei der kausale Zusammenhänge im Vordergrund des Interesses stehen, nimmt aber ein Problemkreis einen zunehmend größeren Raum ein, weil er für viele Betrachtungen Grundlagencharakter hat: die genaue Chronologie der Veränderungen innerhalb verschiedenartiger Infarkte und ihrer Umgebung.

Die vorliegende Untersuchung beschäftigt sich mit den *morphologischen* Teilaspekten dieser Frage, wie sie mit konventioneller histologischer Technik erfaßbar sind. Gegenstand sind dabei die Veränderungen beim Menschen. Sie lassen sich prinzipiell einteilen in 1) umschriebene Infarkte und 2) den Totalinfarkt des Gehirns entsprechend dem klinischen Bild des dissoziierten Hirntodes. Die Untergliederung hat neben dem verschiedenen Ausmaß v. a. folgenden Grund: Bei ersteren bleibt mindestens in einer Randzone die Zirkulation erhalten, während beim Organtod des Gehirns wegen der zugrundeliegenden intrakraniellen Drucksteigerung von Anfang an eine vollständige zerebrale Ischämie besteht. Dementsprechend zeigt der pathomorphologische Verlauf wesentliche Unterschiede.

In Abhängigkeit von Schwere und Dauer der *herdförmigen* Minderdurchblutung bilden sich entweder Nekrosen des neuronalen und glialen Gewebskompartiments und teilweise auch des Gefäßmesenchyms aus, oder es entstehen selektiv Nekrosen allein der Nervenzellen. Zell- und Gewebsuntergänge sowie ihre Folgezustände zeigen dabei eine Entwicklung, die sich in einer Reihe markanter Gewebsbilder ausdrückt.

Für den Fall der am besten untersuchten Nekrose mehrerer Gewebsbestandteile ist die zeitliche Korrelation dieser Phasen in den wesentlichen Zügen bekannt, wie u. a. ein Blick in die Handbücher zeigt. Selbst für spezielle Einzelphänomene variieren aber die Zeitangaben z. T. außerordentlich. So wird im Schrifttum die Manifestationszeit für eine der wichtigsten neuropathologischen Veränderungen, die Ganglienzellnekrose, auf 0,5–15 h beziffert. Diese Daten stehen in einem Verhältnis von 1:30! Die meisten Autoren berichten allerdings über mittlere Werte. Dennoch besteht hier eine erhebliche Unsicherheit, und zwar nicht nur bezüglich des Zeitfaktors, sondern im Zusammenhang damit auch hinsichtlich der Umstände, die derartig verschiedene Ergebnisse bedingen. Dieses Beispiel sei hier nur wegen der verhältnismäßig sehr zahlreich zur Verfügung stehenden Angaben angeführt. Für andere Erscheinungen liegen oft nur vereinzelte Zeitbestimmungen vor, wobei mit ähnlichen Variationsbreiten zu rechnen ist, für manche fehlen sie überhaupt.

Hervorgehoben seien aber die Bemühungen einiger Autoren, eigenes, entsprechend durchgearbeitetes Material zu sammeln und die Grundsteine für eine Chronopathologie der Nekrose im ZNS zu legen. Hier sind unter anderen besonders zu nennen: G. Müller (1930); Baggenstoss et al. (1943); Tanner (1951); Peters (1955 b) und Oehmichen u. Raff (1980) für humanpathologisches und J. M. Schröder u. Tzonos (1967) für experimentelles Untersuchungsgut sowie die Versuche Jacobs (1961, 1963), auch weit verstreute Literaturangaben zu vereinen. Diese Arbeiten hatten das Ziel, möglichst viele charakteristische Züge der geweblichen Wandlungen zeitlich zu determinieren. Andere Verfasser haben sich um die gezielte Untersuchung einzelner Erscheinungen unter diesem Gesichtspunkt verdient gemacht, z. B. Hammes (1944) und Strassmann (1945, 1949) bei der Bestimmung der Nachweisbarkeitsgrenze für Hämosiderin.

Die beträchtliche Variation bei den meisten der bisherigen Zeitangaben steht z. T. in deutlicher Beziehung zur Menge des untersuchten Materials. Teilweise liegt aber auch eine Abhängigkeit von anderen, schwer übersehbaren Faktoren, einschließlich der subjektiven Deutung und Bewertung durch den Untersucher vor. So sind weitere Beobachtungsserien erforderlich, insbesondere an einem vergleichsweise großen Material, das sowohl die Erfassung der biologischen Spielbreite erlaubt als auch durch das Vorliegen sehr kleiner Zeitdifferenzen zwischen den Einzelfällen eine Verbesserung bisheriger Daten ermöglicht. Auch zeitabhängige Angaben zur Häufigkeit, wie sie bislang nur von Oehmichen u. Raff (1980) mitgeteilt worden sind, können zur besseren Charakterisierung der Entwicklung und damit zur pathologischen Deutung besonderer Phänomene beitragen. Die vorliegende Untersuchung hat daher das Ziel, aus heutiger Sicht eine Zusammenfassung und kritische Wertung der bisher im Schrifttum niedergelegten, oftmals in den Mitteilungen nur nebenbei erwähnten humanpathologischen und experimentellen Daten zu geben. Darüber hinaus soll ein besonders umfangreiches, genau datiertes und detailliert bearbeitetes Untersuchungsgut von Gewebsnekrosen des menschlichen ZNS dargestellt werden, das zu einer Präzisierung der Zeitwerte führen und als Basis für einen Vergleich mit andersartigen Gewebsläsionen dienen kann.

Für derartige vergleichende Betrachtungen stehen an: Infarkte des unreifen Gehirns im Säuglingsalter, verschiedenartige experimentelle Infarkte, Infarkte in anderen menschlichen Organen, operationsbedingte zerebrale Koagulationsherde, Folgezustände in den abhängigen zentralen Fasersystemen in Form der Waller-Degeneration, die selektive neuronale Nekrose und der ischämische Totalinfarkt des Gehirns.

Gerade die Kenntnis der zeitlichen Verhältnisse ist bei Nekrosen bzw. Blutungen im Neugeborenen- und frühen Säuglingsalter von besonderer Bedeutung. In

2

diesem Lebensabschnitt entwickeln sich die klinischen Symptome sehr oft schleichend oder treten erst sehr viel später in Erscheinung, so daß auch retrospektiv die Bedingungen ihrer Pathogenese im dunkeln bleiben. Fokale periventrikuläre Marknekrosen z. B. sind aber, besonders bei Frühgeborenensektionen, durchaus häufige Befunde, die klinisch stumm geblieben sind. Ihre genaue Datierung und auch die der zahlreich vorkommenden Blutungen wäre wünschenswert. Ob aber die von Nekrosen des Erwachsenenalters abgeleiteten Zeitkriterien hier anwendbar sind, ist bisher nicht systematisch geprüft worden. Für diese Untersuchungen klinisch datierte Fälle zusammenzutragen ist aber schwierig, weil sich dafür ausschließlich iatrogene Hirnläsionen eignen.

Wenn das Tierexperiment für die Klärung pathogenetischer Zusammenhänge zu Hilfe genommen wird, muß man fragen, ob wirklich alle wesentlichen Bedingungen mit denen beim Menschen identisch sind. Dazu gehört u. U. auch der zeitliche Ablauf, z. B. bei zellkinetischen Studien. Es gibt erste Anzeichen dafür, daß sich diese Frage nicht uneingeschränkt bejahen läßt. In der vorliegenden Untersuchung werden wir an Hand der Literaturangaben zu möglichen Unterschieden bei lokalen Infarkten Stellung nehmen. Andererseits lassen sich im Tierexperiment durchaus nicht alle Phänomene reproduzieren. So kommt es im Randgebiet von Hirnnekrosen bei den bisher untersuchten Tierarten beispielsweise nicht zur Ausbildung sog. Rosenthal-Fasern, auch die Ansammlung von Corpora amylacea ist bislang nicht beschrieben worden, während beide Formationen beim Menschen keine Seltenheit darstellen. Weiterhin besteht das Problem der nur kurzen Lebensdauer der Tiere, so daß sich langfristige Veränderungen nicht untersuchen lassen. Es scheint daher begründet, tierexperimentelle Ergebnisse sehr differenziert zu bewerten und mit den dort gewonnenen Erkenntnissen zum Menschen als dem eigentlichen Ziel medizinischen Forschens zurückzukehren.

Reaktionen hämatogener Zellen sowie Zerfall und Abbau von Blutungen im ZNS haben auch allgemeinpathologisches Interesse, da sie sich hier wegen des akuten Funktionsausfalls bei Spontanläsionen klinisch datieren lassen und spontane und traumatische Blutungen an dieser Stelle häufig auftreten. Darüber hinaus läßt sich wegen des außerordentlich spärlichen Gefäßbindegewebes im ZNS das Auftreten ortsfremder Zellen besonders gut verfolgen. In anderen Organen liegen so günstige Bedingungen nicht vor. Inwieweit die Verläufe in verschiedenen Organen zeitlich übereinstimmen, muß aber speziellen Bearbeitungen vorbehalten bleiben und kann nicht Ziel der vorliegenden Untersuchung sein. Hier kann lediglich ein Vergleich mit der Gesamtheit der im Schrifttum ebenfalls nicht sehr reichlich vorliegenden Daten ohne weitere Organdifferenzierung vorgenommen werden.

Größere Serienuntersuchungen an operativ gesetzten Koagulationsnekrosen des menschlichen Zentralorgans hinsichtlich der zeitlichen Beziehungen liegen gegenwärtig nicht vor. Auch das eigene Material enthält zu wenig Fälle, so daß z. Z. keine hinreichenden Aussagen möglich sind.

Als eine Teilerscheinung verschiedenartiger Infarkte muß die sekundäre oder Waller-Degeneration der durch die Nekrosen unterbrochenen Fasern betrachtet werden. Hierbei kommt es in räumlich ganz abgelegenen, normal durchbluteten Regionen des ZNS, d. h. weit außerhalb der Infarktzone, zum Zerfall der primär nicht geschädigten Axone und Markscheiden. Dieser Vorgang unterscheidet sich auch qualitativ von dem der Nekrose und zeigt dementsprechend zusammen mit den Abbauerscheinungen einen ganz andersartigen zeitlichen Verlauf (Jakob 1913; Jacob 1957, 1963).

Über selektive neuronale Nekrosen, die bei der leichtesten Form der Mangeldurchblutung entstehen, fehlen bisher serienmäßige Beobachtungen unter chronologischen Gesichtspunkten. In den meisten Mitteilungen wird nur über wenige Fälle berichtet, deren Ergebnisse Steegmann (1968) zusammengefaßt hat. Hier spielen methodisch bedingte Interpretationsunterschiede als Ursache abweichender Zeitbestimmungen eine große Rolle. Aus diesem Grunde ist es von großem Vorteil, wenn die zeitlichen Vergleiche verschiedener Läsionsarten auf Beobachtungen desselben Untersuchers beruhen und somit konstante zytologische Definitionen benutzt werden.

Betreffen aller bisher besprochenen Läsionstypen lokale Durchblutungsstörungen und ihre Folgen, so entsteht der ischämische Totalinfarkt des Gehirns, wie erwähnt, durch *Sistieren der Zirkulation im gesamten Organ,* während Körperkreislauf und Atmung durch Hilfsmaßnahmen aufrechterhalten werden können. Dieser mit den Fortschritten der Intensivmedizin aufgetretene Zustand des dissoziierten Hirntodes wurde klinisch erstmals von Mollaret u. Goulon (1959) als „coma dépassé" definiert. Dabei verfällt das gesamte Organ allmählich einem Selbstauflösungsprozeß, der dem der postmortalen Autolyse gleicht. Zelluläre Reaktionen unterbleiben, weil der Blutstrom stagniert. Nur in den Randgebieten zu noch durchbluteten Teilen des ZNS sind diese zu erwarten. Serienmäßige Untersuchungen zur Chronologie liegen bisher lediglich von Schneider et al. (1972) sowie Schneider u. Matakas (1973) und auch nur von der zerebrospinalen Grenzregion vor. Andere Marginalzonen sowie das Gehirn selbst sind noch nicht systematisch unter dem Aspekt Zeitabhängigkeit bearbeitet worden. Wir werden darstellen, daß gerade diese Betrachtungsweise hier eine Reihe neuer Phänomene und Probleme aufzeigt.

Die konsequente und vollständige Durchführung der zeitlichen Analyse all der genannten Veränderungen würde freilich den Rahmen der vorliegenden Arbeit sprengen. Wir beschränken uns daher auf die folgenden Zustände im ausgereiften ZNS des Menschen:
1) den herdförmigen Infarkt mit Untergang sowohl der neuronalen als auch der glialen Strukturen, eingeschlossen die Waller-Degeneration,
2) die selektive neuronale Nekrose und
3) den ischämischen Totalinfarkt des Gehirns.

Die Untersuchung befaßt sich mit der vergleichenden Chronopathologie dieser umschriebenen bzw. organumfassenden Schäden, wobei auch tierexperimen-

telle und allgemeinpathologische Daten aus dem Schrifttum einbezogen werden.
Die Zielsetzung liegt in der genauen Terminierung möglichst vieler feingeweblicher Phänomene, der Verfolgung ihres weiteren Schicksals und gegebenenfalls
der Korrektur ihrer formalpathogenetischen Deutung, um eine präzise zeitgebundene Charakterisierung der verschiedenen Gewebsalterationen zu erreichen. Die
gleichzeitige Bearbeitung mehrerer Infarktarten durch denselben Untersucher ermöglicht es, unabhängig von Fremdangaben ähnliche oder identische Erscheinungen unter verschiedenen Bedingungen in ihrem zeitlichen Ablauf zu verfolgen und das Verständnis für das biologische Verhalten der Zellsysteme zu fördern.
Insbesondere können so die Veränderungen unter dem extremen pathophysiologischen Zustand des dissoziierten Hirntodes genauer herausgearbeitet werden.

Obwohl die Beobachtungen überwiegend grundlagenwissenschaftliche Eigenschaften aufweisen, darf doch ihre unmittelbar praktische Bedeutung nicht übersehen werden. Mit Hilfe derartiger Angaben läßt sich die Aussagefähigkeit der
histologischen Untersuchung verfeinern, so daß die Diskussion zwischen Kliniker
und Neuropathologen auf besser begründeten Tatsachen basieren kann. Durch
die Möglichkeit, mit der kranialen Computertomographie die Entwicklung vaskulärer Prozesse am Patienten zu verfolgen, lassen sich zahlreiche Beziehungen zur
Neuroradiologie herstellen. Besonders dürften aber gutachtliche Beurteilungen
und die Beantwortung forensischer Fragen profitieren. Auch für die experimentelle Neurophysiologie ergeben sich präzisere Hintergrundinformationen.

2 Die pathogenetischen Situationen

Wie die *experimentelle Forschung* gezeigt hat, hängt die Schwere zirkulatorisch bedingter Hirnparenchymschäden nicht allein von der Ischämiedauer ab, sondern wird durch eine Reihe weiterer Faktoren entscheidend beeinflußt (Übersicht: Hossmann 1979 a). Sie wirken sich v. a. in der Rezirkulationsphase aus. Dabei kann eine Hypoperfusion entstehen durch zu niedrigen Systemblutdruck, zu geringen Perfusionsdruck bei gestörter Autoregulation der zerebralen Durchblutung, erhöhten zerebralen Gefäßwiderstand (No-reflow-Phänomen (Majno et al. 1967), v. a. durch gesteigerte Viskosität des stagnierenden Bluts) oder sekundäre Hirnschwellung infolge der ischämiebedingten Hyperosmolalität und Elektrolytverschiebungen im Gewebe. Postischämische Zirkulationsstörungen entstehen jedoch erst bei einer Dauer der kompletten Ischämie von 7–8 min. Unterhalb dieser Zeitspanne läßt sich im Experiment relativ sicher eine zerebrale Wiederbelebung erreichen, weswegen man von einer „safe revival time" sprechen kann. Unter optimalen Rezirkulationsbedingungen läßt sich die vollständige normotherme Ischämie jedoch bis auf 60 min verlängern, wobei funktionelle und biochemische Parameter sich mindestens teilweise erholen und die Ganglienzellen strukturell erhalten bleiben. Dem eben genannten Begriff kann man daher eine „theoretical revival time" gegenüberstellen, die der neuronalen Überlebensspanne entspricht.

Wegen des hohen Energiebedarfs und der nur sehr geringen Energiereserven des Gehirns tritt bei vollständiger Unterbrechung der Durchblutung fast augenblicklich Bewußtlosigkeit ein. Das spontane EEG verschwindet nach wenigen Sekunden. Nach 6–8 min sind die neuronalen Zellmembranen depolarisiert und die Ganglienzellen schließlich unerregbar. Dies wird durch den außerordentlich raschen Zusammenbruch des Energiemetabolismus verursacht. So ist nach 15 min der Gehalt an energiereichen Phosphatverbindungen bereits auf minimale Bruchteile der Ausgangswerte abgesunken und nach 30 min nicht mehr nachweisbar. Glukose und Glykogen werden bei der sofort einsetzenden anaeroben Glykolyse verbraucht, die zu einem starken Anstieg des Laktats v. a. in den ersten 5 min führt und mit pH-Abfall und Anstieg der Osmolalität einhergeht. Sehr rasch kommt ebenfalls die Proteinsynthese – in Gliazellen genauso wie in Ganglienzellen – zum Erliegen (Übersicht: Hossmann 1979 b). Ferner setzen katabole Prozesse ein, die zu Veränderungen der Aminosäurenzusammensetzung, zum Zerfall eines Teils der Phospholipide und Freiwerden von Fettsäuren sowie zu einer allmählichen Abnahme der Adeninnukleotide und Neurotransmitter führen. Im Gegensatz dazu bleiben die Ribosomen mindestens eine Stunde lang intakt.

Die biochemischen Veränderungen sind jedoch nicht irreversibel. Während der Wiederdurchblutung kann es selbst nach einstündiger kompletter Ischämie (Hossmann 1979b) zu einer Wiederherstellung des Energiemetabolismus kommen, gefolgt von der Erholung elektrophysiologischer Funktionen. Die Proteinsynthese restituiert sich jedoch langsamer, weil mit Beginn der Rezirkulation zunächst die Desaggregation der Polyribosomen erfolgt. Nach kürzeren Ischämiezeiten kommt es sogar zu einem rezirkulatorischen Hypermetabolismus.

Die unterschiedliche Reaktionsweise auf verschieden lange dauernde Ischämien ist somit durch biochemische Veränderungen während des Zirkulationsstillstandes, speziell durch den schon sehr rasch sistierenden Energiemetabolismus, nicht zu erklären. Die Veränderungen, die die Irreversibilität der Zellschädigung während der kompletten Ischämie jedoch ausmachen, sind heute noch nicht faßbar. Auch für eine Freisetzung lysosomaler Enzyme oder freier Radikale als letzte Ursache des Zelltodes konnte bisher kein Hinweis gefunden werden (Clendenon et al. 1971; Little et al. 1974b; Rehncrona et al. 1980). Die unterschiedliche Alteration mit zunehmender Dauer des Zirkulationsausfalles wird erst bei der Wiederdurchblutung manifest. Erst dann stellt sich auch die differente Empfindlichkeit der verschiedenen neuronalen und glialen Zelltypen heraus.

Von der kompletten Ischämie ist der oligämische Zustand zu unterscheiden. Hier sind verschiedene Situationen möglich. Wie schon Opitz u. Schneider (1950) gezeigt haben, kommt es zu einem Funktionsausfall erst, wenn die Durchblutung 50% des Normalwerts unterschreitet. Eine weitere Drosselung der Durchblutung kann jedoch noch mit hirnelektrischer Spontanaktivität vereinbar sein. Dieser Restkreislauf (Gänshirt et al. 1952; Hirsch et al. 1955) charakterisiert die Grenze des neuronalen Leistungsumsatzes. Bei einer weiteren Reduktion des zerebralen Blutflusses tritt trotz des Funktionsausfalls der Zelltod jedoch noch nicht unbedingt ein. Erst eine stärkere Abnahme der Blutversorgung führt zu einer Unterschreitung des Strukturerhaltungsumsatzes und damit zu irreversiblen Gewebsschäden.

Die verschiedenen experimentellen Modelle zur Erzeugung inkompletter Ischämien zeigten, daß der zerebrale Blutfluß bei den Tieren, die neurologische Symptome entwickelt hatten, auf 2–26% abgesunken war (Symon et al. 1974; Morawetz et al. 1977; Tamura et al. 1981). Gemessene höhere Durchblutungswerte (Sundt u. Waltz 1971) beziehen sich auf größere Areale, die daher nur einen Mittelwert repräsentieren. Genauere Untersuchungen haben aber ergeben, daß hier ischämische und teilweise durchblutete Zonen dicht nebeneinander liegen, also v. a. Mikrozirkulationsstörungen für die auch histologisch nachweisbaren Ausfälle verantwortlich zu machen sind (u. a. Kamijyo et al. 1977).

Auch bei inkompletter Ischämie kommt es zu einer raschen Depletion der energiereichen Phosphatverbindungen sowie von Glukose und Glykogen. Sie verschwinden aber nicht völlig aus dem Gewebe, sondern erreichen ein neues Gleichgewicht, das über mindestens mehrere Stunden unverändert bleiben kann. Wegen des nur minimalen Blutstroms bildet sich durch vorwiegend anaerobe Glykolyse eine rasche und besonders hochgradige Akkumulation von Laktat aus (u. a. Mršulja et al. 1976; Kuwashima et al. 1978). Ihr folgen Wasseraufnahme und Volumenzunahme des Gewebes, die schon nach wenigen Stunden nachweisbar sind (O'Brien 1979). Hier liegt ein wesentlicher Unterschied zur kompletten Ischämie, wo eine Wasseraufnahme aus den Gefäßen erst bei der Wiederdurchblutung möglich ist. Dies zeigt sich auch in den unterschiedlichen ultrastrukturellen Frühveränderungen (Kalimo et al. 1977; Garcia et al. 1979) beider Ischämietypen. Das Ödem ist in der Frühphase vom zytotoxischen Typ, d. h. ohne Störung der Blut-Hirn-Schrankenfunktion für Großmoleküle. Erst mit Fortschreiten der Schädigung treten auch Proteine über, so daß ein vasogenes Ödem hinzukommt. Das Ödem verschlechtert zusätzlich die Diffussionsverhältnisse in dem Mangelbezirk.

So hängt die Wiederbelebungszeit bei Oligämie nicht nur von der Zeitdauer der Mangelsituation und der Durchblutungsgröße, sondern auch von Störungen der Mikrozirkulation und Diffusion ab. Die inkomplette Ischämie ist daher, verglichen mit der kompletten Ischämie, nicht in jedem Fall mit günstigeren Überlebensbedingungen für das Gewebe assoziiert. So kommt es im Gerbil-Modell bei der Rezirkulation nach einstündigem Karotisverschluß zwar zur Wiederherstellung des Energiemetabolismus, jedoch nicht zu einer Funktionsrückkehr (Mršulja et al. 1976). Bei sehr niedrigem zerebralen Blutfluß von etwa 5 % des Normalwerts verschlechtern sich die Überlebenschancen des Gewebes im Vergleich mit kompletter Ischämie sogar beträchtlich (Hossmann u. Zimmermann 1974; Nordström et al. 1978). Dabei spielt offenbar die außerordentliche anaerobe Laktatbildung bei der ungenügenden Perfusion besonders während der Rezirkulationsphase eine entscheidende Rolle (Kalimo et al. 1981). Die Schutzfunktion eines Minimalkreislaufs kann also in paradox amutender Weise bei sehr niedrigem Blutfluß in ihr Gegenteil umschlagen.

Überhaupt hat die Ischämieforschung der letzten 10 Jahre gezeigt, daß die postischämische Periode außerordentlich komplex ist (Mršulja 1979). Dabei treten so merkwürdige Erscheinungen auf, wie die postischämische temporäre Toleranz gegen sekundäre Ischämien und Maturationsphänomene (Ito et al. 1975; Mršulja et al. 1975), die darauf hinweisen, daß die Läsionen nicht nur während der Ischämie, sondern auch während der Rezirkulationsphase entstehen.

Ähnliche Bedingungen wie in den Tiermodellen wird man auch bei *Durchblutungsstörungen des menschlichen Gehirns* erwarten können. Allerdings sind hier im allgemeinen die Rezirkulationsbedingungen sicher nicht so günstig wie im Experiment. So ist beim Menschen schon mit irreversiblen Hirnschäden zu rechnen, wenn die komplette Ischämie, etwa ein Herzstillstand, nicht innerhalb von 3,5–4 min behoben ist (Lahey u. Ruzicka 1950; Stephenson 1969). Nur in Ausnahmefällen, bei denen die begünstigenden Faktoren im einzelnen schwer zu beurteilen sind, sind Asystolien bei Normothermie bis zu 18 min ohne neurologische Folgen überlebt worden (Gilston 1979). Von der Funktion her betrachtet, können verschiedene Situationen resultieren: die vollständige Wiederbelebung, die inkomplette Restitution, die vorübergehende Funktionsrückkehr und der irreversible Totalausfall.

Sehr viel häufiger als diese globalen Mangelsituationen des Gehirns kommen in der Humanpathologie lokale Durchblutungsstörungen vor. Sie bestehen in temporären wie auch permanenten Ischämien: bei vollständigen oder unvollständigen arteriellen Gefäßverschlüssen, z.T. verbunden mit vorübergehender systemischer Kreislaufdepression, in der unmittelbaren Umgebung von Blutungen bzw. traumatischen Läsionen und bei anderen Mikrozirkulationsstörungen sowie bei Venen- oder Sinusthrombosen mit Stagnation des Bluts im vorgeschalteten Gefäßbett.

Nicht weiter betrachtet werden sollen hier lokale Zirkulationsstörungen, die sekundär im Rahmen anderer intrakranieller Prozesse auftreten, wie bei entzündlichen Gefäßerkrankungen, in der Umgebung von Tumoren, bei Angiospasmen nach ausgedehnten Subarachnoidalblutungen oder bei Hirnmassenverschiebungen. Hier lassen sich die zeitlichen Beziehungen kaum beurteilen, da die entsprechenden funktionellen Störungen sich i. allg. klinisch nicht oder nur ungenügend vom Bild des Grundprozesses differenzieren lassen.

Trotz einer sich allmählich ausweitenden Kollateralzirkulation über Anastomosen, die allerdings auch zu zusätzlichen Blutungen in den Mangelbezirk führen kann, kommen unter den angegebenen Bedingungen verschiedene Grade der Oligämie bis zur kompletten Ischämie vor, wie aus Autopsiebefunden zu schließen ist. Das Gefäßnetz zeigt dabei außerdem nicht nur innerhalb des Ausfallherdes, sondern auch perifokal Regulationsstörungen (Übersicht: Lassen 1978), die das weitere Geschehen in der Akutphase beeinflussen können. Durch Verlust der Autoregulation wird hier der Blutfluß abhängig vom Perfusionsdruck. Bei normalem Systemdruck liegt dann zwar vielfach eine Hyperperfusion mit früh abführender Vene vor („luxury perfusion"). Bei leichten Blutdruckschwankungen kann aber der regionale zerebrale Blutfluß u. U. stark absinken. Ferner verlieren die Gefäße im Schädigungsbereich ihre Fähigkeit, sich bei vermehrtem CO_2-Gehalt des Blutes zu erweitern. Diese Vasoparalyse kann zu einer paradoxen Umverteilung des Blutstroms innerhalb des Gehirns, zu einem „intracerebral steal effect" mit einer zusätzlichen Verminderung der lokalen Durchblutung führen. Die hämodynamischen Komplikationen zeigen dabei deutliche Beziehungen zur Phase des perifokalen Ödems. Als Resultat aller Störungen lassen sich schließlich nach Reversibilität der Ausfälle und Verlauf der spontanen Erkrankung klinisch verschiedene Typen unterscheiden: transitorische ischämische Attacke, prolongierter reversibler ischämischer Ausfall, progressiver Insult und akuter Insult. Dabei werden uns im folgenden v.a. akute Insulte und traumatische Hirnschäden beschäftigen.

Als Folge ätiologisch ganz differenter Hirnschädigungen, zu denen u.a. auch die eben genannten gehören, kann sich eine therapeutisch unbeeinflußbare, extreme Hirnschwellung entwickeln. Der intrakranielle Druck steigt dabei innerhalb kurzer Zeit auf Werte, die den mittleren, z.T. sogar den systolischen Blutdruck übertreffen. Bei kontinuierlicher Messung des intrakraniellen Drucks zeigte sich, daß sich der finale Druckanstieg i. allg. innerhalb von einigen 10 min bis wenigen Stunden ausbildet. Dabei konnten Werte bis zu 200 mm Hg ($\approx 26{,}7$ kPa) gemessen werden (Balslev-Jørgensen et al. 1972), die negativen Perfusionsdrucken entsprachen. Durch diese Widerstandserhöhung wird eine weitere Durchblutung des Gehirns unmöglich, wie durch die Angiographie direkt nachweisbar ist. Es besteht komplette Ischämie im gesamten Schädelinnenraum. Diese Situation ist den oben besprochenen primären Hirnschädigungen als sekundäre gegenüberzustellen. Bei medikamentös gestütztem Kreislauf und bei Beatmung folgt im weiteren Verlauf der intrakranielle Druck passiv dem arteriellen Mitteldruck, wobei der Zustand der fehlenden Gewebeperfusion erhalten bleibt (Langfitt u. Kassel 1966; Troupp u. Vapalahti 1971; Balslev-Jørgensen et al. 1972). Da hier selbst geringste Volumenvermehrung im intrakraniellen Raum einen weiteren Druckanstieg bewirken muß, führt auch eine Erhöhung des Blutdrucks über Normalwerte keine Änderung der Situation herbei (Brock et al. 1969). Nur in Ausnahmefällen war es bisher möglich, durch medikamentös erzeugte akute Hypertension für kurze Zeit eine partielle Rezirkulation zu erreichen (Fuchs u. Schneider 1975, 1978). Der Zustand der fehlenden zerebralen Perfusion bleibt daher mindestens über einige Tage hin unverändert erhalten, wenn die peripheren vitalen Funktionen dies erlauben.

Im Krankheitsverlauf hebt sich klinisch der vollständige zerebrale Funktionsverlust als Ausdruck der kompletten Hirnischämie meist vom Primärprozeß ab und kann bei genügend dichter Untersuchungsfolge zeitlich lokalisiert werden. Dieses Hirntodsyndrom bildet sich in außerordentlich variablem zeitlichen Abstand zur Primärschädigung aus. Die Analyse des Zeitintervalls, das im eigenen Untersuchungsgut von praktisch 0 h bis zu 11 Tagen variiert (mit einem Medianwert von 24 h), ergibt eine von der Art und Schwere der Intitialläsion weitgehend unabhängige Eigendynamik des Schwellungsprozesses, ohne daß Hinweise auf zusätzlich entstandene Hirnschäden vorliegen (Schröder u. Richard 1980). Der Vorgang kann daher nicht durch einen stetig progredienten Prozeß erklärt werden. Vielmehr liegt ihm eine akute Dekompensation zugrunde, bei der offenbar zwei Faktoren die entscheidende Rolle spielen: das Hirnödem und der finale Verlust der zerebrovaskulären Autoregulation, die einander wechselseitig verstärken können. So ist im Experiment auch das generalisierte Hirnödem, selbst bei noch geringen Graden der intrakraniellen Druckvermehrung, mit einer passiven, vom Blutdruck abhängigen Durchblutung, d. h. mit fehlender Autoregulation, verbunden (Miller et al. 1973). Dabei kann leicht ein vermehrtes intrakranielles Blutvolumen entstehen, verbunden mit einem Anstieg des intrakraniellen Drucks, der wiederum eine Verminderung des zerebralen Blutfusses und damit eine Potenzierung des ischämischen Hirnödems zur Folge hat. Die Dilatation der Arteriolen bewirkt also paradoxerweise u. U. Ischämie (Langfitt 1969). So kann mit der intrakraniellen Drucksteigerung schließlich der Zirkulationsstillstand eintreten. Allerdings konnte bei bewußtlosen Patienten nach schweren Hirnschäden eine defekte Autoregulation nur bei weniger als der Hälfte der Fälle nachgewiesen werden

(Bruce et al. 1973); etwas häufiger kommt möglicherweise eine Vasomotorenparalyse hinsichtlich Veränderungen des p_aCO_2 vor (James et al. 1977). Die pathogenetische Kette, die den intrakraniellen Zirkulationsstillstand verursacht, ist daher z. Zt. noch ungeklärt, obwohl die außerordentliche Empfindlichkeit der Regulation der Mikrozirkulation gegenüber Ödem und intrakranieller Druckzunahme sicher ein entscheidendes Bindeglied darstellt.

Wie sich durch Messungen im perifokalen Ödem zeigen läßt, besitzt das Hirngewebe die Fähigkeit, bis zum 1,5- bis 2fachen seines ursprünglichen Volumens durch Flüssigkeitsaufnahme anzuschwellen (Hoff u. Jellinger 1962; Schröder u. Kurth 1973b). Für eine Volumenzunahme des gesamten Hirns steht dem nur ein Reserveraum von 5–10% der Schädelkapazität gegenüber, der hauptsächlich durch Liquorverschiebung in den Spinalraum von Hirngewebe eingenommen werden kann. Aus der hohen Quellungsfähigkeit des Hirngewebes einerseits und der begrenzten Expansionsmöglichkeit andererseits erklären sich die resultierenden hohen intrakraniellen Drucke.

In der vorliegenden Untersuchung wollen wir der Frage nachgehen, *was passiert, nachdem der Zelltod eingetreten ist.* Hier ergeben sich prinzipiell unterschiedliche Möglichkeiten, je nachdem ob die geschädigten Zellen noch von der Blutzirkulation bzw. der vasogenen Diffusion erreicht werden oder nicht. Im ersten Falle, nämlich bei erhaltener bzw. wiederhergestellter fokaler oder perifokaler Zirkulation, stellen sich allgemein nach Überschreiten des „point of no return" in wenigen Stunden ablaufende Veränderungen ein, die schließlich mit dem Sichtbarwerden des Zelltodes, der Nekrophanerose enden (Majno et al. 1960). Was in dieser pränekrotischen Phase auf zellulärer Ebene im Gehirn vor sich geht, ist immer noch weitgehend unbekannt. Hier spielen sicher die Flüssigkeitsaufnahme in das Gewebe und seine Umverteilung zwischen den verschiedenen Zellarten sowie proteolytische Vorgänge eine Rolle. Erhebliche positive und negative Veränderungen zeigen die verschiedenen Neurotransmitter. Das zyklische AMP weist bei permanenter inkompletter Ischämie gerade in dieser Phase eine vorübergehend starke Aktivitätszunahme auf (Lust et al. 1975), ohne entsprechende Veränderungen des physiologischen Aktivatorenzyms, der Adenylzyklase (Schwartz et al. 1976), und ohne die zu erwartenden Induktionen abhängiger Zellenzyme (Schwartz et al. 1975). Die Bedeutung dieser Effekte bleibt vorläufig ungeklärt, insbesondere ihre Beziehung zu dem irreversiblen Zusammenbruch der zellulären Homöostase. In der frühen pränekrotischen Phase entstehen möglicherweise außerdem freie Radikale, die zur Peroxidation von Membranlipiden führen (Flamm et al. 1978). Eine Reihe von mitochondrialen und lysosomalen Fermenten zeigt erst nachfolgend Aktivitätsveränderungen.

Vom Zelltod muß begrifflich klar unterschieden werden das morphologische Phänomen der Nekrose als sichtbares Zeichen des Zelltodes, dessen Initialstadium als Nekrophanerose bezeichnet wird. Seine Entstehung hat eine gewisse Entwicklungsperiode zur Voraussetzung, nämlich das pränekrotische Stadium. Nach allgemeinpathologischer Kenntnis kommt es zur Nekrose nur dann, wenn eine vasogene Durchsaftung des abgestorbenen Gewebes möglich ist. Wie die experimentelle Forschung gezeigt hat, spielen hierbei hitzeempfindliche Serumfaktoren (Schürmann 1936) sowie der Einstrom von Ca-Ionen (Cain 1943) eine wesentliche Rolle. Außerdem scheinen gewebseigene Fermente aktiv beteiligt zu sein (Cain 1943). Dies gilt jedenfalls für die in anderen Organen ausschließlich vorkommende Koagulationsnekrose, der eine Proteindenaturierung zugrunde liegt. Dieser Typ der Nekrose betrifft innerhalb des ZNS aber nur die Ganglienzellen – mit Ausnahme der Körnerzellen des Kleinhirns – und die Gefäßwandelemente. Hier dürften ähnliche Entstehungsbedingungen maßgeblich sein. Die Hauptmasse des Gewebes verfällt allerdings unter zunehmender Konsistenzabnahme der Kolliquationsnekrose, wobei das feingewebliche Bild von einem Verdämmern der Strukturen beherrscht wird. Trotzdem können bei beiden Nekroseformen die ursprünglichen Strukturen schattenhaft noch lange erkennbar bleiben und sich die färberischen Unterschiede später weitgehend angleichen. Andererseits kommen innerhalb älterer Nekrosen mit Untergang aller Zellelemente neben typischen Bezirken gelegentlich Rindenareale mit offensichtlicher Substanzverdichtung vor, wie aus den Färbeeigenschaften und der stäbchenförmigen Verformung der Abräumzellen zu schließen ist. Von der Notwendigkeit der begrifflichen Abgrenzung ausgedehnterer Koagulationsnekrosen (Spielmeyer 1922; Markiewicz 1937; Neubuerger 1944; Meessen u. Stochdorph 1957) bzw. „Dauernekrosen" (Spatz 1939), die einen verzögerten Abbau aufweisen sollen, haben wir uns allerdings nicht überzeugen können. Vielmehr handelt es sich offensichtlich um zwei gleichzeitig beschrittcnc parallele Wege. Ihre Entstehungsbedingungen weichen wahrscheinlich trotz der morphologischen Unterschiede nur gering voneinander ab und haben ihre Ursache sicherlich vorwiegend in den zellulären Fakten. Im Endresultat zeigen die beiden Alternativen keine Unterschiede.

Abhängig von der unterschiedlichen Empfindlichkeit der Gewebselemente, bilden sich als Folge der Ischämie verschiedene Nekrosetypen aus. Ihrer Einteilung liegt bislang in der Neuropathologie meist der von Nissl, Spielmeyer, Spatz (1939) und Scholz (1957b) geprägte Begriff des Hirnparenchyms als der Gesamtheit der nervösen Elemente zugrunde. Dabei werden die Gliazellen und die Markscheiden zusammen mit dem Gefäßbindegewebe zum Stützgewebe gerechnet. Dementsprechend werden unvollständige (mit der Sonderform der selektiven) Nekrosen und, bei gleichzeitigem Untergang der Astrozyten, vollständige Nekrosen des Parenchyms unterschieden. Denn vom Zustand der Gliazellen hängt der Ausgang in eine gliöse Defektdeckung oder in Zystenbildung ab. Dem Verhalten des Gefäßmesenchyms wird aber bei dieser Definition der vollständigen Nekrose zuwenig Rechnung getragen. Denn von der Erhaltung des Gefäßbindegewebes wird die Abräumtätigkeit bestimmt, die entweder im gesamten Nekrosegebiet gleichzeitig oder nur vom Rand her erfolgt. Beide Möglichkeiten sind in der „vollständigen Nekrose" impliziert. Außerdem sind heute Funktionen der Gliazellen weit über gewisse mechanische Eigenschaften hinaus bekannt – wie z. B. Bildung und Erhaltung der Markscheiden, Bewahrung der Homöostase des besonderen

Elektrolytmilieus, Stofftransport, aktive Beteiligung am Kohlenhydratstoffwechsel –, die mit der spezifischen Tätigkeit des neuronalen Apparates sehr eng verbunden und für sie unerläßliche Voraussetzung sind. Somit erscheint eine auf die Gliazellen erweiterte Definition des Parenchyms angezeigt, zumal diese gleicher ontogenetischer Abstammung wie die Ganglienzellen sind. Der so gefaßte Begriff entspricht damit auch dem von der *Allgemeinen Pathologie* vertretenen (Letterer 1959).

Wir kommen so zu einer Einteilung der hypoxydotischen geweblichen Schäden entsprechend der Vulnerabilitätsgliederung der Zellkompartimente (Scholz 1949) in 1) vollständige Nekrose bei Zerstörung aller Gewebsanteile einschließlich des Mesenchyms, 2) unvollständige Nekrose mit Zugrundegehen der neuronalen und glialen Elemente bei Erhaltung der Gefäße und 3) selektive neuronale Nekrose bei alleiniger Schädigung der Ganglienzellen.

Die Zeit bis zum Eintritt der Nekrose haben Opitz u. Schneider (1950) als Manifestationszeit bezeichnet. In Ergänzung zu diesem, am physiologischen Experiment orientierten Begriff, haben J. M. Schröder u. Tzonos (1967) eine „histologische Manifestationszeit" eingeführt, die den Problemen der Morphologie besser angepaßt ist. Sie umfaßt die Zeitdistanz vom Eintritt des Funktionsverlusts durch die Mangelsituation bis zur Nekrophanerose ohne Berücksichtigung des nicht exakt zu definierenden Zeitpunkts des Zelltodes, der im Fall des progressiven Insults vom Zeitpunkt des Funktionsausfalls sogar erheblich abweichen kann. Dabei muß bedacht werden, daß sich die gestaltlichen Zeichen des Gewebetodes vielfältig und nach verschiedenen Zeitintervallen äußern. Außerdem beschäftigen uns hier alle im Zusammenhang mit Ischämiesituationen nachweisbaren morphologischen Phänomene in ihrer zeitlichen Beziehung. Wir wollen allgemeiner von Latenzzeiten für deren erstmaliges Vorkommen sprechen.

Für den Fall einer ischämischen Läsion mit Nekrose mehrerer Gewebsbestandteile hat sich die von Spatz (1939) vorgeschlagene Einteilung der weiteren Entwicklung in 3 Stadien bewährt: I. Stadium der Nekrose oder Blutung, II. Stadium der Resorption und Verflüssigung (Fettkörnchenzellstadium) und III. Stadium des zystischen Defekts. Diese 3 Stadien, denen genau genommen noch eine pränekrotische Phase hinzuzufügen ist, stellen eine grobe, in der Routinediagnostik aber sehr nützliche Einteilung dar, die es zu verfeinern gilt. Die Bezeichnungen „akute", „subakute" und „chronische Malazie" (Garcia 1975) für die Veränderungen der gleichen Zeitabschnitte halten wir in Übereinstimmung mit Cervós-Navarro u. Schneider (1980) allerdings für weniger glücklich, da die Erweichung nur ein vorübergehendes Stadium darstellt und die Begriffe „akut" oder „chronisch" für Krankheitsverläufe reserviert sind und nicht auf Defektzustände verschiedener Dauer ausgedehnt werden sollten.

Der umfassende morphologische Begriff für alle hier zu betrachtenden Ischämiefolgen ist der des Infarkts. Es ist dabei hervorzuheben, daß der Infarktbegriff weiter gefaßt werden muß, als bisher üblich ist. Im allgemeinen Gebrauch wird die pathologisch-anatomische Diagnose „Infarkt" auf die morphologische Nachweisbarkeit der Nekrose begrenzt. In der pränekrotischen Phase, deren genaue Erfassung in der vorliegenden Untersuchung wegen der chronologischen Zielsetzung besondere Bedeutung hat, liegen zwar noch keine sicheren lichtmikroskopischen Zeichen des Zelluntergangs vor. Dennoch besteht die gleiche Grundbedingung, nämlich der Zelltod als Folge einer ausreichend schweren mikrozirkulatorischen Mangelsituation. Es fehlt ein übergeordneter zusammenfassender Begriff für ein Gewebsareal, in dem durch Kreislaufstörung die Zellen – oder einige Zellen – abgestorben sind, unabhängig davon, in welchem der beiden Stadien sie sich befinden, d. h. unabhängig von der Zeitdauer. Möglicherweise im Bewußtsein dieser Schwierigkeit hat Letterer (1959) den Infarkt definiert, ohne ausdrücklich die nekrotische Umwandlung in dem betroffenen Gewebsbezirk vorauszusetzen. Sein Begriff läßt sich somit auf ein Gebiet im pränekrotischen Frühstadium ausdehnen, wie es nach der sprachlichen Herleitung des Ausdrucks, die von der gestörten Hämodynamik in diesem Areal ausgeht, auch angezeigt ist. Allerdings muß dabei die Annahme des nur schwer faßbaren Zelltodes mit genügender Wahrscheinlichkeit begründet sein. Diese läßt sich aus dem klinisch beobachteten apoplektiformen Funktionsausfall und aus der Ätiologie der Minderdurchblutung – besonders im Bereich von traumatischen Herden und Massenblutungen – bzw. aus der Schwere des pathologisch-anatomischen Gesamtbefundes ableiten. Wir benutzen daher im folgenden den Ausdruck „Infarkt" synonym für ein Gewebsareal, in dem Zellen abgestorben sind, unabhängig von der seit dem Tod dieser Zellen – bei lebendem Organismus – verstrichenen Zeit.

Bei der komplexen Struktur des Gehirns, die sich durch die langgestreckten neuronalen Zellfortsätze ergibt, sind aber auch Fernwirkungen zu berücksichtigen. Obwohl außerhalb des Infarktes gelegen, verfallen die distalen Axonabschnitte bei ischämischer Schädigung des Zellkörpers wegen ihrer metabolischen Abhängigkeit vom Perikaryon der sekundären Degeneration (Waller 1850; Türck 1851). Der Verlust der axonalen Vitalität tritt aber erst mit einer Verzögerung von 24–40 h ein (Schlote 1971). Ihm folgt ein allmählicher Zerfall der Markscheide im gesamten Faserverlauf. Im Falle der primären Schädigung des Axons kann andererseits das zugehörige lebensfähige Perikaryon eine „retrograde Reaktion" (Cole 1968) zeigen, in der älteren Literatur als „primäre Reizung" (Nissl 1913) oder „axonale Reaktion" (A. Meyer 1901; Spatz 1921) bezeichnet.

Bisher haben wir die Folgen lokalisierter Zellschäden betrachtet. Auch globale Ischämien ergeben selbst bei schwersten Ausfällen als Primärläsion immer nur umschriebene Nekrosen mit erhaltenem zerebralem Restgewebe. Die geschädigten Bezirke liegen im Einflußbereich der wiederdurchbluteten Gefäße. Eine ganz andere Situation besteht bei der anhaltenden kompletten Hirnischämie als Folge der sekundär entstandenen intrakraniellen Hypertension. Der Zirkulationsstillstand im gesamten Organ, der „ischämische Totalinfarkt des Gehirns" (Schneider et al. 1969), verhindert nicht nur die Einwanderung hämatogener Zellen, sondern führt zu einem Zustand, der der postmortalen Autolyse vergleichbar ist. So besteht sowohl beim Hirntodsyndrom als auch allgemein nach dem Tode des Ge-

14

samtorganismus eine starke Erhöhung des Laktatgehalts in der Zerebrospinalflüssigkeit, die die Werte bei lebenden Patienten mit zerebrovaskulären Insulten beträchtlich übersteigen (Paulson et al. 1972). Daraus ist auf eine hochgradige Gewebsazidose im gesamten Gehirn zu schließen, die nach den experimentellen Ergebnissen auch zu erwarten ist, und am autopsierten Gehirn bei verschiedenen Todesursachen direkt gemessen worden ist (Diessner u. Lahl 1969). Biochemische und histochemische Veränderungen im abgestorbenen Gewebe zeigen bei der postmortalen Autolyse allgemein einen sehr viel langsameren Verlauf als im lokalisierten Infarkt, wie u.a. Untersuchungen an Lipiden (Lindlar u. Güttler 1966) und Enzymen (Naidoo u. Pratt 1954) gezeigt haben. Dennoch fallen dabei einzelne Enzyme mit einem relativ raschen Anstieg, die Laktatdehydrogenase, oder Abfall, die Phosphofruktokinase, auf (Mann et al. 1978), ohne daß hierfür bisher ausreichende Erklärungen gegeben werden können. Auch bei Hirntodfällen ließen sich in der Zerebrospinalflüssigkeit im Vergleich zu Patienten mit reversiblem Koma stark erhöhte Gehalte einzelner Fermente nachweisen, der Glutamat-Oxaloazetat-Transaminase, der Laktatdehydrogenase und der alkalischen Phosphatase (Voisin et al. 1975), deren Zuordnung zu den noch unbekannten autolytischen Vorgängen innerhalb des infarzierten Gehirns ebenfalls aussteht. Beim Vergleich mit dem postmortalen Zustand ist jedoch die unterschiedliche Temperatur zu berücksichtigen. Nach dem Tode bleibt die Hirntemperatur nur etwa 1 h bei 37°C, um dann je nach Umgebungstemperatur mehr oder weniger rasch exponentiell abzufallen (Olaisen 1979). Beim länger bestehenden Hirntodsyndrom bleibt die Hirntemperatur dagegen nur um etwa 3°C unterhalb der Körpertemperatur (Ouaknine et al. 1973). Allerdings kommen aufgrund einer gestörten Temperatur- und Kreislaufregulation dabei auch in seltenen Fällen Hypothermien unter 30°C vor.

Seit den ersten pathologisch-anatomischen Untersuchungen durch Bertrand et al. (1959); Mollaret u. Goulon (1959) und besonders Kramer (1963) weiß man, daß unter diesen Bedingungen im Gehirn ein areaktiver, aseptisch-autolytischer Zustand besteht. Im Gegensatz zu lokalisierten Infarkten kommt es trotz der gleichen ischämischen Ausgangssituation zunächst nicht zur Ausbildung der Nekrose. Dennoch läßt sich der Totalinfarkt des Gehirns auch morphologisch nachweisen durch demarkierende Veränderungen in den Grenzzonen der intra- und extrakraniellen arteriellen Versorgung. Sie entstehen durch: 1) Kompression der A. spinalis anterior in ihrem intrakraniellen Anteil mit Demarkierung im Bereich des Halsmarks in Höhe von C_1–C_4 (Erstbeschreibung durch Lindenberg 1963); 2) durch Kompression der Aa. hypophyseos superiores und des Portalsystems mit Demarkierung in der Hypophyse (Erstbeschreibung durch Kramer 1963); 3) durch Kompression pialer Gefäße und der A. ophthalmica im Canalis nervi optici mit Demarkierung im N. opticus kurz vor dem Eintritt aus der Orbita in den Knochenkanal (Erstbeschreibung durch Schneider 1970). Auch die Dislokation von abgescherten Kleinhirnpartikeln in den spinalen Subarachnoidalraum (Höer 1959; Dolman u. Forstner 1963; Lindenberg 1971; Schneider u. Matakas 1971) kommt nur unter den Bedingungen des zerebralen Totalinfarkts aufgrund der starken intrakraniellen Drucksteigerung vor (im eigenen Material 43 % der Fälle) und kann als sicheres Zeichen des Hirntodes gewertes werden. Andere häufige Veränderungen, wie die erhöhte Frequenz der Körnerschichtauflösung (im eigenen Material 80 % der Fälle), die Thrombose der duralen Sinus (im eigenen Material 65 % der Fälle) oder die schon mit bloßem Auge erkennbaren Brückenblutungen (im eigenen Material bei 36 % der Fälle), sollen nur der Vollständigkeit halber erwähnt werden. Sie haben keine diagnostische Bedeutung.

Für die morphologische Analyse des ischämischen zerebralen Totalinfarktes ergibt sich die Notwendigkeit, streng zwischen den Primärschäden und den nach einem Zeitintervall folgenden Sekundärveränderungen während der Zeit des progressiven intrakraniellen Druckanstiegs und v. a. während der Dauer des zerebralen Zirkulationsstillstandes zu unterscheiden. Nekrose und hämatogene Reaktionen können sich meist im Bereich der ursprünglichen Läsionen entwickeln, da die Dauer der noch ausreichenden Gewebsperfusion ihre Latenzzeiten überschreitet. Die Primärschäden können zwar die Ursache für das später dekompensierte Hirnödem sein, dürfen aber nicht mit den Folgen des intrakraniellen Zirkulationsstillstandes verwechselt werden. Zur Beurteilung der Dauer dieser Situation sind daher sehr ausführliche klinische Daten zum Hirntodsyndrom erforderlich. Eine Korrelation der morphologischen Befunde allein zur Gesamtbeatmungsdauer – wie sie mehrfach versucht worden ist – erscheint daher von vornherein wenig erfolgversprechend, weil sie eine Phase zumindest partiell erhaltener Hirndurchblutung mit umfaßt. Es verwundert daher nicht, daß der hierfür vielfach benutzte Begriff des „respirator brain" (eingeführt von Hunt et al. 1962 und Kimura et al. 1968) eine „imperfectly defined entity" darstellt (Walker et al. 1975).

Zum Schluß dieses Kapitels muß noch auf *postmortale morphologische Veränderungen und Artefaktbildungen* eingegangen werden, deren Abgrenzung es überhaupt erst ermöglicht, intravital entstandene Gewebsalterationen und deren Pathogenese zu beurteilen.

Derartige Überlegungen führten bereits Nissl (1896) zu der Vorstellung des reproduzierbaren Äquivalentbildes der gesunden Nervenzellen bei Beachtung seiner standardisierten Fixierungs- und Färbemethode, wobei alle Abweichungen von eben diesem Äquivalent ihre Ursache nur in den Zellen selbst haben können. Wie Nissl und Spielmeyer (zit. nach Peters 1955a) aber immer wieder betont haben, dürfen nicht alle Formabweichungen als degenerativ bewertet werden. Inzwischen hat sich gezeigt, daß die meisten Veränderungen des Ganglienzellbildes prinzipiell postmortal entstehen können (Übersichten: Scholz 1957a; Colmant 1965; Hager 1968), wodurch diese Zurückhaltung nachträglich experimentell gerechtfertigt wurde. Besonders bei plötzlichem Tod bildet sich schon innerhalb der ersten 30 min ein „postmortales" Hirnödem (Häussler 1937; Camerer 1943; Edstrom u. Essex 1955) durch Aufnahme von Liquor. Dementsprechend bieten die Zellen mancherlei Zeichen der Flüssigkeitsaufnahme: „amöboide" Umwandlung der Astrozyten (Alzheimer 1910) bzw. „Klasmatodendrose" (Cajal 1913),

„akute Schwellung" der Oligodendrogliazellen (Penfield u. Cone 1926) und die Ganglienzellen tigrolytische Schwellung, Vakuolisierung, Inkrustation und in fortgeschrittneren Stadien Zellauflösung oder Übergang in Bilder, die die „ischämische Zellveränderung" Spielmeyers imitieren (Camerer 1943; Koenig u. Koenig 1952; Lindenberg 1956; Hicks 1968; David et al. 1971). Postmortale Veränderungen erweisen sich aber als abhängig vom präterminalen Funktionszustand des Gewebes, denn es konnte gezeigt werden, daß bei länger bestehender Hypoxydose diese Zellformabweichungen sowie das Ödem ausbleiben und erst nach 36–48 h eine deutliche Abnahme der Ganglienzellfärbbarkeit erkennbar wird (Lindenberg 1956, 1963, 1971). Ähnliche Verhältnisse liegen meist im menschlichen Sektionsgut vor. Dabei wird deutlich, daß die postmortal-autolytischen Prozesse viel langsamer fortschreiten als die intravitalen in umschriebenen Infarkten (Scholz 1957a; Colmant 1965). Im Leichenorgan weisen dementsprechend die Ganglienzellen eine bemerkenswerte Resistenz von Kernstruktur, Kernmembran und Mitochondrien auf, wie es von Parenchymzellen anderer Organe bekannt ist. Auch Fermentaktivitäten bleiben relativ lange nachweisbar (Hager 1968; Oehmichen u. Gencic 1980).

Da die eben beschriebenen Formvarianten intravital bei Gewebshypoxydosen in qualitativ gleicher Weise durchlaufen werden, ist eine sichere diagnostische Bewertung nur möglich, wenn derartige Alterationen herdförmig ausgebildet sind, so daß der Gesamtzustand des Gehirns in Rechnung gestellt werden kann, oder wenn bereits Gewebsreaktionen erkennbar sind. Bei Diffusschäden des Gehirns können ohne detaillierte klinische Angaben u. U. unüberwindliche Schwierigkeiten auftreten, da auch die Vulnerabilitätsstaffelung innerhalb des Gehirns wegen der gleichen postmortalen Sequenz (Lindenberg 1963, 1971) nicht weiterhilft. Der Zeitfaktor spielt dabei eine große Rolle.

Eine Artefaktbildung besteht weiterhin in der unvermeidbaren postmortalen Traumatisierung des Hirngewebes bei der Organentnahme, die die Ursache für die Entstehung geschrumpfter, „dunkler" Ganglienzellen ist (Cammermeyer 1961, 1978; Ebels 1975). Diese sind nur durch eine Perfusionsfixierung durch die Karotis mehrere Stunden vor der Schädeleröffnung zu verhindern. Aber auch diese Artefakte haben ihr morbides Gegenstück (Colmant 1965; Johnson 1975; Souza Queiroz u. Paula Eduardo 1977), das sogar reversibel sein kann (Agardh et al. 1980).

Schließlich sei noch hervorgehoben, daß selbstverständlich die Aufarbeitung des Gewebes bis zum fertigen Schnittpräparat erhebliche, nicht nur chemische, sondern auch strukturelle Alterationen mit sich bringt, die jedoch bei Orientierung an gleichbehandeltem gesunden Gewebe entsprechend dem Nissl-Prinzip die Beurteilung erlauben. Immerhin macht das Hirngewebe nach einer gewissen Quellung bei der üblichen Formalinfixierung im Paraffineinbettungsprozeß durch Wasser- und Lipidextraktion eine Schrumpfung auf 55–60 % des Ausgangsvolumens durch (Übersicht: Schröder u. Kurth 1973a). Es ist somit möglich, daß verschiedene Zellkompartimente auch unterschiedliche Volumenminderungen erleiden. So stellt das Endbild einen durch vielerlei Umstände geprägten, wenn auch reproduzierbaren Artefakt dar, aus dem auf das wirkliche Geschehen geschlossen werden muß.

3 Material und Methode

Die zu besprechenden Befunde stellen eine Auswahl typischer Veränderungen im Sektionsgut dar. Wesentliche Voraussetzung der Untersuchung ist ferner eine genaue Rekonstruktion des klinischen Verlaufs hinsichtlich des Zeitintervalls zwischen Eintritt des Gewebsschadens und dem Tod des Patienten.

Fast alle Fälle wurden daher anhand der Krankenblätter[1] hinsichtlich Akuität und Beginn der neurologischen und psychopathologischen Symptomatik bzw. des genauen Zeitpunkts des Traumas, des operativen Eingriffs oder des vollständigen, irreversiblen, zerebralen Funktionsausfalls überprüft. Dabei wurden kurze Überlebenszeiten möglichst auf Stunden genau festgelegt. Fälle mit nicht eindeutiger zeitlicher Determinierung wurden von der vorliegenden Untersuchung ausgeschlossen.

Für die ausgewerteten *lokalen Infarkte* seien als Ursache im einzelnen folgende Prozesse mit Störung der Mikrozirkulation genannt: Minderdurchblutung bei Arteriosklerose, Arterien- oder Venenthrombose, Embolie, Kollapszustand, Herzstillstand oder Strangulation; ferner Rupturblutungen in Zusammenhang mit Hypertonus, Aneurysma, Angiom oder Gerinnungsstörungen; und schließlich gedeckte Schädel-Hirn-traumen oder ärztliche Eingriffe im Gehirn. Die letzte Gruppe der traumatisch bedingten Läsionen stellt 55 % des untersuchten Materials dar.

Bei der Festlegung des Zeitintervalls ist allerdings einschränkend folgendes zu berücksichtigen. Der Beginn der Gewebsläsion ist strenggenommen nur bei traumatischen Einwirkungen genau bekannt. Bei allen anderen Fällen muß er aus dem Krankheitsverlauf erschlossen werden. Bei Rupturblutungen und akuten Gefäßverschlüssen dürfte der Schadensbeginn wegen der Plötzlichkeit und Intensität des Ereignisses mit dem Zeitpunkt des klinisch beobachteten Syndroms i. allg. übereinstimmen. Dagegen ist bei partiellen Gefäßverschlüssen und nicht sehr schweren Kollapszuständen damit zu rechnen, daß das Gewebe, aufgrund des differenten Niveaus von Funktions- und Strukturerhaltungsstoffwechsel der Ganglienzellen, erst eine gewisse Zeit nach Eintritt der klinischen Ausfallserscheinungen irreversibel geschädigt wird, so daß also der Gewebstod kürzere Zeit zurückliegt, als der Funktionsausfall anzeigt. Diesen Fehler in der Zeitbestimmung

---

1 Den Direktoren der Kölner Universitätskliniken möchten wir für die Gewährung der Einsichtnahme in die Krankengeschichten Dank sagen: Prof. Dr. R. A. Frowein (Neurochirurgische Klinik), Prof. Dr. E. Gladtke (Kinderklinik), Prof. Dr. R. Gross (Medizinische Klinik), Prof. Dr. Dr. H. Pichlmaier (Chirurgische Klinik), Prof. em. Dr. W. Scheid und Prof. Dr. A. Stammler (Nervenklinik)

haben wir dadurch weitgehend zu vermeiden gesucht, daß derartige Fälle erst ab einem Zeitintervall von minestens 48 h in die Bewertung aufgenommen wurden, wodurch sich der relative Fehler verkleinert. Fälle mit progressivem Insult wurden dagegen ausgeschlossen. Auch Fälle mit einem sekundären Hirntodsyndrom wurden hier ausgesondert, um eindeutige Zeitwerte für die Veränderungen zu gewährleisten.

Das Untersuchungsgut der lokalen Infarkte setzt sich bei weiterer Untergliederung entsprechend der Schwere der Gewebszerstörung und dem Gehalt an Blutungen, extrapoliert auf das Stadium der Nekrose, folgendermaßen zusammen:

Vollständige hämorrhagische Nekrosen	112	
Vollständige, als Blutungen imponierende Nekrosen	34	
Vollständige anämische Nekrosen	26	230 Fälle
Unvollständige hämorrhagische Nekrosen	18	
Unvollständige anämische Nekrosen	40	
Selektive neuronale Nekrosen	90 Fälle	

Unter den 230 vollständigen und unvollständigen Nekrosen überwiegen mit 172 (75 %) die vollständigen. Hämorrhagische Nekrosen sind mit 164 (71 %) häufiger vertreten als anämische. Diese Relationen dürften weitgehend auch für das gesamte Sektionsgut repräsentativ sein.

Das Zeitintervall vom Eintritt der Gewebsläsion bis zum Tod variiert in dieser Gruppe zwischen 1,5 h und 56 Jahren. Die frischesten Herde betreffen ganz besonders vollständige hämorrhagische Nekrosen und Blutungen, die bis zu 48 h mit 43 : 5 die übrigen partiellen und totalen Nekrosen überwiegen.

Tabelle 1. Anzahl der untersuchten Fälle mit vollständigen und unvollständigen Nekrosen, geordnet nach dem Zeitintervall zwischen Eintritt der Läsion und Tod des Patienten

Zeitdauer	n
0–12 h	10
>12–24 h	13
>24–48 h	25
> 2– 3 Tage	8
> 3– 4 Tage	18
> 4– 5 Tage	16
> 5– 7 Tage	12
8–10 Tage	20
11–14 Tage	17
15–20 Tage	14
21–30 Tage	10
31–42 Tage	8
43–61 Tage	13
>2– 6 Monate	11
>6–24 Monate	13
>2– 4 Jahre	9
>4 Jahre	13

Die Untergliederung der 230 Nekrosen nach dem Zeitintervall ist in Tabelle 1 dargestellt. Es sei aber betont, daß die Fallzahlen zwar das den meisten Befunden zugrundeliegende Untersuchungsgut angeben. Für einige Einzelphänomene bestehen jedoch Abweichungen, weil noch weitere Fälle zur speziellen Beurteilung herangezogen worden sind. So erklären sich differierende Ziffern in einigen der nachfolgenden Tabellen. Dabei war eine möglichst große Anzahl für die jeweilige Erscheinung in kritischen Zeitperioden, wie erstmaliges Auftreten, Verschwinden bzw. Häufigkeitsänderung, angestrebt worden.

Zusätzlich wurde bei 47 Fällen die sekundäre Degeneration im läsioproximalen und bei 27 Fällen in einem läsiodistalen Faserabschnitt untersucht. Die proximalen Bezirke wurde so gelegt, daß sie nicht das unmittelbare Randgebiet des Infarkts berührten, da hier mit den Folgen des Primärschadens, z.B. Ansammlungen von Makrophagen oder Gliareaktionen, zu rechnen war. Andererseits wichen die Markscheiden im Längsschnitt oft schon nach kurzer Distanz vom Herdrand aus der Schnittebene heraus. Die Beurteilung wurde daher in dieser Region i. allg. auf eine Entfernung von 0,1–1 mm begrenzt. Als distale Region wurde die Pyramide bei kortikalen Primärherden gewählt, also eine Entfernung von mehreren cm. Das Material umfaßt einen postläsionellen Zeitraum von 2 Tagen bis 29 Jahren.

Die 90 selektiven Nekrosen betreffen einen Zeitbereich von 6 h bis 29 Monaten.

Die Hirnschäden, die schließlich zum *ischämischen Totalinfarkt* geführt hatten, seien hier nicht im einzelnen genannt, da uns die Primärschäden bei diesen Fällen nicht weiter beschäftigten.

Der Eintritt des intrazerebralen Zirkulationsstillstands wirft allerdings in seiner zeitlichen Bestimmung besondere Probleme auf. Sie entstehen einerseits dadurch, daß das Gehirn i. allg. schon im vorangegangenen Krankheitsstadium in seiner Funktion schwer geschädigt ist, und andererseits durch das Persistieren oder Wiederauftreten spinaler Funktionen bei einem Teil der Fälle.

Das klinische Syndrom besteht in einem irreversiblen, vollständigen Funktionsverlust des Gehirns bei künstlich aufrecht erhaltener Herzaktion und apparativer Beatmung und wird als dissoziierter Hirntod (Käufer u. Penin 1968) oder einfacher als Hirntod (Wertheimer et al. 1960) bezeichnet. Bei sämtlichen hier untersuchten Fällen war klinisch die Diagnose in Übereinstimmung mit den kürzlich veröffentlichten Empfehlungen der Bundesärztekammer (Kuhlendahl et al. 1982) gestellt oder doch als wahrscheinlich angenommen und autoptisch bestätigt worden. Bei 75 % der Fälle war die Feststellung des Hirntodsyndroms durch zusätzliche Untersuchungen, wie Nachweis eines isoelektrischen EEG (bei maximaler Verstärkung über 30 min) und/oder des Zirkulationsstillstands durch Angiographie, möglich gewesen.

Da uns in dieser Untersuchung die Beziehungen der morphologischen Alterationen zur Zeitdauer der Ischämie beschäftigen, war der Zeitpunkt der klinischen Festsetzung des mit Sicherheit eingetretenen Hirntodes nicht verwertbar. Dieser wird von organisatorischen und technischen Gegebenheiten sowie durch die Einhaltung von Sicherheitsfristen entscheidend mitbestimmt und markiert meist mehr oder weniger den Endpunkt der Intensivmaßnahmen. Vielmehr war rückschauend unter Berücksichtigung einschränkender Vorbedingungen der *wahrscheinliche* Zeitpunkt des Übergangs in den Hirntod zu ermitteln, mit dem die intrazerebrale Zirkulation sistierte.

Zu den obligaten Kriterien des Hirntodsyndroms, die bei der retrospektiven Zeitbestimmung anhand der klinischen Protokolle benutzbar gewesen sind, gehörten: tiefe Bewußtlosigkeit, Reaktionslosigkeit, fehlende Spontanatmung, beidseitig maximal erweiterte Pupillen, die keine Reaktion auf Licht zeigten, und das Fehlen des Kornealreflexes. Weitere Symptome, die nahezu gleichzeitig mit dem Hirntod eintreten oder bis zu 1 h vorausgehen können (Butenuth et al. 1970) und zu den fakultativen Kriterien zu rechnen sind, hatten sich gerade für die zeitliche Festlegung als hilfreich erwiesen: Verlust der Muskeleigenreflexe, Atonie der Muskulatur, Ausfall vorher vorhandener Pyramidenbahnzeichen, medikamentös schwer oder nicht zu beeinflussende, anhaltende Erniedrigung des Blutdrucks und Absinken der Körpertemperatur. Der Ausfall der Spontanatmung war allerdings nur selten für die Zeitbestimmung maßgebend gewesen, da die meisten Patienten bereits vorher beatmet worden waren, ohne daß die Atemfunktion schon sistierte. Außerdem ist der Atemstillstand bei Prozessen in der hinteren Schädelgrube anders zu bewerten als bei supratentoriellen oder diffusen Veränderungen am Gehirn. Insgesamt ist versucht worden, zur zeitlichen Festlegung möglichst viele Symptome heranzuziehen, soweit sie aus den Überwachungsbögen der jeweiligen Intensivstationen zu entnehmen waren. In mehreren Fällen wurde der wahrscheinliche Zeitpunkt über die mindestens stündlich gemessenen Blutdruckwerte bestimmt, wenn zur fraglichen Zeit kein neurologischer Befund erhoben worden war. Dieses Vorgehen erscheint gerechtfertigt, weil ein Blutdruckabfall, der über Stunden trotz gezielter Behandlung keine Reversibilität zeigt (im Gesamtmaterial bei 59% der Fälle), als Ausdruck des eingetretenen vollständigen Hirnfunktionsverlustes gewetet werden kann, wenn die folgende detaillierte klinische Untersuchung die Diagnose des Syndroms zuläßt. Die Kreislaufdepression kann andererseits bei schon vorher erkennbarer zunehmender Verschlechterung der Gehirnfunktionen die zerebrale Perfusion zusätzlich so beeinträchtigen, daß der unmittelbare Eintritt des später konstatierten Hirntodes zu erwarten ist. Doch der Übergang zum irreversiblen zerebralen Funktionsverlust zeigt zwei verschiedene Verlaufsformen. Einmal kann sich das volle Syndrom innerhalb von Minuten entwickeln, bei anderen Patienten kann sich die terminale Verschlechterung über Stunden hinziehen. So konnte bei Einzelfällen hirnelektrische Aktivität noch bis zu 8 h nach Ausfall der Hirnnervenreflexe beobachtet werden (Balslev-Jørgensen et al. 1973). Wir haben die Datierung so durchgeführt, daß auch zu keinem späteren Zeitpunkt im Krankheitsverlauf Zeichen zerebraler Funktionsreste nachweisbar gewesen waren. Es ist anzunehmen, daß die wahrscheinliche Dauer des Hirntodsyndroms bei unseren Fällen i. allg. mit ungefähr ± 1 h genau bestimmt ist.

Nach den in Kap. 2 diskutierten pathophysiologischen Kenntnissen ist zu erwarten, daß eine gleichlange Zeitspanne des intrazerebralen Zirkulationsstillstandes vorgelegen hat, wobei allerdings geringe transtentorielle Verzögerungen eine Rolle spielen können (Heiskanen 1964).

Zu erwähnen sind weiterhin einige Fälle, die trotz des Vorliegens der obligaten Hirntodzeichen spinale Funktionen aufgewiesen hatten: erhaltenes Reflexmuster, Bewegungsauslösung durch Schmerzreize oder Spontanbewegungen, wie in eindrucksvoller Weise u. a. von Butenuth et al. (1970) geschildert worden ist. Bei diesem Zustand wird die Diagnose oft erst relativ spät gestellt, wenn Zusatzuntersuchungen zur Verfügung stehen. Meist hatten aber in der retrospektiven Bewertung schon andere Symptome den Eintritt des Hirntodes erkennen lassen. Im eigenen Material zeigten 13 % der Fälle dieses Fehlen des „spinalen Schocks". Bei dieser geringen Häufigkeit ist zu berücksichtigen, daß die Erholung der Rückenmarksfunktionen von der Dauer des Hirntodes abhängt (Schneider 1970; Robert u. Mumenthaler 1977).

Insgesamt konnten 180 Fälle mit einer Dauer des Hirntodsyndroms von 1 h–13 Tagen untersucht werden. Die Grenzzonen im N. opticus bzw. im oberen Rückenmark standen bei 103 bzw. 99 Fällen zu Verfügung.

Das gesamte Untersuchungsgut der lokalen und totalen Infarkte betrifft Patienten, die im Alter von 2 bis 83 Jahren gestorben waren.

Das Gewebe war in 4 % Formaldehyd fixiert und in Paraffin eingebettet worden. Als Standardfärbungen an 8 µm dicken Schnitten sind HE und Luxol Fast-Blue/Kernechtrot benutzt worden. Als weitere sehr häufig verwendete Färbungen und Imprägnationen sind zu nennen: Kresylviolett, Van Gieson, Berliner-Blau-Reaktion, PAS, Neurofibrillendarstellung nach Palmgren, Retikulinfaserdarstellung nach Pap, Gliafaserdarstellung nach Kanzler-Arendt, Resorcin-Fuchsin/Van Gieson zur Hervorhebung elastischer Gefäßwandbestandteile und Heidenhain-Wölcke-Markscheidenfärbung. In wenigen Fällen wurden histochemische Methoden nach den Angaben von Pearse (1960) und Barka u. Anderson (1963) durchgeführt. Auf spezielle Imprägnationsmethoden für die verschiedenen Gliaarten wurde wegen der unzuverlässigen Ergebnisse (u. a. Cammermeyer 1970a) und der guten Beurteilbarkeit der Veränderungen dieser Zellgruppen mit Hilfe der angegebenen Färbungen bei dieser Serienuntersuchung verzichtet. Die Glykogenanreicherung in den Astrozyten wurde aus methodischen Gründen nicht verfolgt, da hier eine Alkoholfixierung Voraussetzung ist. Bei einem Teil der Fälle wurden Gefrierschnitte mit den Fettfarbstoffen Sudan III oder Sudanschwarz B gefärbt.

Bei der Auswertung ist besonders nach der Erstmanifestation der jeweiligen Veränderung gesucht worden. Darüber hinaus schien es für die Interpretation und Verfolgung der weiteren Entwicklung mancher, nicht regelmäßig auftetender oder langsam zunehmender Befunde angezeigt, die Häufigkeit ihres Vorkommens unter den untersuchten Fällen in Abhängigkeit vom Zeitintervall zu ermitteln. Da sich die so gewonnene Inzidenz nur auf 2 Schnitte (HE und Luxol) pro

Fall bezieht, hat sie allerdings nur relativen Wert, nämlich beim Vergleich mehrerer zeitlicher Perioden oder verschiedenartiger Läsionen. Derartige Frequenzen vermitteln aber einen Eindruck von der tatsächlichen Häufigkeit eines bestimmten Vorkommnisses und sind unter der Voraussetzung der gleichbleibend intensiven Befundaufnahme statistischen Prüfverfahren zugänglich. Die zeitliche Gruppenbildung ist dabei so vorgenommen worden, daß sich möglichst annähernd gleichgroße Fallzahlen bildeten. Häufigkeitsvergleiche sind mit Hilfe des Vierfelder-χ^2-Tests bei zweiseitiger Fragestellung durchgeführt worden. Zusätzliche Zelldichtemessungen an den Schnittpräparaten werden im Zusamenhang besprochen. Weiterhin ist auch das Verschwinden bestimmter Phänomene beobachtet worden.

4 Die lokalen Infarkte

4.1 Infarkt mit vollständiger oder unvollständiger Nekrose

Der vollständige oder unvollständige Gewebsuntergang ist mit dem makroskopischen Befund der Erweichung assoziiert. Die frühesten, mit bloßem Auge erkennbaren Veränderungen lassen sich beim ischämischen Infarkt nach etwa 10–12 h feststellen. Sie bestehen in Volumenvergrößerung und leicht gelatinösem Aussehen (Lindenberg 1970). Andere Autoren geben als minimale Zeitspanne hierfür 8–48 h (Adams u. Sidman 1968) bzw. 18–24 h an (Graham 1977). Dabei ist oftmals eine Kongestion in der infarzierten grauen Substanz auffällig. Ungefähr gleichzeitig, nämlich nach 15–24 h, wird auch die Konsistenzabnahme tastbar (Neubürger 1926).

Nach 3–4 Wochen erfolgt die kalkmilchartige Verflüssigung des nekrotischen Areals, das in Abhängigkeit von der Ausdehnung nach etwa 6 Monaten in einen zystischen Gewebsdefekt überzugehen beginnt.

Vergleichbare morphologische Befunde werden in vivo mit der Computertomographie erhoben, auf die nur kurz hingewiesen sei. Durch Flüssigkeitsaufnahme in den Infarkt und in die perifokale Ödemzone kommt eine Dichteabnahme des Gewebes zustande, die erstmals nach 4 h nachweisbar sein kann (Ladurner et al. 1979), häufiger aber erst nach 48 h feststellbar wird. Der Zeitablauf zeigt übereinstimmung mit den pathologisch-anatomischen Veränderungen. Bei Kontrastmittelinjektionen stellt sich im Computertomogramm ein Enhancement u. U. schon nach 24 h ein (Kinkel et al. 1980). So ist die anfänglich vermehrte Gefäßzeichnung im Autopsiepräparat wahrscheinlich auf einen vermehrten Blutfluß in einem vasoparalytischen Areal zurückzuführen.

Bei Blutungen und hämorrhagischen Nekrosen ist als wichtigstes makroskopisches Zeichen der zeitabhängigen Veränderung die Braunfärbung durch Blutpigmentbildung zu erwähnen. Sie wird frühestens nach 8–10 Tagen erkennbar (Unterharnscheidt 1972). Bis dahin erscheinen die Blutkoagula unverändert.

Hier weichen die computertomographischen Befunde ab. Die initial hohe Dichte des intrazerebralen Hämatoms nimmt schon in den ersten Tagen kontinuierlich ab. Nach 2–4 Wochen – bei kleinen Hämatomen eher als bei großen – erreicht sie die Attenuationswerte des Hirngewebes (Bergström et al. 1977; Dolinskas et al. 1977) und unterschreitet diese danach. Weil, wie unten (s. S. 50 ff.) gezeigt wird, die Abräumraktion sich nur in den Randpartien abspielt und erst nach 2 Wochen ihre volle Funktion aufnimmt, müssen für den frühen Dichteverlust des

Hämatoms andere als mit morphologischen Methoden faßbare Veränderungen verantwortlich sein. Hier ist vor allem zu denken an Hämolyse mit Auslaugung löslicher Zerfallsprodukte, aber auch an Fibrinolyse und Durchtränkung von der perifokalen Ödemzone her.

4.1.1 Nekrose

Neuropil

Im eigenen Untersuchungsgut bestehen die frühesten datierten Läsionen ausschließlich aus hämorrhagischen Herden. Sie besitzen durch den Blutaustritt den Vorteil der eindeutigen Auffindbarkeit im histologischen Schnitt und erleichtern den Vergleich mit erhaltenen Regionen.

Die ersten Veränderungen lassen sich am Neuropil erkennen. Nach 1,5 h erscheint es noch eher verdichtet und stärker eosinophil. Eine Abgrenzung des Herdes zur Umgebung ist nur angedeutet. Nach 2 h findet sich aber bereits eine deutliche Auflockerung der Gewebestruktur in der grauen Substanz, die nach 5 h noch weiter zugenommen hat. Die Anfärbbarkeit mit Eosin ist im Vergleich zur Umgebung deutlich vermindert und die Textur, besonders perivaskulär, in der Molekularschicht und im Rand des Infarkts feinvesikulär aufgelockert. Die erweiterten Spalträume um die Ganglienzellen sind, wie schon nach 1,5 h, weiterhin nachweisbar. Entsprechende Hohlräume bilden sich um Gefäße, insbesondere um Kapillaren aus. Nach 8 h ist praktisch der Endzustand dieser *Spongiosierung des Neuropils* erreicht, die lediglich im Randgebiet noch bis zum 14-h-Intervall zunimmt. Danach sind die Herde in der grauen Substanz gegenüber der Umgebung regelmäßig gut abgegrenzt. Jedoch kommt es vereinzelt vor, daß innerhalb derartiger Läsionen auch Areale mit völlig unverändertem Neuropil und Fehlen perineuronaler Lücken liegen. Dieser Zustand bleibt bis zur Abräumung durch Makrophagen erhalten.

Dixon konnte mit histochemischen Methoden zeigen (1953, 1956), daß sich außer einer schwächeren Anfärbbarkeit mit Eosin (u. a. Peters 1955b) eine Verringerung der für das Neuropil typischen PAS-Reaktion und des Proteingehalts feststellen läßt. Dieser Zustand bleibt über Monate hin erhalten, so daß also keine wesentliche autolytische Proteolyse in Hirninfarkten statthaben kann. Eigene ergänzende Untersuchungen können diesen Befund bestätigen.

Feinstrukturell liegt dieser Texturlockerung v. a. eine hydropische Schwellung der Astrozytenfortsätze zugrunde, wobei die Ganglienzellen ein reziprokes Hydratationsverhalten zeigen (Ule u. Kolkmann 1962; J. M. Schröder u. Wechsler 1965a, b; Hager 1966; Garcia et al. 1971; Noack et al. 1971; Brown u. Brierley 1973; Garcia et al. 1978). Dieses intrazelluläre Ödem macht sich im Tierexperiment nach den Angaben der Autoren bereits innerhalb weniger Minuten bemerkbar und erreicht seine maximale Ausprägung nach 12–18 h. Später kann es außerdem zu einer Erweiterung des Extrazellulärraums mit Dissoziation des Zellfortsatzgeflechts und

26

zu einer Ablösung der astrozytären „Saugfüße" von der Basalmembran der Gefäße kommen.

Im Tierexperiment läßt sich eine Aktivitätsverminderung einiger oxidativer Enzyme und der sauren Phosphatase bereits nach 2 h, ausgeprägter nach 3–4 h nachweisen (Colmant 1962, 1965; Spataro 1966; Mršulja et al. 1979). Entsprechende Aktivitätsverluste können bei menschlichen Kontusionsherden ebenfalls schon nach 2–4 h gefunden werden (Eisenmenger et al. 1978). Sie beruhen offensichtlich nicht nur auf einem Verdünnungseffekt durch die Volumenzunahme des Gewebes, sondern zeigen bereits die Zellschädigung an.

Innerhalb experimenteller Rindennekrosen nimmt der Wassergehalt besonders in den ersten Stunden zu und erreicht nach 8–48 h sein Maximum (Siegel et al. 1972; O'Brien 1979). Dies ist ein Vogang, der zeitlich eng mit dem beim Zelltod eintretenden Aktivitätsverlust einiger Enzyme und der Aufblähung des gliösen Zelleibes verbunden ist.

Über den lichtmikroskopisch erkennbaren Beginn des initialen Neuropilödems liegen bisher folgende Mitteilungen vor: ein Intervall von 8 h (G. Müller 1930), nach 2 und regelmäßig vorkommend nach 8 h (Peters 1955 b), 0,5 h und zunehmend bis 74 h (J. M. Schröder u. Tzonos 1967), 2,5 h (Colmant 1965; Garcia u. Kamijyo 1974), 2 h (Peters 1943) und 1 h (Ito et al. 1975; Garcia et al. 1978). Die eigenen Beobachtungen mit Beginn der Veränderung nach 2 h und Erreichen einer maximalen Ausprägung nach 8 h fügen sich zwanglos in das bisher Bekannte ein.

Gliazellen

In einem 1,5 h alten Kontusionsherd zeigen die Gliazellen noch keinerlei Abweichungen vom gewohnten Bild. Aber bereits bei Läsionen von 2 h und fast regelmäßig bis zum 34-h-Intervall findet sich im Mark und subependymal, weniger in der grauen Substanz, eine charakteristische Veränderung. Kleine Gliazellen erscheinen mäßiggradig vergrößert und abgerundet, während der Zellkern verkleinert, fast pyknotisch ist. Die Zellen liegen meist in der Peripherie der sich eben abzeichnenden Nekrose, wobei die Eosinfärbbarkeit mit dem Ausmaß der Blutung zusammenhängt. Es handelt sich hierbei um Oligodendrogliazellen, die die von Penfield u. Cone (1926) beschriebene *akute Schwellung* bzw. Zülch's *eosinophile Schwellung* (1943) zeigen. Sie ist wegen ihrer herdförmigen Ausbildung eineutig von Veränderungen, die sich erst nach dem Tode des Patienten entwickeln, abgrenzbar. Diese Zellform wird nach mehr als 48 h, wahrscheinlich wegen der dann schon zu weit fortgeschrittenen Zerfallsvorgänge, nicht mehr gesehen.

Regressive Gliaveränderungen nach Hypoxydose beschreibt Jacob (1961) nach 3 h, Peters (1955 b) gibt Kernhyperchromatose nach 1,5 h an, während der Beginn der „akuten Schwellung" mit weniger als 24 h (Baggenstoss et al. 1943), 6 h (Hager 1968; Greenfield u. Meyer 1963) und 1 h (Steegmann 1968) datiert wird. Das eigene Material läßt eine Mindestzeit von 2 h zu, womit erneut das rasche Entstehen dieses agonalen Zellbildes (Scholz 1957a) dokumentiert wird, während die Flüssigkeitsaufnahme in den Astrozyten über mehrere Stunden fortschreiten kann.

Ausgeprägte *pyknotische Gliakernveränderungen* treten im eigenen Material nach 7 h erstmals in Erscheinung, regelmäßig aber nach 12 h gemeinsam mit karyorrhektischen und karyolytischen Kernformen. In diesem Zustand sind sie teilweise noch nach 9 Tagen zu sehen, bevor dann die Karyolyse zu einem fast vollständigen Verdämmern der Kerne führt.

Diese Veränderung wird in der Literatur mit Intervallen von 12–14 h (Lindenberg 1970), 9 h (J.M. Schröder u. Tzonos 1967), 7 h (Spielmeyer, zit. nach Zülch 1971), 4–7 h (Peters 1943) und 5 h (Steegmann 1968) datiert. Im eigenen Untersuchungsgut ist sie ab 7 h nachweisbar. Die Kernverklumpung stellt sich also erst nach den Schwellungserscheinungen an den Gliazellen des Nekrosegebiets ein.

Markscheiden

Wegen der Einlagerung von Exsudat zwischen die Markscheiden bei den kurze Zeit überlebten, ausschließlich hämorrhagischen Nekrosen ist die Beurteilung der beginnenden *Abnahme der Myelinfärbbarkeit* (im Luxolpräparat) erschwert. Sie wird im eigenen Material erstmals nach 2 h, mit Regelmäßigkeit ab 14 h beobachtet. Die Markscheiden erscheinen dagegen in ihrer Form kaum verändert. Besonders groß ist daher der Kontrast zu den ausgeprägten, unregelmäßigen Auftreibungen in der Umgebung des Nekroseherdes.

Bereits nach 51 h zeigen die Markscheiden eine Lumenverengung, so daß sie nunmehr als verschmälerte Röhren imponieren. Feinkörniger Zerfall macht sich erst nach 4 Tagen bemerkbar, wobei aber der ehemalige Verlauf der Markscheiden bis zum Abbau durch Makrophagen erkennbar bleibt. Über qualitative Veränderungen des Myelins, soweit sie mit den üblichen mikroskopischen Methoden fest-

Tabelle 2. Vergleich mikroskopischer Eigenschaften normaler und nekrotischer Markscheiden im 6-Tage-Stadium

Methode/Färbung	Normales Myelin	Nekrotisches Myelin
Doppelbrechung (Gefrierschnitt/Sudanschwarz)	+	(+)
Luxol Fast-Blue	++	+
Heidenhain-Wölcke	+++	+
HE	+ rosa	(+) rosa
Sudanschwarz B (Paraffinschnitt)	+/++	+
PAS	+/++	+
Hale	+	(+)
Ziehl-Neelsen	Ø/(+)	Ø
Amidoschwarz 10 B	+/++	+
Eigenfluoreszenz	+ hellblau	Ø

stellbar sind, orientiert Tabelle 2. Bei allen geprüften Färbungen und physikalischen Phänomenen läßt sich eine Intensitätsabnahme verzeichnen.

Die Verminderung von Farbaufnahme und Doppelbrechung der zugrundegehenden Markscheiden ist lange bekannt (Scholz 1957a). Sie findet ihre Erklärung z.T. in den feinstrukturellen Veränderungen. Nach elektronenmikroskopischen Untersuchungen am Tierexperiment zeigt sich eine Separierung der Myelinlamellen in der Hauptlinie mit wabenartigen Blasenbildungen, deren Hohlräume dem ehemaligen Oligodendrogliazytoplasma entsprechen (J.M. Schröder u. Wechsler 1965a; Hager 1968; Schlote 1970). Die Zerfallserscheinungen sind damit von anderer Art als die der Waller-Degeneration (s. S. 98 f.). Sie werden schon nach 6 h sichtbar (Little et al. 1974a). so daß die verringerte Anfärbbarkeit auf gleichzeitige chemische und feinstrukturelle Zustandsänderungen zurückgeführt werden muß.

Das erstmalige Sichtbarwerden der Abblassung der Markscheidenfärbung wird im Schrifttum mit 8 h (Adams u. Sidman 1968; Escourolle u. Poirier 1973), 5 h (Colmant 1965), 3,5 h (J. M. Schröder u. Tzonos 1967) und 3 h (Lindenberg 1970) angegeben. Die eigene Serie erlaubt die Feststellung bereits nach einem Intervall von 2 h, mit Regelmäßigkeit aber erst nach 14 h. Die weitgehend übereinstimmenden Beobachtungen zeigen, daß annähernd Gleichzeitigkeit mit den akuten Schwellungsvorgängen an Gliazellen bzw. am Neuropil besteht.

Mit zunehmender Zeitdistanz wird die Abgrenzung zum erhaltenen Gewebe bei Markscheidenfärbungen immer deutlicher, zumal sich im landkartenartig verlaufenden Grenzgebiet eine grobwabige Lückenbildung entwickelt, die sogenannte *Lückenzone* (Spatz 1921) – oder auch als „Degenerationszone" (Stroebe 1894) bzw. „Lückenband" (Jacob 1941) bezeichnet. Sie ist im eigenen Material nach 14 h erkennbar. Gelegentlich kann sie allerdings auch später bis zu 3½ Tagen vermißt werden, wenn eine stärkere Exsudation stattgefunden hat. Diese auffällige Formation erreicht im Gehirn eine nahezu konstante Breite von etwa 100 μm.

Nach elektronenmikroskopischen Beobachtungen von Schlote (1961, 1964a) kommt sie durch enorme ödematöse Axonauftreibungen zustande, die die Markscheiden zu großen Hohlräumen aufgeweitet erscheinen lassen.

Derartige Demarkierungen von Marknekrosen beginnen entsprechend den Angaben verschiedener Autoren nach 2 Tagen (Baggenstoss et al. 1943), 24 h (Klaue 1948; Peters 1955b), 15 h (Jacob 1961) und 12 h (Schlote 1964a; Unterharnscheidt 1972). Der eigene Zeitwert von 14 h stimmt sehr gut mit den jüngeren Daten überein. Dieser Randveränderung liegt demnach, vom zeitlichen Ablauf her betrachtet, ein anderer Vorgang zugrunde als den initialen Schwellungen, obwohl beide Prozesse mit Flüssigkeitsaufnahme verbunden sind.

Ganglienzellen

Von den vielen verschiedenen hypoxydosebedingten Formabweichungen der Ganglienzellen, die, wie in Kapitel 2 besprochen, auch postmortal entstehen können, haben wir die Aufmerksamkeit besonders auf die „ischämische Zellveränderung" und – als Sonderform der Purkinje-Zellen und der Neurone des Nucleus dentatus und der unteren Olive –, auf die „homogenisierende Zellveränderung" Spielmeyers zu lenken. Nur sie sind im Sektionsmaterial mit einer gewissen Sicherheit von nach dem Tode entstandenen Bildern abgrenzbar (Scholz 1957a,b; Colmant 1965; A. Meyer 1963; Vanderhaeghen u. Logan 1971). Beide werden von Scholz (1957a) und Hager (1968) als *Koagulationsnekrosen der Ganglienzellen* zusammengefaßt. Die Herdförmigkeit der hier untersuchten Schäden erlaubt aber darüber hinaus das Auffinden auch von Übergangsformen.

Nach 1,5 h und 2 h zeigen die Ganglienzellen der Großhirnrinde im gesamten Läsionsgebiet das einförmige Bild der Schrumpfung von Zytoplasma und Kern mit hyperchromatischer Anfärbung des Perikaryons bis in die Dendriten hinein. Diese Zellschrumpfung in Verbindung mit den perineuronalen Lücken als Folge der Wassereinlagerung in anliegende Astrozytenfortsätze ist aber nur innerhalb des Herdes vorhanden. Sie muß daher im lebenden Organismus entstanden sein. Obwohl das Zellbild, genauso wie die Tigrolyse und die „akute Schwellung", zu den unspezifischen und reversiblen Veränderungen des Neurons zählt, die schon nach 1–3 h (Steegmann 1968) bei akuten Gewebshypoxydosen entstehen, muß in den beiden genannten Fällen aufgrund der engen räumlichen Beziehung zu schwersten Gewebszerstörungen der bereits erfolgte Zelltod unterstellt und die Zellschrumpfung als eine Frühveränderung in der Entwicklung der Zellnekrose aufgefaßt werden. Diese Beziehung ist bei nur kurz überlebten gedeckten Hirntraumen seit langem bekannt (Peters 1955 b) und auch im Hypoxie- und Embolieexperiment eindeutig bestätigt (Colmant 1965; J. M. Schröder u. Tzonos 1967; Little et al. 1974 a,b; Souza Queiroz u. Paula Eduardo 1977). Im Gegensatz zu Cammermeyer (1962) muß heute die Möglichkeit der intravitalen Schrumpfung der Ganglienzelle akzeptiert werden.

Weiterhin ist nach 2, 2½, 4 und 5 h nur eine Tigrolyse ohne Farbumschlag im HE-Präparat zu erkennen. Nur vereinzelt kommt auch periphere Zytoplasmavakuolisierung vor, die der „Mikrovakuolisation" (Brown u. Brierley 1966; Brown 1977) entspricht. Nach einem 5-h-Intervall zeigt sich aber bei 2 anderen Fällen außer einem kompletten Verlust der Nissl-Substanz bereits eine im HE-Bild violette oder leicht rosa Zytoplasmafärbung bei mäßiger Zell- und Kernschrumpfung. Hier dürfte es sich möglicherweise um den Beginn der Ganglienzellnekrose handeln, wobei im Nissl-Präparat bereits das Bild der Erbleichung hervorgerufen wird.

Andere Läsionen in Großhirn und Stammganglien mit Intervallen von 4, 4, 5, 6, 6, 7, 8, 10 und 12 h zeigen das Vollbild der „ischämischen Zellveränderung" mit Zellschrumpfung, Kernschrumpfung und vollständigem Verlust der basophilen Substanz des jetzt eosingefärbten, homogen verdichteten Zytoplasmas. Die Zellkontur erscheint eckig und in der Großhirnrinde auf dem Längsschnitt durch den Zellkörper in dreieckiger Form. Der stärker angefärbte, nur noch wenig strukturierte Kern gleicht sich kegelförmig an. Der Nukleolus ist in diesem Frühstadium meist eben noch erkennbar. Nach 4–5 h liegt die Veränderung i. allg. nur bei wenigen Zellen vor. Später betrifft sie jedoch den größten Teil der in Frage kommenden Population. Damit ist der Beginn der neuronalen Nekrose nach 4 h in der eigenen Serie zeitlich genügend präzisiert.

Lokalisatorische Differenzen lassen sich im Gegensatz zu den experimentellen Befunden von Colmant (1965) in dieser Beziehung nicht nachweisen. Bei den Tierversuchen wurden einseitige Karotisligatur und nachfolgende Beatmung mit einem nur 3 % Sauerstoff enthaltenden Gemisch mit Stickstoff (Methode nach Levine 1960) kombiniert. Es kann wohl angenommen werden, daß hierbei die Läsionen gerade in den subkortikalen Gebieten erst sekundär durch ödembedingte Massenverschiebung entstanden sind und daher eine Verzögerung der Manifestation nur vortäuschen.

In kompletten Nekrosen kommt eine Varietät der neuronalen Koagulationsnekrose vor, mit zwar typischer Zytoplasmaveränderung, aber fehlenden Schrumpfungserscheinungen an Zytoplasma und Kern (Környey 1955; Scholz 1957b; Colmant 1965). Am eigenen Material läßt sich ebenfalls bei 8 Fällen in vollständigen Rindennekrosen zum Zentrum hin eine Abnahme der Schrumpfungsvorgänge an den Ganglienzellen feststellen, und zwar unabhängig vom Alter der Läsion nach 14 h bis 9½ Tagen. Bei den Fällen mit den kürzeren Intervallen, nämlich nach 14, 24, 28 und 34 h besteht im Herdzentrum außerdem eine nur geringe bzw. fehlende Zytoplasmaeosinophilie, so daß eine beginnende Zellnekrose bzw. einfach Tigrolyse zu konstatieren ist. Dies steht in auffälligem Kontrast zur voll ausgebildeten „ischämischen Zellveränderung" in der Peripherie des infarzierten Areals, wo sie z. T. nur eine Zone von 1–2 Zellen bildet (Abb. 1 a–d). Man gewinnt den Eindruck, daß in den inneren Abschnitten der vollständigen Nekrose der nekrophanerotische Gestaltwandel in manchen Fällen langsamer abläuft, wobei die Schrumpfung der Ganglienzelle weitgehend ausbleiben kann.

Wir können daher Cammermeyer (1973) nicht folgen, wenn er annimmt, daß die Schrumpfung beim typischen Erscheinungsbild der „ischämischen Zellveränderung" durch postmortale Traumatisation einer pathologischen Zelle zustande kommt. Denn es ist nicht einzusehen, warum dann nicht die Zellen im unmittelbar angrenzenden Nekrosegebiet die gleichen Veränderungen zeigen. Aber auch einfache pH-Verschiebungen im Gewebe erscheinen als Ursache wenig wahrscheinlich, zumal die Auffassungen über den Zusammenhang mit der Ganglienzellnekrose konträr sind. Lindenberg (1956, 1963) bringt sie mit Gewebsazidose in Beziehung, Vanderhaeghen u. Logan (1971) konnten sie in vitro nur bei pH-Werten $\geq 7,4$ erzeugen, nicht dagegen in saurem Milieu. Bei Anwendung der Begriffe der „morphotropischen" und „morphostatischen Nekrobiose" und ihrer von Lindenberg (1956, 1963) gegebenen Deutung müßte dem Zelltod in der Peripherie ein schlagartiges Ereignis vorausgegangen sein, im Zentrum des Infarkts dagegen eine länger anhaltende Hypoxie. Die Verhältnisse dürften aber gerade umgekehrt zutreffen. Die Beziehung zu der im Grenzbereich vermutlich noch wirksamen Blutzirkulation ist offensichtlich, zumal diese abweichenden Ganglienzellformen in unvollständigen Nekrosen mit erhaltenem Gefäßsystem fehlen. Auch Vanderhaeghen u. Logan (1971) betonen unter Hinweis auf Befunde beim dissoziierten

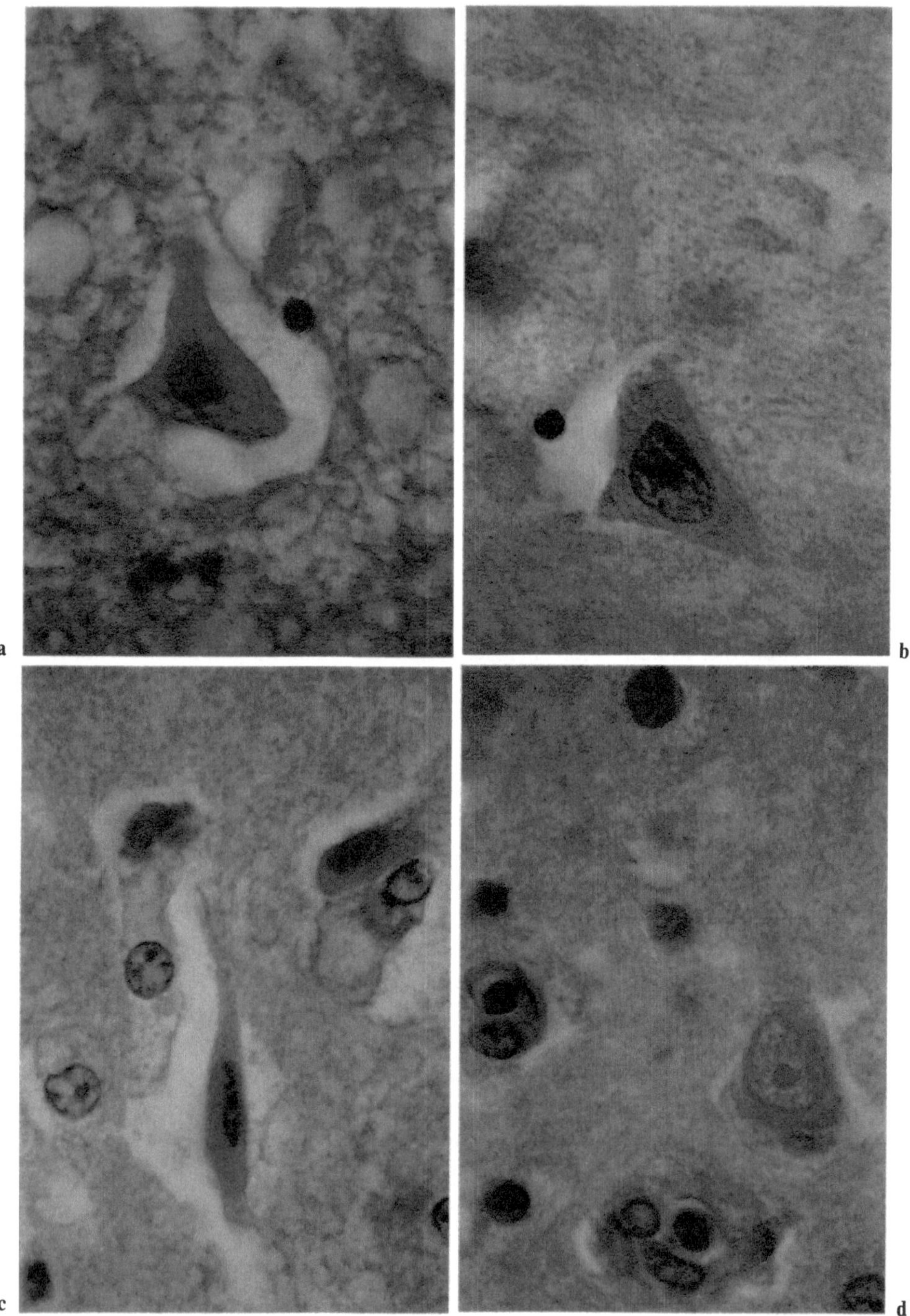

a
b
c
d

Hirntod – die in Kapitel 5 besprochen werden – die Notwendigkeit der Zirkulation für das Zustandekommen des Bildes der „ischämischen Zellveränderung". Auffällig geringe Flüssigkeitsverschiebungen und fehlende Schrumpfung nekrotischer Ganglienzellen im Herdzentrum (im Vergleich zu Randpartien) sind gleichfalls im Tierexperiment beobachtet worden (Garcia u. Kamijyo 1974; Ito et al. 1975; Kalimo et al. 1977). Ein initial besserer Erhaltungszustand zentraler Infarktanteile ist schließlich auch aus der *allgemeinen Pathologie* lange bekannt (Letterer 1959).

Auf eine Eigenschaft nekrotischer Ganglienzellen hat Jacob (1963) aufmerksam gemacht: Das Zytoplasma und besonders der Kern färben sich mit Luxol Fast-Blue an, wobei sich diese Eigenart aber im Verlauf von 3–4 Wochen verliert. Gleiche Befunde sind von Colmant (1965) und Brown u. Brierley (1972) erhoben worden. Wir können sie bestätigen. Allerdings ist einschränkend zu sagen, daß gerade diese Farbreaktion außerordentlich variabel ist, so daß auch Kern- und Zytoplasmafarbintensität nicht parallel gehen. Außer der intensiven Kernanfärbung fällt im Zytoplasma vor allem die häufige Tingierung der Lipofuszingranula mit Luxol auf, was besonders deutlich in Thalamusnekrosen mit großen Pigmentkörnchen herauskommt. Die Anfärbung tritt schon vor dem Entstehen des Bildes der ischämischen Zellnekrose ein und wird letztmalig nach 34 Tagen gefunden. Weiterhin läßt sich beobachten, daß die typischen Zelluntergänge in den Randpartien der eben beschriebenen Totalnekrosen ein intensiv diffus gefärbtes Zytoplasma aufweisen, während die kaum geschrumpften Ganglienzellen im Zentrum nur eine Anfärbung des Lipofuszins bei sonst durchsichtigem Zelleib und Kern zeigen. In selektiven neuronalen Nekrosen – um dies vorwegzunehmen – sind sowohl Zytoplasma als auch Kern meist stark angefärbt.
Colmant (1965) beobachtete im Phasenkontrast ferner einen roten Farbeffekt bei Kresylviolettfärbung. Auch diese Erscheinung ist nach seinen Angaben nicht auf nekrotische Nervenzellen beschränkt, sondern findet sich allgemein an pyknotischen neuronalen Kernen, u. a. auch bei artefiziellen Zellveränderungen.

Bei Anwendung verschiedener histochemischer Methoden (Sudanschwarz B am Paraffinschnitt, PAS, Amidoschwarz 10 B) fällt die Anfärbungsintensität in den Strukturen der nekrotischen Ganglienzellen nach eigener Beobachtung stärker aus als im Äquvalent. Dies scheint ebenfalls für die einfache Zellschrumpfung zu gelten. Eine spezifische Reaktion könnte aber möglicherweise in der Verstärkung der Fluoreszenz des eosingefärbten nekrotischen Zytoplasmas bestehen, während diese in gesunden oder einfach geschrumpften Ganglienzellen durch die HE-Färbung erlischt. Die Fluoreszenzintensität nekrotischer Ganglienzellen übersteigt deutlich die des Neuropils.

Dixon (1953, 1956, 1965, 1967b) beschrieb bereits das Erhaltenbleiben der Zytoplasmaproteine und des PAS-positiven Lipofuszins in nekrotischen Ganglienzellen, während die RNS-haltige Nissl-Substanz völlig verschwindet. Selbst in 6 Monate alten Nekrosen fand er eine nur geringe Verminderung des Proteingehalts in den Zellresten. Auch das Lipofuszin zeigte keine veränderten Färbungseigen-

---

◁ **Abb. 1a–d.** Postischämische Ganglienzellformen in unterschiedlicher Lokalisation innerhalb des Infarkts: **a** typische ischämische Zellveränderung mit eosinophiler Zytoplasmaverdichtung und Zellschrumpfung in der Herdperipherie; **b** einfache Tigrolyse im Herdzentrum (**a** und **b** beim gleichen Fall nach einem Intervall von 28 h). **c** neuronale Koagulationsnekrose mit Zellschrumpfung in der Herdperipherie; **d** ohne Zellschrumpfung im Herdzentrum (**c** und **d** beim gleichen Fall nach einem Intervall von 9½ Tagen). (HE, x 1050)

schaften, wie schon Spielmeyer (1922) feststellte. Wir können diese Befunde bestätigen.

Im elektronenmikroskopischen Bild (Hager 1966; Brown u. Brierley 1972, 1973; Schneider u. Dralle 1973; Cervós-Navarro u. Schneider 1980) zeichnet sich die „ichämische Zellveränderung" durch ein außerordentlich verdichtetes Grundzytoplasma aus. Die Organellenreste und Zerfallsprodukte liegen darin wie eingemauert. Intrazytoplasmatische Membranen sind unsichtbar bis auf die relativ gut erhaltene Kernmembran. Diese Veränderungen treten aber auch in feinstrukturellen Dimensionen erst nach denen im Neuropil auf. Die Verzögerung drückt sich ferner bei Anwendung enzymhistochemischer Methoden aus (Colmant 1962, 1965; Spataro 1966; Eisenmenger et al. 1978). Lediglich die saure Phosphatase zeigt in eindeutig nekrotischen Ganglienzellen schon nach 5 h eine Aktivitätsabnahme, die NADH-Diaphorase aber erst nach 6–10 h. Die Sukzinodehydrogenase ist sogar bis zu 48 h noch nachweisbar, in auffälligem Kontrast zu dem nach diesem Intervall schon lange bestehenden typischen Bild der neuronalen Koagulationsnekrose. Mršulja et al. (1979) geben allerdings durchweg kürzere Zeiten an. Die Befunde bedürfen noch der Bestätigung. Doch ist selbst mit diesen erwiesen, daß fermenthistochemische Veränderungen nicht der mit üblicher histologischer Technik feststellbaren Zellnekrose vorausgehen, wie es von anderen Organen bekannt ist (u. a. Hecht 1968).

Versucht man, die zahlreichen Literaturangaben über das Zeitintervall bis zum Auftreten der „ischämischen Zellveränderung" zu ordnen, so zeigt sich, daß ganz offensichtlich der Begriff je nach der bevorzugt angewandten Färbung verschieden benutzt worden ist. Im Nissl-Präparat ist die sog. Erbleichung der Ganglienzelle früher erkennbar als die Eosinophilie bei HE-Färbung. Auf diese Weise erklären sich die von Neubürger (1928), Jellinger (1965), Steegmann (1968), Lindenberg (1970) sowie Feigin u. Budzilovich (1972) angegebenen kurzen Intervalle von nur 2–3 h, wobei die Autoren z. T. gesonderte Daten für die Eosinfärbung des Zytoplasmas anführten.

Einer zusätzlichen Besprechung bedarf die Beobachtung von Nervenzellnekrosen beim Erhängungstod, über die Jacob u. Pyrkosch (1951) berichteten. Sie fanden diese bei 3 von 20 durch Suizid verstorbenen Personen, bei denen Stauungszeichen im Gesicht bei atypischem Erhängen darauf hingewiesen hatten, daß es nicht zur perakuten Ischämie des Gehirns gekommen war. Da die Hangdauer bis zum Eintritt des Herzstillstands in diesen 3 Fällen unbekannt war, ließ sich über die Manifestationszeit nichts Sicheres aussagen. Die Autoren schätzten sie aber auf höchstens 30 min. Die Veränderungen waren an Nissl-Präparaten untersucht worden, lediglich bei einem Fall auch an HE-Schnitten. Wir sind dem eigentümlichen Befund nachgegangen, und fanden bei 3 von 36 Erhängten in HE-Färbungen ähnliche Ganglienzellbilder (Schröder u. Saternus 1983). Es handelte sich immer um nur ganz vereinzelte Exemplare, die in Parallelschnitten nicht wieder auffindbar waren. Sie zeigten eine Tigrolyse und eine leicht rötlich-violette Zytoplasmatingierung, jedoch nie das typische Bild der neuronalen Nekrose. Sie kamen ferner bei typischem Erhängen vor, so daß es sich um eine supravital bzw. postmortal entstandene Veränderung bei perakuter Unterbrechung der zerebralen Zirkulation handeln muß.

Eine Übersicht über die bisher mitgeteilten Manifestationszeiten zeigt Tabelle 3. Dabei ist besonderer Wert auf Hinweise der Autoren auf eine intensive Rotfärbung des nekrotischen Zytoplasmas im HE-Präparat gelegt, die den Begriff der

Tabelle 3. Angaben zur Manifestationszeit der „ischämischen Zellveränderung" Spielmeyers, unter besonderer Berücksichtigung der ausdrücklich erwähnten Zytoplasmaeosinophilie. (? fehlende Angaben)

Autoren	[h]	Eosinophilie
Scholz 1951	15–24	+
Lindenberg 1970	12–24	+
Greenfield u. Meyer 1963	14–15	+
G. Müller 1930	14–15	?
J. M. Schröder u. Tzonos 1967	12–14	?
Kolkmann 1967	<13	+
Jacob 1961	12	?
Bodechtel u. Müller 1930	<12	?
Csermely u. Szücs 1970	<10	?
Neubürger 1928	8,5	?
Feigin u. Budzilovich 1972	8	+
Garcia et al. 1978	7	+
Adams u. Sidman 1968	6	+
Anderson 1971	4–12	+
Doerr u. Ule 1970	6–8	+
Brierley 1963	6,5	?
Coimbra 1964	<6	?
Husler u. Spatz (zit. nach Peters 1955 b)	4–7	+
Spielmeyer 1922	6	?
Hicks u. Warren 1950	6	+
Wiśniewski 1961	6	+
Colmant 1965	6	+
Escourolle u. Poirier 1973	6	+
Peters 1958 b	5–6	?
Helfand 1939	5	?
Ito et al. 1975	4	+
eigenes Material	4	+
Little et al. 1974 a	3–6	+
Brierley et al. 1973	<4	?
Környey 1960	3,5	?
Zülch 1971	3,5	?
Helwig 1937	3	?

neuronalen Nekrose präzisiert. Die eigenen Ergebnisse fügen sich gut in den Rahmen der bisher erarbeiteten Kenntnisse und bestätigen erneut die kurzen Latenzzeiten. Für die Eosinophilie als Ausdruck der Koagulationsnekrose des Zytoplasmas ist demnach eine minimale Zeitdauer von 4 h erforderlich. Angaben von weniger als 4 h bedürfen der weiteren Überprüfung an HE-Präparaten.

Andererseits findet aber die große Variationsbreite der Daten, auch im eigenen Material, ihre Begründung durch die gelegentlich erst beginnenden Zellnekrosen im Herdzentrum nach einer Latenz bis zu 34 h. Scholz (1959, zit. nach Jacob 1961) betonte das Fehlen typischer Zellveränderungen in manchen Fällen nach 5–8 h und hielt die sichere Feststellung von Ganglienzellausfällen erst nach 15–24 h für gegeben (Scholz 1951). Nach den Mitteilungen im Schrifttum scheint zwischen Versuchstieren und Mensch diesbezüglich kein Unterschied zu bestehen.

Das weitere Schicksal der Ganglienzellen mit dem besprochenen Bild ist der allmähliche Verlust der Kernanfärbung, wodurch nurmehr eosinophile schattenartige Gebilde übrigbleiben. Wir sehen sie mit einer gewissen Regelmäßigkeit nach mehr als 9 Tagen, erstmals aber bereits nach 42 h. Im Schrifttum werden diese „Geisterzellen" mit 1–2 Tagen (Hicks 1968), 4–5 Tagen (Scholz 1957b), 5 Tagen (J.M. Schröder u. Tzonos 1967), 1 Woche (Neubuerger 1954) und 9 Tagen (Jacob 1961) datiert, also im gleichen Zeitbereich festgestellt wie in der vorliegenden Untersuchung.

Zellreste von Ganglienzellen und Gliazellen sind im Detritus aber noch nachweisbar bis zum Abbau durch Makrophagen, im eigenen Untersuchungsgut bis 11 Monate; nach Literaturangaben bis 6 Monate (Baggenstoss et al. 1943; Dixon 1953; Lindenberg 1970; Oehmichen u. Raff 1980), 7 Monate (Colmant 1965) und ebenfalls 11 Monate (Klaue 1948).

Nissls *„Inkrustation" perizellulärer Strukturen* ist hier nicht systematisch untersucht worden, da sie sowohl postmortal entstehen kann als auch eine flüchtige Erscheinung im Randgebiet von Infarkten darstellt, die zudem noch bei ganz verschiedenen Ganglienzellveränderungen vorkommt (Scholz 1957b; Colmant 1965). Nach neueren Befunden handelt es sich nicht um eine Inkrustation des aus Synapsen bestehenden Golgi-Netzes, wie früher angenommen worden ist, sondern um oberflächliche, knopfförmige Zytoplasmaverdichtungen der Ganglienzelle bei Invagination durch geschwollene Astrozytenfortsätze (Colmant 1965; Brown u. Brierley 1972; Little et al. 1974a). Dieses Bild tritt schon nach 1 h (Colmant 1965), 3 h (G. Müller 1930), 4 h (J.M. Schröder u. Tzonos 1967), 7 h (Peters 1955b) und 12–24 h (Lindenberg 1970) auf und verschwindet nach 24–30 h (J. M. Schröder u. Tzonos 1967).

Eine andere sehr häufige Erscheinung in unmittelbarer Umgebung der Nekrose stellt die *Imprägnation von Ganglienzellen samt ihren Fortsätzen mit Kalksalzen* dar (u. a. Virchow 1856, 1870; Weber 1898, Spatz 1922; Spielmeyer 1922; Scholz et al. 1938; Jacob 1942; Rand u. Courville 1945; Bochnik 1950, 1953). Diese Zellen fallen durch ihre homogene, stark basophile Anfärbung (besonders im Van-Gieson-Präparat) und durch hellgrüne Tingierung mit Luxol auf, wobei die Kernregion ausgespart und von den Nissl-Schollen und dem Lipofuszin nichts mehr erkennbar ist (Abb. 2). Nach den Färbungseigenschaften wird eine besondere Protein-Mukopolysaccharid-Veränderung des Zytoplasmas angenommen (Übersicht bei Schiffer 1971), die Spatz 1922 als „Pseudokalk" bezeichnet hatte. Diese Substanz besitzt eine große Affinität zu Eisen- und Kalksalzen. Elektronenmikroskopisch lassen sich in diesen Gebilden apatitartige Kristalle feststellen (Schröder u. Schaefer 1977), wie sie auch bei anderen Verkalkungsprozessen, z. B. im Nekrosekalk (Hager 1962) gefunden werden. Allerdings gelingt der histochemische Kalknachweis auch nach eigenen Erfahrungen in den so veränderten Nervenzellen durchaus nicht immer.

Serienuntersuchungen über verkalkte Ganglienzellen hinsichtlich des Zeitablaufs sind bisher von anderen Autoren nicht durchgeführt worden. Jedoch liegen Einzelbeobachtungen (Friedlaender 1882; Cajal 1928; Rand u. Courville 1945; Oehmichen u. Raff 1980) über das früheste Vorkommen bei traumatischen Läsionen nach 9½ Tagen, 13 Tagen, 14 Tagen bzw. 3 Wochen vor. Scholz et al. (1938)

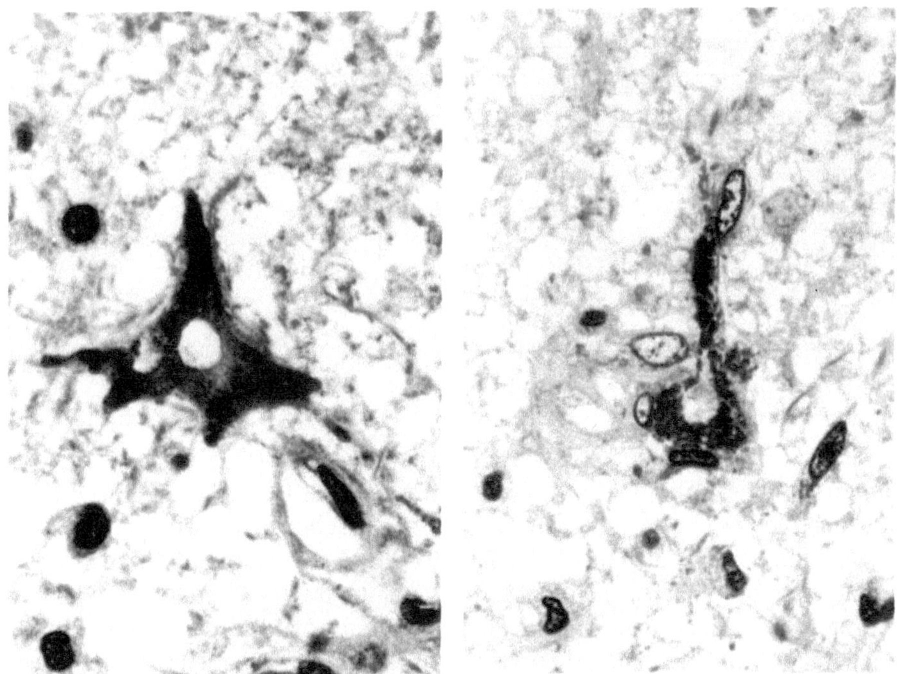

Abb. 2 a, b. Verkalkte Ganglienzellen in Umgebung der Läsion, bei **b** mit anliegenden Abräumzellen. Intervall unbekannt, wahrscheinlich mehrere Jahre. (1 µm-Kunststoffschnitt/Azur B, x 1100)

fanden sie in krampfbedingten elektiven Nekrosen nach 15 Tagen, Bochnik (1950) bei einer apoplektischen Blutung schon nach 7 Tagen und Goertchen et al. (1978) 6 Tage nach Herzstillstand. Im eigenen Material treten sie in guter Übereinstimmung mit diesen Daten erstmals nach 8 Tagen auf und finden sich im ältesten Herd noch nach 56 Jahren. Im Zeitraum von 6 Tagen bis 56 Jahren sind derartige Verkalkungen bei 87 von 200 Fällen d. h. bei 43 % nachweisbar.

Vergleichbare Kalkablagerungen in Parenchymzellen kommen auch in Infarkten anderer Organe vor, so z. B. in den Myozyten im Rand von Myokardinfarkten. Hier treten sie jedoch schon sehr viel früher auf (Buja et al. 1977, Trump et al. 1981).

Wegen des Eisengehalts der Gebilde stellt sich die Frage nach einem Bezug zu hämorrhagischen Nekrosen mit ihren großen Mengen freiwerdenden Eisens (Greenfield u. Meyer 1963; Adams u. Sidman 1968). Im eigenen Material bestehen bei vollständigen (44 %) und unvollständigen (40 %) wie auch bei hämorrhagischen (45 %) und anämischen Nekrosen (38 %) jedoch keine signifikanten Häufigkeitsunterschiede im Vorkommen verkalkter Ganglienzellen (p > 0,2). Danach ist anzunehmen, daß das Blutzerfallseisen keinen wesentlichen Einfluß auf das Entstehen dieser Veränderung hat.

Tabelle 4. Häufigkeit von Fällen mit verkalkten
Ganglienzellen in Abhängigkeit von der Zeit

Zeitintervall	Häufigkeit
0– 5 Tage	0/9 = 0 %
6– 9 Tage	1/27 = 4 %
10–14 Tage	6/22 = 27 %
15–30 Tage	12/24 = 50 %
31–61 Tage	12/22 = 55 %
2–4,5 Monate	10/20 = 50 %
5–42 Monate	9/37 = 24 %
4–56 Jahre	34/48 = 71 %

Bei Bildung von Gruppen mit verschiedenem Zeitintervall (Tabelle 4) ist zu erkennen, daß die Häufigkeit nur allmählich zunimmt, bis ein vorläufiges Maximum nach 15 Tagen erreicht wird. Gleichzeitig setzt aber der Abbau durch Makrophagen bzw. durch Stäbchenzellen ein (Abb. 2 b). Dies wirkt sich jedoch in einer
Frequenzminderung erst nach mehreren Monaten aus. Nach mehr als 4 Jahren
kommt es schließlich zu einer erneuten Häufigkeitszunahme, die sowohl im Vergleich mit der vorangehenden Periode von 5–42 Monaten als auch mit dem Intervall von 15 Tagen bis 42 Monaten hochsignifikant ist (p < 0,001). Die bemerkenswerte Zunahme fällt somit in ein Stadium, in dem der Phagozytose- und Repara-
tionsprozeß weitgehend zum Abschluß gekommen und damit ein Endzustand erreicht ist. Warum von einem derartigen Defektzustand noch Affektionen ausgehen sollten, die dieses Phänomen ursächlich erklären könnten, ist nicht ersichtlich. Es ist daher wohl eher anzunehmen, daß trotz des Abbaus der verkalkten Zellen eine fortschreitende Kalzifizierung weiterer Zellen anhält. Die initiale Alteration wird vermutlich schon zum Zeitpunkt des Beginns der Nekrose in der Nach-
barschaft gesetzt. Danach handelt es sich offensichtlich nicht um eine direkt post-
nekrotische Erscheinung, sondern um eine postdystrophische Veränderung
(Schröder u. Schaefer 1977; Cervós-Navarro u. Schneider 1980).

Blutgefäße

Gefäßnekrosen werden in vollständigen Nekrosen v. a. durch pyknotische Endothelveränderungen, durch fibrinoide Wandnekrosen und durch thrombotische
Vorgänge manifest. Dabei besitzen Arteriolen eine größere Überlebenschance,
wie man in wenige Tagen alten Herden immer wieder beobachten kann.

Die *Endothelkernpyknose* tritt im eigenen Material gleichmäßig in allen Gefäß-
abschnitten erstmals nach 12 h in Erscheinung. Dieser Befund beherrscht mit Regelmäßigkeit das Bild und überragt quantitativ bei weitem die beiden nachfolgend
zu besprechenden Veränderungen, so daß er als Hauptform der Gefäßnekrose
vorangestellt sei. Gleichzeitig kommt es zu einer auffälligen Weitstellung des Lu-

mens kleiner Gefäße, besonders der Kapillaren. Es scheint sich um eine passive nekrosebedingte Gefäßdilatation zu handeln, wie auch Lindenberg u. Freytag (1957) annehmen. Schon nach 24 h kann die Kernanfärbung gänzlich vermißt werden. Doch selbst im 11 Monate alten Detritus lassen sich Gefäßumrisse noch erkennen.

Die wenigen in der Literatur zu findenden Daten über den Eintritt der Endothelkernpyknose in Hirnnekrosen stimmen mit den unsrigen vollständig überein. So werden 12–24 h (Lindenberg 1970) angegeben. Im Tierexperiment konnten erste nekrotische Endothelveränderungen ebenfalls nach 12 h beobachtet werden (Garcia et al. 1971). Es kann somit herausgestellt werden, daß sich nekrotische Veränderungen an der Gefäßwand deutlich später als am Parenchym manifestieren.

Das typische Bild der *fibrinoiden Nekrose* mit homogen-scholliger Verdickung der Gefäßwand bei gleichzeitigem Zerfall der Zellkerne und Erweiterung des Lumens läßt sich vorwiegend an Arteriolen und wohl auch an Venolen beobachten. Es findet sich in der vorliegenden Untersuchungsserie erstmals nach 12 h.

Im Schrifttum liegen hierzu folgende Vergleichsangaben vor: 12 h (Helfand 1939), 10 h (Wolff 1932; Peters 1943), 9 h (Esser 1933) und 7 h (Staemmler 1927). Trotz intensiver Suche ist es am eigenen Material nicht gelungen, diese etwas kürzeren Zeiten zu bestätigen. Das mag v. a. seine Ursache darin haben, daß in der eigenen Serie nur 4 Fälle mit Intervallen von 7–12 h vorliegen und die Veränderung offensichtlich durchaus nicht bei jedem Fall ausgebildet wird. Im eigenen Material findet sie sich beispielsweise nach Intervallen von 10–24 h nur bei 4 von 10 vollständigen Nekrosen im Gegensatz zu dem regelmäßigen Vorkommen der Endothelpyknose. Die Ursachen für diese geringere Häufigkeit sind ebenso wie die pathogenetischen Bedingungen noch ungeklärt. Es erscheint jedoch beim genauen Vergleich der Zeitangaben möglich, daß diese besondere Nekroseart früher als die übliche Endothelnekrose sichtbar wird.

Weiterhin werden Nekrosen von mittelgroßen Gefäßen und Kapillaren von *Thrombosen* begleitet. Wahrscheinlich haben sie eine Restzirkulation zur Voraussetzung, die hiermit jedoch endgültig zum Erliegen kommen dürfte. Meist ist das Gefäßlumen vollständig von einem schollig-homogenen Thrombus ausgefüllt, z. T. reicht das gerinnungsfähige Material nur für eine wandständige Abscheidung. Gerinnungsvorgänge dieser Art treten in der eigenen Serie erstmals nach einem Intervall von 14 h auf. Sie lassen sich bis zu 10 Tagen von intravasalen Blutsäulen durch Anfärbung, Substanzdichte und Zusammensetzung unterscheiden. Später ist eine Differenzierung in dem allgemein vermindert anfärbbaren Material nicht mehr möglich. Nach Zeitabständen von 14 h bis 10 Tagen sind Thrombosen nekrotischer Gefäße bei 21 % der vollständigen Nekrosen (bei 16 der 77 Fälle) ohne zeitabhängige Häufigkeitsänderung nachzuweisen. Nach 14 h ist also ein Endzustand eingetreten. Wie aber schon Staemmler (1927) feststellte, sind diese Befunde nicht häufig.

Über die zeitliche Beziehung der thrombotischen Veränderungen liegen Angaben von Wolff (1932) vor. Er beobachtete Thrombosen größerer Gefäße bei traumatischen Hirnverletzungen des Menschen erstmals nach 13 h und Kapillarverschlüsse nach 24 h. Die am eigenen Material ermittelten Zeiten zeigen hiermit eine hohe Übereinstimmung. Es ergibt sich, daß Gerinnungsabläufe etwa gleichzeitig mit dem Sichtbarwerden der Endothelnekrose einsetzen.

Ablagerungen

In manchen Fällen kommt es zu diffusen, grob- oder feinkörnigen, basophilen *Kalkablagerungen* von 0,1–4μm Durchmesser im Detritus besonders von kortikalen Nekrosen (Jacob 1942; Bochnik 1953; Hager 1962; Iizuka u. Spalke 1973). Das Auftreten wird von den Autoren schon nach 4 Tagen beschrieben. Das Material komme „häufig" im Abräumstadium vor, fehle aber in Spätstadien, da es von den Makrophagen beseitigt wird. Im eigenen Material findet es sich in nur 4 Fällen nach Intervallen von 16, 18, 30 und 30 Tagen, bei hämorrhagischen und anämischen wie vollständigen und unvollständigen Nekrosen. Dabei fällt auf, daß die Präzipitate bei mehreren gleichalten Nekrosen eines Falls nur in einzelnen Herden nachweisbar sind, so daß sicher lokale Faktoren von erheblichem Einfluß auf dieses Geschehen sind. Legt man einen Zeitraum von 4 Tagen bis 2 Monaten zugrunde, so ergibt sich eine Häufigkeit von nur 4/110 = 4%.

Eine andere Substanzablagerung besteht in der Auskristallisation des beim Zerfall von Hämoglobin in hämorrhagischen Nekrosen freiwerdenden *Hämatoidins* (Virchow 1847), das mit Bilirubin identisch ist (Rich u. Bumstead 1925). Wegen seiner extrazellulären Entstehung soll es hier unter die nekrophanerotischen Veränderungen eingereiht werden, obwohl es meist bereits in überwiegend phagozytierter Form vorliegt. Die Abgrenzung von anderen Pigmenten gelingt leicht wegen der charakteristischen orange-gelben Eigenfarbe, des fehlenden Gehalts an nachweisbarem Eisen und wegen des positiven Ausfalls der Fouchet-Reaktion auf Bilirubin. Im eigenen Material läßt es sich nach einem Intervall von mindestens 10 Tagen nachweisen, letztmalig nach 3½ Monaten. Im Bereich von 10 Tagen bis 11 Monaten (zu diesem Zeitpunkt ist letztmalig noch nicht abgebauter Detritus nachzuweisen) ist Hämatoidin bei 69% der Blutungen (9/13) und 31% der hämorrhagischen vollständigen Nekrosen (9/29) feststellbar. Es fehlt in unvollständigen hämorrhagischen Nekrosen. Dieser signifikante Unterschied (p < 0,01) weist auf die Bedeutung der Blutmenge für den histologischen Befund des Hämatoidins hin. Durch Gruppierung nach verschiedenen Zeitintervallen zeigt sich, daß dabei die Nachweishäufigkeit zwischen 10 Tagen und 11 Monaten konstant bleibt. Das Hämatoidin tritt also schlagartig mit auch später nicht veränderter Frequenz nach einer Dauer von 10 Tagen in Erscheinung. Es wird damit später als das intrazellulär von Makrophagen gebildete Hämosiderin nachweisbar (s. S. 57 ff.).

Über das zeitliche Auftreten des Hämatoidins u. a. auch in intrakraniellen Blutungen bei menschlichem Sektionsmaterial (Erstbeschreibung durch Home 1830)

40

liegen im Schrifttum mehrere Angaben vor. Von Virchow (1847) war ein Mindestintervall von 17 Tagen gefunden worden, von Walcher (1936) 11 Tage und von Strassmann (1945, 1949) zuerst 14 Tage und anhand eines größeren Materials von 70 Fällen schließlich 10 Tage. Dabei wird deutlich, wie sehr derartige Ergebnisse von der Anzahl der ausgewerteten Fälle abhängen. Neuere Autoren fanden in systematischen Untersuchungen Latenzzeiten von 12 Tagen (Oehmichen u. Raff 1980) und ebenfalls von 10 Tagen (Eisenmenger et al. 1978). Oehmichen und Raff errechneten außerdem an Kontusionsherden eine bis zu 12 Monaten konstant bleibende Häufigkeit des Hämatoidinvorkommens, das bei 72 % der Fälle feststellbar war. So liegen hier sehr präzise übereinstimmende Informationen für den Menschen vor.

In Tierversuchen wurden meist nach subkutaner Injektion von homologem Blut folgende Daten gewonnen: 18 Tage (Dürck 1892a,b – Kaninchen und Meerschweinchen), 12 Tage (Langhans 1870 – Meerschweinchen; Flory 1964 – Maus; Carmichael 1928 – Kaninchen), 11 Tage (Strassmann 1949 – Maus), 8 Tage (Muir u. Niven 1935 – Maus und Ratte), 6 Tage (Krause 1927 – Pferd) und 2 Tage (Langhans 1870 – Taube). Bei Durchsicht der Literatur fällt v. a. auf, daß bei Kaninchen Hämatoidin entweder überhaupt nicht (Langhans 1870; Muir u. Niven 1935) oder erst ziemlich spät (Dürck 1892) nachweisbar gewesen ist. Dieser Befund bedarf aber ebenso wie das auffällig kurze Intervall bei Mäusen, Ratten, Pferden und besonders bei Tauben weiterer Klärung.

Die für den Menschen festgestellte Frist von 10 Tagen kann als mehrfach bestätigter, zuverlässiger Wert für das Auftreten des Hämatoidins im Schnittpräparat von intrazerebralen Blutungen betrachtet werden. Andere, insbesondere kürzere Intervalle bei verschiedenen Tierarten können daher speziesabhängig sein.

Ganz andere Löslichkeitsverhältnisse als in histologischen Schnitten von In-situ-Blutungen, bei denen bereits Lubarsch (1925) auch gewisse Organunterschiede erkannte, sind natürlich im zerebrospinalen Liquor zu erwarten. So hat u. a. Rautenbach (1968) Hämatoidinkristalle im Liquorsediment schon nach 6 Tagen beobachtet.

Weitere Ablagerungen in Nekrosen betreffen eine Form der Lipopigmente, die sich ebenfalls ohne Mitwirkung phagozytierender Zellen in Blutungen bilden kann, das *Hämozeroid* (Schröder u. Reinartz 1980). Es entsteht wahrscheinlich aus ungesättigten Fettsäuren durch Polymerisation in Gegenwart von katalytisch wirkenden Blutbestandteilen unter den reduzierenden Bedingungen im Zentrum von Blutungen. Das Hämozeroid imponiert als grobscholliges, wachsartiges Pigment von strohgelber Eigenfarbe und außerordentlich intensiver Eigenfluoreszenz. Es besitzt einen Durchmesser bis zu $20\,\mu\mathrm{m}$ und fällt besonders in den Luxolpräparaten durch leuchtend hellgrüne Färbung auf. Es kann somit leicht von Markballen oder anderen Pigmenten unterschieden werden. Die Schollen finden sich mitunter arealweise gehäuft in Makrophagen, nicht selten aber auch extrazellulär in zentralen Partien des Detritus, die von den Abräumzellen noch nicht erreicht werden. Die zellunabhängige Lage ist dabei nicht nur in Frühstadien, sondern auch in späteren Phasen erkennbar. Das spricht dafür, daß der Bildungsvorgang über längere Zeit anhält. Dieses Pigment wird bei Luxolfärbung erstmals in 12 Tage alten Nekroseherden nachweisbar, zuletzt nach 8 Monaten. Seine Häufigkeit nimmt mit dem Zeitintervall zu. Über die histochemischen Eigenschaften und die Häufigkeit haben wir an anderer Stelle ausführlich berichtet (Schröder u. Reinartz 1980).

Synopsis

In der auf den Zelltod folgenden pränekrotischen Phase sind ab 2 h nach Eintritt der Schädigung Veränderungen am Hirnparenchym feststellbar, die zwar weitgehend unspezifisch sind, aber aufgrund ihrer topographischen Beziehung zu den Läsionen als Ausdruck der irreversiblen Zellschädigung zu betrachten sind. Sie äußern sich in Flüssigkeitsverschiebungen (Schwellungsvorgänge in Astrozyten und Oligodendrozyten, Schrumpfung an Ganglienzellen), Enzymverlusten, Auflösung der Nissl-Substanz sowie in physikalisch-chemischen und strukturellen Veränderungen des Myelins.

Die Manifestation der Nekrose erfolgt in Abhängigkeit von der jeweils betroffenen Struktur nach unterschiedlichen Latenzzeiten: an den Ganglienzellen frühestens nach 4 h („ischämische Zellveränderung"), an den Gliazellen nach etwa 7 h (Kernpyknose) und an den Gefäßen nach 12 h (Endothelkernpyknose). Im Infarktzentrum kann der Eintritt der Nekrose beträchtlich verzögert sein.

Innerhalb des nekrotischen Gewebes entstehen als Spätveränderungen nach mehreren Tagen Ablagerungen von Kalksalzen, von Bilirubin (Hämatoidin) und von einem speziellen Lipopigment, das sich nur im Zusammenhang mit Einblutungen bildet (Hämozeroid). Kalkinkrustationen in Ganglienzellen der Infarktumgebung halten über Jahre hin an und sind als postdystrophisch anzusehen.

4.1.2 Reaktionen mesodermaler Zellen

Da Reaktionen erhaltener Zellsysteme nicht erst zum Zeitpunkt des Sichtbarwerdens des Zelltodes, sondern bereits früher durch die mit dem Zelltod in Zusammenhang stehenden katabolen Veränderungen ausgelöst werden (Nekrotaxis nach Bessis 1974), ist zu erwarten, daß sie schon sehr rasch, u. U. sogar noch vor der Nekrophanerose, manifest werden können. Das ist auch tatsächlich der Fall, wenn die Emigration von Granulozyten im Rahmen der peristatischen Zirkulationsverlangsamung betrachtet wird.

Granulozyten

Während in einem 1,5 h alten Herd noch keinerlei Zellemigration aus den Gefäßen zu beobachten ist, lassen sich die ersten Schwärme neutrophiler Granulozyten schon nach 2 h nachweisen. Sie sind im Falle von Blutungen im angrenzenden geschädigten Gewebe lokalisiert und können daher nicht mit dem Blut ausgetreten sein. Auch geht ihre Menge über die im Blutextravasat vorhandene hinaus. Nach längeren Zeitintervallen zeigt sich, daß Granulozyten durchaus nicht in allen Fällen aus den Gefäßen auswandern. Andererseits sind aber manchmal auch besonders reichliche Infiltrate feststellbar, die gelegentlich an primär entzündliche Prozesse denken lassen (s. a. Peters 1943; Adams u. Sidman 1968; Escourolle u. Poirier 1973). Letzteres wird durch 2 Fälle verdeutlicht, bei denen es sich um Folgen einer Karotisthrombose ohne Hinweise auf ein entzündliches Geschehen nach Krankheitsverlauf und Autopsiebefund handelt. Bereits makroskopisch ist hier im Nekrosegebiet eine stippchenförmige, weiß-gelbe Veränderung zu sehen, der feingeweblich eine enorme perivaskuläre Anhäufung von verfetteten Granulozyten entspricht. Der häufigste Befund ist eine lockere, kugelförmige Anhäufung um kleinere Gefäße der Nekrosezone (Abb. 3a). Dies Bild ist praktisch nur in der Rinde und kaum im Mark zu finden.

Betrachten wir den zeitlichen Verlauf. Nach 2–8 h ist die Häufigkeit des Befunds praktisch bereits genauso groß wie zu späteren Zeitabschnitten. Lediglich die Intensität der granulozytären Diapedese ist noch nicht sehr ausgeprägt. Aber schon nach 10–24 h ist es zu einer solchen mengenmäßigen Zunahme der Zellen gekommen, daß nahezu der Endzustand erreicht ist. Nach 5 Tagen beginnen die zellulären Extravasate seltener zu werden, und zwar zunächst die Herde mit geringerem Ausmaß, nach 8 Tagen auch die intensiveren Veränderungen. Nach 2 h bis 4 Tagen läßt sich Granulozytenemigration in 83% der Fälle (66 von 80) nachweisen.

Die Häufigkeitsabnahme nach mehreren Tagen ist durch den Zerfall der Granulozyten bedingt. Nekrotische Granulozyten mit Kernpyknose und -fragmentierung sind schon nach 3½ Tagen feststellbar und werden dann immer häufiger. Die mit Luxol Fast-Blue normalerweise im Zytoplasma schwach blau angefärbten neutrophilen Granulozyten verwandeln sich schließlich in etwas intensiver gefärbte kernlose Kugeln und Ringe, deren Herkunft oft nur durch die typische perivaskuläre Akkumulation und durch Reste einer Naphthol-AS-D-Chlorazetat-Esterase-Aktivität zu bestimmen ist. Das Bild ist im eigenen Material bis zu 21 Tagen zu verfolgen. Im Gefrierschnitt zeigen die Granulozyten alle Übergänge von wenigen sudanophilen Granula im Zytoplasma, die durch den Peroxidasegehalt der Zellen hervorgerufen werden (Schaefer und Fischer 1972), bis zu zellgroßen Fettkugeln abgestorbener Zellen (Abb. 3b). Ähnliche Befunde der nekrobiotischen Verfettung haben Baggenstoss et al. (1943) erhoben.

Die eingewanderten Granulozyten befinden sich aber durchaus nicht alle in gleichen Zerfallsstadien. Bei manchen unvollständigen wie vollständigen Nekrosen ist die Diskrepanz zwischen nekrotischen und noch ganz frisch erscheinenden Granulozyten so auffällig, daß man einen erneuten Schub des Zellübertritts in das nekrotische Parenchym annehmen muß. Besonders bei 6 Fällen läßt sich dieser Befund erheben, und zwar nach Intervallen von 3½–10 Tagen. Ähnliche Ergebnisse hatte im Tierexperiment Saito (1925) erhalten.

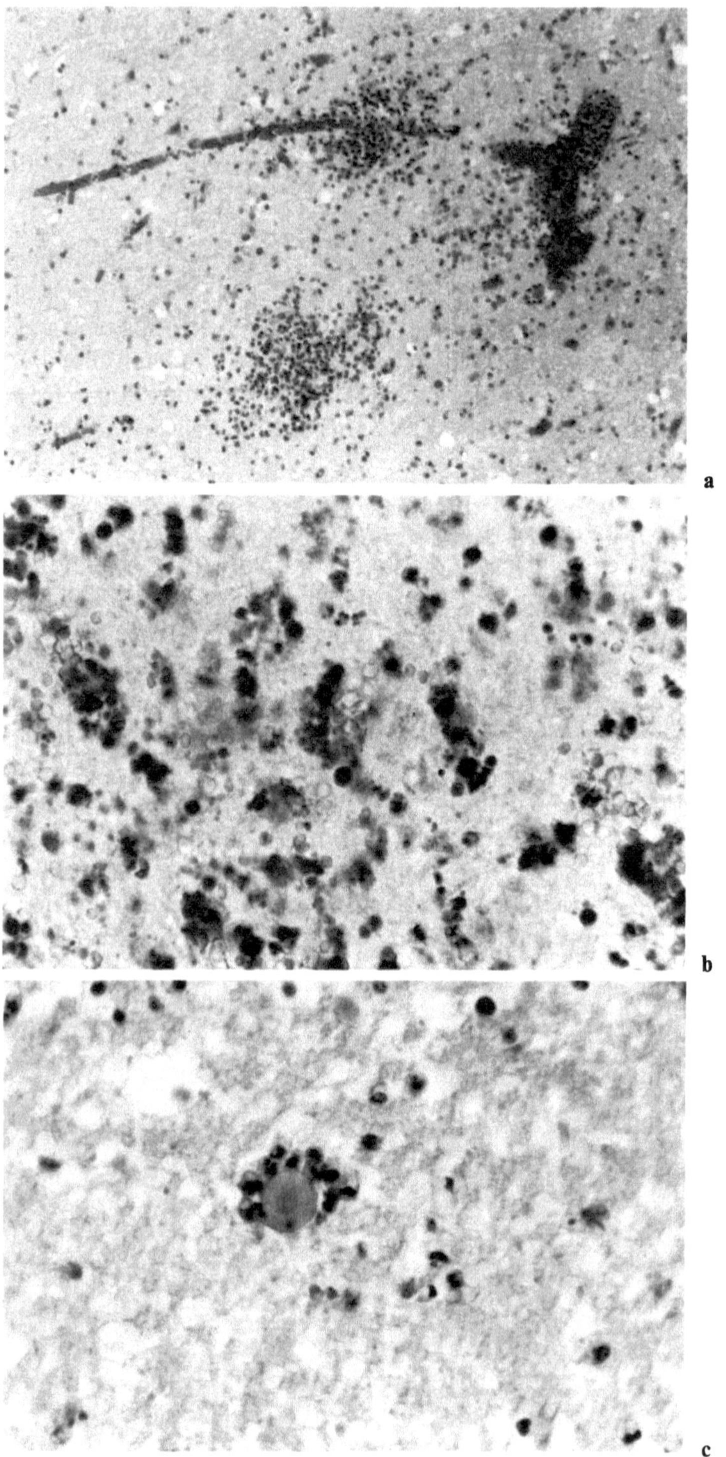

Eine weitere und bisher nur von Burger u. Vogel (1977) beschriebene Besonderheit im Verhalten der Entzündungszellen in Hirnnekrosen ist ihre auch bei 7 eigenen Fällen beobachtete rosettenförmige Akkumulation um Corpora amylacea (Abb. 3c) nach 7–57 h. Sie betrifft offensichtlich die erste, die Funktionsphase der segmentkernigen Zellen. Die nekrotischen Granulozyten bieten ähnliche Bilder nicht mehr.

Die Häufigkeit der symptomatischen entzündlichen Veränderung im Zeitbereich von 10 h–7 Tagen zeigt bei den verschiedenen Nekrosearten keine statistisch signifikante Differenz. Faßt man die Befunde bei hämorrhagischen Nekrosen (78 %) zusammen und vergleicht sie mit der Gruppe der anämischen (67 %), so besteht bei Berücksichtigung auch schwacher Reaktionen praktisch kein Unterschied. Trotzdem bestätigt sich immer wieder der subjektive Eindruck (s. auch Stroebe 1894; Adams 1958; J. S. Meyer 1958; Feigin 1966; Sörnas u. Müller 1972), daß in hämorrhagischen Nekrosen viel mehr Granulozyten austreten als in anämischen. Das ist gelegentlich besonders eindrucksvoll bei Fällen erkennbar, die mehrere gleichalte Nekrosen aufweisen. Bei Gegenüberstellung vollständiger und unvollständiger Nekrosen läßt sich ebenfalls mit 78 % bzw. 63 % kein Unterschied sichern. Die intensiveren Reaktionen erscheinen jedoch bei vollständigen Nekrosen wiederum häufiger als bei unvollständigen.

Bei Durchsicht der Literatur (Tabelle 5) schwanken die Daten über den Beginn der entzündlichen Reaktion außerordentlich. Man gewinnt den Eindruck, daß alle Zeitangaben von mehr als 8 h aus Nebenbefunden bei Routineuntersuchungen mit anderen Zielen entspringen und daher wohl schon das Stadium der maximalen Ausprägung markieren. Die übrigen Werte einschließlich der eigenen lassen jedoch eine gute Übereinstimmung erkennen, so daß man diesen Beginn mit 2 h festlegen kann. Dabei ist kein Unterschied zwischen Mensch und Versuchstieren ersichtlich. Auch verhalten sich Nekrosen in Gehirn und anderen Organen, wie z. B. Haut und Niere, in dieser Hinsicht gleichartig, wo Leukodiapedesen nach 1,5–4 h auftreten (Frick 1954; Lindner 1962; Ross u. Odland 1968; Ditscherlein u. Dena 1969; Benecke 1972; Berg 1972). Allerdings fanden Walcher (1936) und Leder (1967) Granulozyten in der Haut schon nach 0,5 h.

Der Höhepunkt der granulozytären Reaktion in Hirnnekrosen wird im Schrifttum mit 12–48 h angegeben (Cone u. Barrera 1931; Baggenstoss et al. 1943; Adams 1958; Schultz u. Pease 1959; Adams u. Sidman 1968; Adrian 1968; Hicks 1968; Blakemore 1972; Escourolle u. Poirier 1973; Kitamura 1973; Chelnikov 1979). Die eigenen Erfahrungen entsprechen dem vollauf. Einen etwa gleichen zeitlichen Verlauf findet man wiederum auch an anderen Organen ohne erkennbaren Speziesunterschied (Lodge-Patch 1951; Berg 1972; Breining et al. 1972).

◁ **Abb. 3. a** Granulozytenschwärme innerhalb der Nekrose. Intervall 4 Tage. (HE, x 135). **b** nekrobiotische Verfettung von Granulozyten mit Konfluieren kleiner Fetttröpfchen zu Fettkugeln, die fast die gesamte Zelle ausfüllen. Intervall 5½ Tage. (Gefrierschnitt/Sudanschwarz B, x 420). **c** Granulozytenanhäufung um ein Corpus amylaceum (Rosettenbildung). Intervall 20 h. (HE, x 420)

Tabelle 5. Zeitlicher Beginn der Granulozytendiapedese in Gehirnnekrosen von
Mensch und Tier. Literaturübersicht

Autoren	[h]	Spezies
Klatzo et al. 1958	48	Katze
G. Müller 1930	46	Mensch
Anderson 1971	18–24	Mensch
Garcia u. Kamijyo 1974	18	Affe
Zülch 1971	16	Katze
Garcia et al. 1971	12	Affe
Kitamura 1973	12	Maus
Weil 1945	8	?
Wiśniewski 1961	8	Mensch
Devaux 1908	6	Kaninchen
Farrar 1908	6	Kaninchen
Rosenblath 1918	6	Mensch
Link u. Schleussing 1955	wenige	Mensch
Meessen u. Stochdorph 1957	wenige	Mensch
Walker 1970	wenige	Katze
Lindenberg 1970	wenige	Mensch
J. M. Schröder u. Tzonos 1967	5	Katze
Selwood 1971	5	Katze
Esser 1933	4	Mensch
Helfand 1939	4	Mensch
Peters 1943	4	Kaninchen
J.S. Meyer 1958	4	Affe, Katze
Wolff 1932	2–4	Mensch
Peters 1955 b	2	Mensch
Chelnikov 1979	2	Mensch
Oehmichen u. Raff 1980	2	Mensch
eigenes Material	2	Mensch

Adams (1958) datiert den Beginn des Granulozytenzerfalls in Hirnnekrosen
auf 2–3 Tage. Zu eben diesem Zeitpunkt sahen Baggenstoss et al. (1943) eine Fett-
gehaltzunahme. In der eigenen Untersuchungsreihe ist der Untergang größerer
Mengen dieser Zellen in nur geringer Abweichung nach $3\frac{1}{2}$ Tagen feststellbar.
Das subjektiv je nach den benutzten Kriterien größeren Schwankungen unterle-
gene „Verschwinden der Granulozyten" wird mit 3–10 Tagen angegeben (Stroebe
1894; Devaux 1908; G. Müller 1930; Adams 1958; Konigsmark u. Sidman 1963).
Wir haben diesbezüglich keine Befunde erhoben, da uns das allmähliche Unsicht-
barwerden bis zu kaum deutbaren Relikten als ein kontinuierlicher, nicht unter-
teilbarer Vorgang erscheint.

Bei Infarkten, die an die Pia grenzen, entsteht eine *fokale eitrige Begleitmeningitis* (Cone u. Barrera 1931; Sörnäs u. Müller 1972), deren klinisches Bild mit Zell-
zahl- und Eiweißvermehrung im Liquor in Form der postoperativen aseptischen
Meningitis (u. a. Tönnis 1936; Kunze 1966; Carmel et al. 1974) oder der posttraumatischen Meningitis (R. Russell 1932) seit langem bekannt ist. Dabei ist die Gesamtmenge der in den Liquor übertretenden Zellen wahrscheinlich sehr viel größer als die lokale Zellansammlung im angrenzenden Leptomeninxbezirk mit

Durchsetzung pialer Venen anzeigt, die nach den eigenen Untersuchungen eng auf den Herd beschränkt ist. Hier zeigt sich der gleiche zeitliche Ablauf wie in den Nekrosen selbst. Der ausgesprochen herdförmige Charakter, die fehlende mikroskopische Nachweisbarkeit von Bakterien sowie das Vorkommen bei geschlossener Dura und das Fehlen anderer entzündlicher Prozesse sprechen für einen unabhängig von einer Infektion ablaufenden Vorgang, wie er in den Hirnnekrosen selbst vorliegt.

Nach den zitierten Autoren weist der Liquorzellgehalt, speziell die Menge der Granulozyten, einen gleichen zeitlichen Verlauf wie unsere morphologischen Befunde an den Meningen auf. Nach sehr rascher Zellvermehrung nimmt bereits nach etwa 4 Tagen die Pleozytose wieder stark ab. Über den Beginn ist u. W. dagegen bisher nichts bekannt. In Tierexperimenten konnten aber bei Versuchsbeginn nach 6–8 h bereits Granulozyten im Subarachnoidalraum histologisch festgestellt werden (Farrar 1908; Cone u. Barrera 1931; Peters 1943).

Ganz ähnliche Verhältnisse dürften bei der nach spontanen Subarachnoidalblutungen auftretenden Meningitis vorliegen. Von Tierexperimenten (Finlayson u. Penfield 1941; Jackson 1949) und histologischen Untersuchungen an Aneurysmablutungen des Menschen (Hammes 1944) ist bekannt, daß die Granulozytenzunahme in Zerebrospinalflüssigkeit wie feingeweblich in den Leptomeningen über die vorhandenen Blutmengen hinaus schon nach 2–5 h beginnt. Auch Wieczorek (1964, 1968) fand bei Subarachnoidalblutungen einen erhöhten Zellgehalt bereits nach wenigen Stunden.

Zusammengefaßt ist die fokale eitrige Meningitis eine fast regelmäßig ablaufende, nichtinfektiöse Begleiterscheinung von Parenchymnekrosen, deren zeitliches Auftreten den entzündlichen Veränderungen im Infarkt selbst entspricht.

Die genaue Ursache dieser Reaktionen bleibt jedoch noch zu untersuchen, zumal die Infiltrate im Gegensatz zum Infarktgebiet in überwiegend ungeschädigten Randpartien der angrenzenden Leptomeninx liegen, so daß man sie zunächst nur als „Reiz-" (Tönnis 1936) oder „Fremdkörpermeningitis" (Scheid 1953) zusammen mit den übrigen aufgeführten aseptischen Meningitiden ansehen kann.

Dieses Kapitel abschließend, seien ergänzend die *eosinophilen Granulozyten* und die *Mastzellen* genannt, über deren Vorkommen in zerebralen Nekrosen in der neueren Literatur keine Angaben vorliegen. Ihr Auftreten wird jedoch bei Gewebszerfalls- und Reparationsprozessen anderer Organe beschrieben, wie z. B. Eosinophile im Myokardinfarkt (Mallory et al. 1939; Lodge-Patch 1951) und Mastzellen in hypertrophischen Hautnarben (Kischer u. Bailey 1972). Auch konnten wir beide Zellarten in Kapseln subduraler Hämatome beobachten. Wegen ihrer engen funktionellen Wechselwirkungen bei immunologischen Reaktionen hat sie an unserem Material Dieckhoff (1982) systematisch untersucht. Danach sind sie weder in spontanen noch in traumatischen Hirnnekrosen vorhanden. Sie kommen jedoch vereinzelt in der Umgebung operativ eingelegter Drainageschläuche vor. Dieser Befund entspricht auch liquorzytologischen Beobachtungen (Kessler u. Cheek 1959; Jeanes 1965).

Monozyten, Makrophagen, progressive Mikrogliazellen

Nachdem del Rio-Hortega (1919a) Mikrogliazellen und Fettkörnchenzellen als Formvarianten der gleichen Zellart erkannt und 1932 ihre Verwandtschaft mit den Monozyten des Bluts in Erwägung gezogen hatte, ist die Deutung der Beziehung dieser drei Zelltypen zueinander bis in die neueste Zeit wechselvoll geblieben (Übersichten von G. V. Russell 1962; Kitamura 1973; Oehmichen 1978), kompliziert durch eine weitere mögliche Zwischenstufe, die Perizyten der Kapillaren. Durch verschiedene Techniken der Markierung von Blutmonozyten, durch zytochemische und immunologische Methoden ist heute jedoch Klarheit darüber geschaffen, daß die Makrophagen und progressiven Mikrogliazellen in zerebralen Nekrosen hämatogenen Ursprungs sind, während eine Umwandlung ortsständiger, ruhender Mikrogliazellen wahrscheinlich nicht stattfindet (Oehmichen 1978). Mehrere Autoren vertreten eine strenge Trennung von hämatogenen Phagozyten und endogenen, ruhenden Mikrogliazellen (Fujita u. Kitamura 1975; Torvik 1975; Oehmichen 1978; Tsuchihashi et al. 1981). Auch in anderen Organen konnten die Makrophagen als eingewanderte, fortentwickelte Blutmonozyten identifiziert werden (Übersichten von Leder 1967; Roos 1970; Pearsall u. Weiser 1970; van Furth 1970; Büchner 1971). Nach wenigen Tagen beginnen die Zellen schließlich, sich am Ort der Läsion mitotisch zu vermehren.

Dagegen gehören, wie kombinierte elektronenmikroskopisch-autoradiographische Untersuchungen gezeigt haben (Kitamura et al. 1972; Kitamura 1973), die Perizyten nicht zu diesem Zellsystem. Einzig mit dieser Technik ist es aber bisher möglich, Perizyten von gleichzeitig emigrierenden Monozyten zu unterscheiden. Mit dieser Methode konnte gezeigt werden, daß auch in der Ultrastruktur zwischen den beiden Zellarten Unterschiede bestehen, daß ferner Perizyten im Nekroserandbereich im Gegensatz zu Monozyten zugrunde gehen und daß die Zahlenrelation von Endothelzellen zu Perizyten bis zu 3 Tagen nach experimenteller Hirnverletzung konstant bleibt. Auch enzymhistochemisch zeigen Perizyten mit ihrem Mangel an saurer Phosphatase und reichlicher Ausstattung mit oxidativen Fermenten (Landers et al. 1962) deutliche Unterschiede zu Monozyten und Gewebsmakrophagen (u. a. Leder u. Nicolas 1963; Colmant 1965). Die perizytenartige Lage von auswandernden Zellen zwischen den Blättern der vaskulären Basalmembran ist daher durch den Gefäßaufbau erzwungen und nicht als Kriterium für die Identifizierung dieses speziellen Gefäßwandelements brauchbar.

Bei den vorliegenden Untersuchungen können daher folgende Zellarten gemeinsam betrachtet werden: 1) monozytenartige Zellen mit relativ großem, oft stärker konturiertem, rund bis unregelmäßig geformtem Kern und runder, gut abgrenzbarer Zellkontur, 2) Makrophagen mit dem typischen Bild der Gitterzellen und 3) langgestreckte, phagozytierende, progressive Mikrogliazellen, deren ursprüngliche Bezeichnung als Stäbchenzellen (Nissl 1904) zur Unterscheidung von neuroektodermalen Gliazellen beibehalten werden soll.

Die erste Frage gilt dem *Zeitpunkt des Auftretens* dieser Zellen in Hirnnekrosen. Die ersten Zellen erscheinen im zugrundegehenden Gewebe nach 7 h. Später sind sie bis auf 2 Ausnahmen (nach 8 h und 25 h) regelmäßig anzutreffen. Dazu muß allerdings gesagt werden, daß es sich um das Resultat eines systematischen Absuchens großer Herde handelt. Sobald die Veränderungen durch ungenügende

Demarkierung im Schnitt unübersichtlich werden, kann selbst eine solche Suche aussichtslos werden. Auch kann die Identifizierbarkeit dieser ersten Zellen in manchen Fällen durch Infiltration des Gewebes mit Blutplasma erschwert, in anderen allerdings auch erleichtert sein.

Bei diesen ersten einwandernden Zellen, die sich deutlich durch ihren saftreichen Kern von den schon geschrumpften oder später sogar pyknotisch-verdämmerten Gliakernen abheben, handelt es sich um Zellen, die den Monozyten innerhalb des Gefäßlumens zytologisch und zytochemisch gleichen. Sie liegen zwar oft in Gefäßnähe, sind aber i. allg. weit verstreut. Dieses Fehlen einer perivaskulären Akkumulation und einer vaskulofugalen Dichteabnahme im Vergleich zu dem Bild, das emigrierende Granulozyten bieten, erscheint uns jedoch im Gegensatz zu Feigin (1969) als kein genügendes Gegenargument gegen den hämatogenen Ursprung von Phagozyten. Denn wie im vorigen Abschnitt gezeigt, treten Granulozyten sehr frühzeitig und nahezu schlagartig in großen Mengen in das Gewebe über, während Monozyten erst später auswandern und, wie unten dargestellt wird, kontinuierlich ihre Zahl vergrößern. Es bleibt daher genügend Zeit, bei der bekannten Eigenbeweglichkeit das vorgefundene Verteilungsmuster zu erzeugen. Auch ist in Parallele zur Granulozytenemigration eine Erleichterung des Übertritts der Monozyten, ablesbar an ihrer Anzahl, bei hämorrhagischen gegenüber anämischen Nekrosen bis zu etwa 2 Tagen feststellbar. Eine Transformation von erhaltenen ruhenden Mikrogliazellen der Nekroseumgebung ist dagegen in diesem frühen Stadium nicht erkennbar.

Hält man nach vergleichbaren Zeitangaben im Schrifttum über Befunde beim Menschen Ausschau, so ist oft etwas summarisch von Mikrogliaveränderungen die Rede (u. a. nach 18–22 h, Jacob 1961), wobei nicht ganz klar ist, welcher Zelltyp darunter verstanden werden muß. Eher korrelieren mit den eigenen Ergebnissen Angaben von Link u. Schleussing (1955) über das Auftreten von „Lymphozyten" in traumatischen Hirnläsionen noch vor Ablauf von 24 h. Nach den eigenen Erfahrungen kann es sich jedoch bei diesen Zellen nur um häufig mit Lymphozyten verwechselte Monozyten handeln. Das gilt auch für die durch Hammes (1944) gegebene Beschreibung der perivaskulär in der Leptomeninx bei Subarachnoidalblutungen schon nach 4 h beobachteten Ansammlung von Zellen, die in seiner Abb. durchaus als Monozyten imponieren. Er konnte weiterhin aber nach 16 h schon freie Phagozyten histologisch im Subarachnoidalraum feststellen. In diesem Zusammenhang ist zu erwähnen, daß liquorzytologisch Phagozytenvorstufen ebenfalls bereits nach „wenigen Stunden" (Wieczorek 1964, 1968) bzw. nach 12 h (Oehmichen 1976) angetroffen werden können. Wiśniewski (1961) beobachtete ihr frühestes Vorkommen im Bereich von Hirnblutungen nach 8 h, Oehmichen u. Raff (1980) in Kontusionsherden nach 14 h.

Bei Tierexperimenten wird das Einwandern von „Monozyten" mit 24 h (Hills 1964), 12 h (G. V. Russell 1962) und „wenigen" Stunden (Walker 1970) datiert, eine „Mikroglia"-Ansammlung im Nekrosebezirk nach 8–12 h (Schneider u. Dralle 1973), 7–12 h (Bodechtel u. Müller 1930) und nach 5 h (Selwood 1971) beschrieben. Ältere Autoren (Devaux 1908; Farrar 1908) beobachteten das Auftreten hämatogener, mittelgroßer mononukleärer Zellen ebenfalls schon nach 6 h.

Schließlich kann zum Vergleich angefügt werden, daß in anderen Organen, wie in der menschlichen Haut, die Monozytenexsudation nach 3 h (Leder 1967; Ross u. Odland 1968) bzw. nach 8–12 h (Berg 1972) erfolgt.

Die Monozyten oder monozytoiden Zellen behalten nach eigenen Beobachtungen zunächst ihre Rundform bei, werden etwas größer und nehmen schließlich eine *amöboide Gestalt* an. Dies ist im eigenen Material nach 14 h erstmals erkennbar, regelmäßiger nach 35 h und mehr. Del Rio-Hortega (1938, zit. nach G. V. Russell 1962) und Hicks (1968) haben diese jetzt mit Silberkarbonat darstellbare „amöboide Mikroglia" beim Menschen in guter Übereinstimmung nach 24 h gesehen. Die gleiche Zeitangabe findet sich bei tierexperimentellen Untersuchungen (del Rio-Hortega u. Penfield 1927b; Schultz u. Pease 1959; G. V. Russell 1962; Hills 1964) mit einer Ausnahme von 12 h (del Rio-Hortega 1919b).

Gleichzeitig geht eine Veränderung im Zytoplasma dieser Zellen vor sich. Es zeigt jetzt mehrere Vakuolen, wodurch das Bild von *Gitterzellen* (Nissl 1903) entsteht. Im eigenen Untersuchungsgut sind diese vereinzelt nach 22 h, häufiger aber erst nach 35 h sichtbar. Übereinstimmende Intervalle von 32–48 h werden für den Menschen in mehreren Untersuchungen aufgeführt (Spielmeyer 1922; G. Müller 1930; Wolff 1932; Weil 1945; Link u. Schleussing 1955; del Rio-Hortega 1938, zit. nach G. V. Russell 1962; Meessen u. Stochdorph 1957; Adams 1958; Jacob 1961; Lindenberg 1970; Escourolle u. Poirier 1973). Entsprechende Zeitangaben bietet die tierexperimentelle Literatur: 48 h (del Rio-Hortega u. Penfield 1927b; Peters 1943; G. V. Russell 1962), 30 h (J. M. Schröder u. Tzonos 1967), 24 h (Devaux 1908; Merzbacher 1910; del Rio-Hortega 1919b; Carmichael 1928) und 12 h (Farrar 1908).

Kleine, runde monozytoide Zellen neben größeren, typischen Gitterzellen stellen im eigenen Material nach mehr als 44 h keine Seltenheit dar, so daß anzunehmen ist, daß auch in etwas späteren Phasen immer noch Monozyten aus dem Blut übertreten. Gleiche Beobachtungen haben Eisenmenger et al. (1978) mitgeteilt.

Bevor die eigentlichen Phagozytoseäquivalente behandelt werden, sollen zunächst Aspekte der Verteilung und Kinetik dieser Zellart besprochen werden.

Bei vollständigen Nekrosen entwickelt sich ein peripheres Abräumgebiet, das zwischen 6 Tagen und 2 Monaten auffällig konstant 200–400 μm breit bleibt, ohne daß eine radiale Dichteabnahme der Zellen feststellbar ist. Auch in der Frühphase wird eine derartige Zone eingehalten, die sicherlich durch bestimmte Diffusionsverhältnisse bei der ja nur außerhalb der Nekrose erhaltenen Blutzirkulation begrenzt wird. Nur ganz vereinzelte, wiederum kleinere, vermutlich frischere Makrophagen dringen bis 1000 μm weit in das zerfallene Gewebe ein. Erst mit Verflüssigung dieser äußeren Nekrosezone verbreitert sich schließlich die Abräumschicht und der Detritus wird von außen her allmählich abgebaut, bis er selbst in großen Herden nach einem Jahr verschwunden ist (s. S. 36).

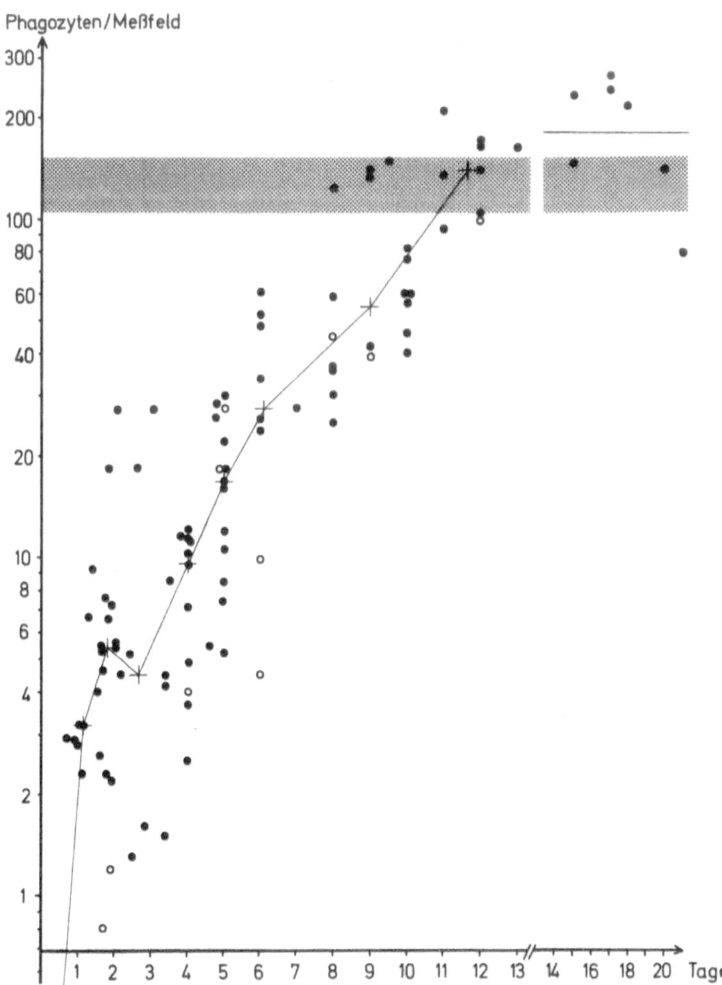

Abb. 4. Anzahl der Makrophagen in einer definierten Fläche des Schnittpräparats aus dem Rand der Nekrose, in Abhängigkeit vom Zeitintervall. ● hämorrhagische Nekrosen, ○ anämische Nekrosen. Die Kreuze stellen Medianwerte willkürlicher zeitlicher Gruppierungen dar und sollen nur als grobe Anhaltspunkte dienen. Der grau gerasterte Bereich umfaßt zum Vergleich die Gliazellzahl im normalen Großhirnmark

Die gleichbleibende Breite und die homogene, mit der Zeit zunehmende Dichte der peripheren Schaumzellzone ermöglichen den Versuch einer Beurteilung der *quantitativen Makrophagenentwicklung.* Dazu wurden in den Schnittpräparaten von 103 Fällen in je 10 Feldern von 5310 μm^2 die Phagozyten, und zwar nur die mit sichtbarem Kern, aus der Randzone von demarkierten vollständigen Nekrosen ausgezählt und die Ergebnisse gemittelt. Die Felder waren so gelegt worden, daß möglichst die zellreichsten Areale erfaßt wurden. Abb. 4 gibt die so gewonnenen Werte für Phagozyten in der weißen Substanz wieder. Die halblogarithmische

Darstellung ist gewählt worden, weil Zelldichtewerte oft einer log-normalen Häufigkeitsverteilung entsprechen (Schröder 1968) und bei dieser Form der Auftragung daher optisch die Streubreite der Meßpunkte von der Größe des jeweiligen Mittelwerts unabhängig ist, zum anderen, weil aufgrund zahlreicher Mitosen mit einer exponentiellen Zellvermehrung zu rechnen ist. Auf die Bestimmung der jeweiligen Schnittdicke der Präparate wurde verzichtet. Zum Vergleich wurde eine Gliazellzählung in nichtalterierten Markregionen derselben Präparate in 10 Fällen vorgenommen.

Die Zählungen konnten erst bei Intervallen von 20 h begonnen werden, weil bei kürzeren Zeiten wesentlich mehr als 10 Felder hätten ausgezählt werden müssen. Weiterhin täuscht die Punkteschar um 24 h einen etwas zu hohen Wert vor, weil einige Fälle wegen mangelnder Demarkierung und zu geringer Zellzahl ausgesondert werden mußten. Die Variation vermindert sich erst mit zunehmendem Intervall und kann daher nicht allein durch variable Schnittdicke bedingt sein. Wahrscheinlich drückt sich hierin eine gewisse herdförmige Akzentuierung der Monozytenemigration aus, die dem Untersucher bei der qualitativen Beurteilung wegen der insgesamt nur sehr geringen Zahl dieser Zellen entgeht.

Trotz der großen Streubreite der Meßwerte wird aus Abb. 4 deutlich, daß die Vermehrung der Phagozytenmenge im wesentlichen in 2 Phasen abläuft: einem ersten Abschnitt bis etwa 36 h mit sehr kurzer Verdopplungszeit folgt ein zweiter, etwas langsamerer Kurvenanstieg, beginnend nach etwa 3 Tagen. Wenn man annimmt, daß die Monozyten nach 7 h, d. h. zu Beginn ihres Erscheinens im Infarkt in einer Häufigkeit von 1 auf 10 Meßfelder vorliegen – der tatsächliche Wert dürfte erheblich niedriger anzusetzen sein –, so ist im Bereich von 7–36 h, also in 29 h, die Zelldichte um mindestens 2^5 gestiegen; d. h. für eine Verdopplung der Zellzahl in der Nekroserandzone sind nur 6 h erforderlich. Diese Verdopplungszeit ist so extrem kurz, daß Zellteilungsprozesse, zumal bei Fehlen von Mitosen in dieser Periode, nicht in Frage kommen. Aber auch für eine Transformation von Mikrogliazellen mit Einwandern in die Nekrose sind diese Zeiten sicher viel zu kurz, wenn man bedenkt, daß diese Zellen in der normalen Großhirnrinde nur 4–10% der Zellpopulation ausmachen und im Mark noch seltener vorkommen (Kryspin-Exner 1943) und daß Übergangsbilder und Stäbchenzellmitosen in diesem Zeitabschnitt fehlen. Es kann sich also nur um hämatogene Zellen handeln, die diese rasche Zellzunahme verursachen.

Der Zeitraum von 7–36 h umfaßt also offensichtlich die Hauptphase des monozytären Zelleinstroms, der danach bereits abflaut. Hierin besteht eine Analogie zu der massenhaften Granulozyteninvasion zwischen 2 und 10 h nach der Läsion, nach der zwar die Diapedese weiter anhält, doch offenbar mit verminderter Intensität. Andererseits zeigen aber die Monozyten im Gegensatz zu den Granulozyten eine Verlagerung ihrer Hauptlokalisation in die äußerste Peripherie des Infarkts.

Zwischen 2 und 3 Tagen bleibt die Zellzahl nahezu unverändert, was auch dem subjektiven Eindruck entspricht. Nach 3–6 Tagen erfolgt aber ein zweiter, rascherer Anstieg der Zelldichte, der, wie unten gezeigt wird, vorwiegend durch mitotische Teilung der Makrophagen hervorgerufen wird. Die Zellverdopplungszeit beträgt zu dieser Zeit, wenn man von den eingezeichneten Medianwerten ausgeht, etwa 1,4 Tage und im Bereich von 6 bis 12 Tagen etwa 3,5 Tage. Nach 11–12 Tagen ist schließlich in Übereinstimmung mit Wolff (1932) und Baggenstoss et al. (1943) die maximale Zelldichte der Makrophagen im Resorptionsstadium erreicht. Sie liegt nur wenig über dem Gliazellgehalt des unversehrten Marks.

Mit dieser Kurve können nun auch Vergleiche mit Befunden der experimentellen Literatur durchgeführt werden, obwohl selbst hier diesbezügliche Angaben sehr rar sind. So beschreiben J. M. Schröder u. Tzonos (1967) bei ihren Versuchen mit Katzen, daß in embolischen Infarkten nach 5 Tagen doppelt so viele Zellkerne pro Flächeninhalt zu finden sind wie im ungeschädigten Gewebe. Es ist wohl anzunehmen, daß außer den Makrophagen dabei auch Gliakerne berücksichtigt worden sind, deren Konzentration bei verschiedenen Versuchstieren annähernd genauso groß ist wie beim Menschen (Übersicht bei Schröder u. Kurth 1973a). Somit liegen also bei Katzen in 5 Tage alten Läsionen genauso viele Gitterzellen pro Raumeinheit vor wie beim Menschen im Durchschnitt erst nach 11 Tagen (Abb. 4). Ebenso fanden Kamijyo et al. (1977) bei Katzen den Infarkt nach 8 Tagen „largely replaced" durch Makrophagen. Auch bei Mäusen wird nach Stichverletzungen eine maximal dichte Lagerung der Abräumzellen schon nach 4–5 Tagen (Adrian 1968) bzw. nach 7 Tagen (Konigsmark u. Sidman 1963) und bei Kaninchen nach ebenfalls 7 Tagen (Carmichael 1928) beobachtet. Schließlich geht aus den Untersuchungen von Ticer u. Tietz (1969) hervor, daß bei Ratten zwischen 5 und 18 Tagen nach Chordotomie sich weder die Gesamtzellzahl in der Nekrose noch die Zahl der Makrophagen pro Flächeneinheit verändern, d. h. auch hier ist bereits nach 5 Tagen die maximale Zelldichte an Gitterzellen erreicht. Somit lassen sich sehr ausgeprägte zeitliche Unterschiede in der Reaktion beim Menschen und einigen Tierarten nachweisen.

Der plötzliche erneute Anstieg der Zelldichte nach mehr als 3 Tagen erhält seine Erklärung durch das Auftreten von *Makrophagenmitosen*. Das Ergebnis der systematischen Suche ist in Tabelle 6 zusammengefaßt. Der erste derartige Befund tritt nach 62 h auf. Aber schon nach 3–4 Tagen kommt es schlagartig zu einer enormen Häufung, wobei nach 3–20 Tagen Gitterzellmitosen in etwa 60 % der Fälle zu finden sind. Erst nach 3 Wochen ist ein Abfall der Mitosefrequenz zu beobachten, und nach mehr als 2 Monaten sind keine Teilungsfiguren mehr nachweisbar.

Mitosen von Gitterzellen sind schon sehr lange bekannt (u. a. Spielmeyer 1922). Zeitangaben dazu finden wir in den sehr ausführlichen Untersuchungen von 70 menschlichen Punktionswunden durch Baggenstoss et al. (1943). Sie sahen indirekte Teilungen erstmals nach 3 Tagen, konnten sie jedoch keiner bestimmten Zellart zuordnen. Es besteht aber wohl kein Zweifel, daß es sich hierbei um Makrophagen gehandelt hat, denn Mitosen anderer Zellarten sind seltener. Rand u. Courville (1932a) fanden Körnchenzellmitosen nach 3½ Tagen. Damit läßt sich eine hohe Übereinstimmung mit den eigenen Befunden feststellen.

Tabelle 6. Vorkommen von Makrophagenmitosen
in Hirnnekrosen bei 248 Fällen

Zeit	Häufigkeit
0– 1 Tag	0/28 = 0 %
> 1– 2 Tage	0/34 = 0 %
> 2– 3 Tage	1/15 = 7 %
> 3– 4 Tage	13/21 = 62 %
> 4– 5 Tage	10/14 = 71 %
6– 7 Tage	11/19 = 58 %
8–10 Tage	14/22 = 64 %
11–14 Tage	10/21 = 48 %
15–20 Tage	11/18 = 61 %
21–30 Tage	1/16 = 6 %
31–42 Tage	2/15 = 13 %
43–60 Tage	1/14 = 7 %
2– 3 Monate	0/11 = 0 %

Wiederum finden sich im Schrifttum über Tierversuche davon abweichende Angaben. So wird das erste Auftreten von Mitosen dieser Zellen schon nach 48 h (Stroebe 1894; Saito 1925; Klatzo et al. 1958; Adrian 1968; Blakemore 1972; Kitamura 1973), 40 h (Schneider u. Dralle 1973), 36 h (Devaux 1908), 30 h (Farrar 1908) und 24 h (Cavanagh 1970) beschrieben. Wenn man außerdem bedenkt, daß die Ergebnisse beim Menschen an viel größeren Herden und damit an umfangreicherem Material erhalten worden sind, dann ist ohne weiteres einsichtig, daß die mitotische Aktivität von Phagozyten bei verschiedenen Tierarten um mindestens einen Tag früher einsetzt als beim Menschen.

Weiterhin fällt bei Durchsicht der Ergebnisse von Kurzzeitmarkierungsversuchen mit ^{3}H-Thymidin an Hirnwunden verschiedener Tierarten auf, daß die hiermit erfaßbare DNS-Synthese der Makrophagen nach 5–10 Tagen abgeklungen ist (Konigsmark u. Sidman 1963; Huntington u. Terry 1966; Adrian 1968; Helpap et al. 1976). Dies wird verständlich, wenn man bedenkt, daß ja zu dieser Zeit bereits die maximal mögliche Dichte der Zellagerung erreicht ist. Der Unterschied zum Menschen wird auch hierbei deutlich, wo wegen der noch viel länger nachweisbaren Mitosen mit einer vergleichbaren DNS-Neubildung bis zu 3 Wochen zu rechnen ist.

In der phagozytären Reaktion bestehen also zeitlich-quantitative Unterschiede zwischen dem Menschen und einigen Tierarten, auf die schon Strassmann (1954) sowie Konigsmark u. Sidman (1963) hingewiesen haben. Sie lassen sich zusammengefaßt jetzt dahingehend präzisieren, daß bei diesen Tieren zwar die Monozytenemigration zu ungefähr gleicher Zeit nach der Läsion beginnt, daß der Influx der Zellen aber ungleich intensiver ist und die lokale Proliferation eher einsetzt, so daß eine dichte Ausfüllung des Herds mit Abräumzellen schon in etwa der Hälfte der Zeit erzielt wird. – Dies entspricht ebenfalls den Erfahrungen an anderen Organen. Auch hier laufen z. B. beim experimentellen Myokardinfarkt die Heilungsvorgänge rascher ab als beim Menschen (Mallory et al. 1939).

Die in Tabelle 6 aufgeführten Daten spiegeln aber gewissermaßen bloß die Mitosehäufigkeit pro Fall wider, ohne daß dabei die sich erheblich verändernde Zellzahl in Rechnung gestellt ist, die sich natürlich auf die Entdeckungswahrscheinlichkeit sehr stark auswirkt. Aus diesem Grund sind die Werte durch die Medianwerte der Makrophagendichte korrespondierender Zeitbereiche dividiert worden. Das Ergebnis einer so auf eine gleichbleibende Zellmenge bezogenen „Mitoserate", freilich nur in Relativwerten, zeigt Abb. 5. Dabei wird allerdings vorausgesetzt, daß die untersuchten Nekroseherde sämtlich die gleiche Größe besitzen. Letzteres ist natürlich nicht der Fall. Im Mittel findet in den Zeitgruppen jedoch sicher ein weitgehender Ausgleich statt, so daß ein Vergleich möglich erscheint. Dabei kommt nun eine ausgesprochene Mitosewelle zutage, die sehr rasch zu einem Maximum gelangt und hauptsächlich nach 3–6 Tagen abläuft. Sie klingt allmählich bis zu etwa 15 Tagen aus.

Einschränkend gelten natürlich auch für diesen Befund die eingangs gemachten Bemerkungen über die Beurteilbarkeit von Autopsiematerial. Ergänzend sei gesagt, daß die Mitoserate nach Sistieren der Blutzirkulation gesetzmäßig eine exponentielle Abnahme zeigt, wobei sich besonders Temperatureinflüsse auswirken (Schröder u. Kurth 1973a; Winkelhausen 1975). Insgesamt zeigen aber die eigenen Erfahrungen, daß die Mitosefrequenz im Obduktionsgut nicht wesentlich von der in Biopsiegewebe verschieden ist, das etwa 0,5–1 h der Abkühlung auf Zimmertemperatur ausgesetzt war.

So erklärt sich die eigenartige Form der Zelldichtekurve (Abb. 4), die bei 5–6 Tagen einen Buckel aufweist, durch die anschließend stark verminderte Mitoserate. Die steilere Zunahme zwischen 3 und 6 Tagen sowie die folgende Verringerung der Steigung sind zeitkongruent mit der Mitosewelle und zeigen damit eine Abhängigkeit der Zelldichteentwicklung von der mitotischen Proliferation der Makrophagen am Ort der Läsion, die mindestens bis zum 9. Tage anhält. Bis zu diesem Zeitpunkt liegen somit nur Hinweise auf eine rein hämatogene Herkunft dieser Zellen vor.

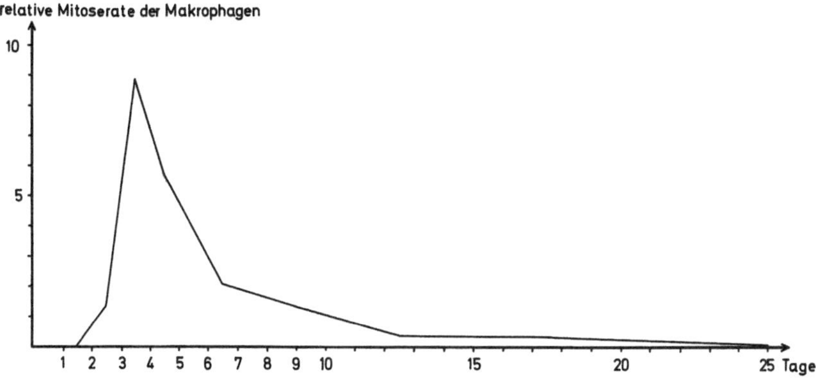

Abb. 5. Zeitliche Abhängigkeit der Häufigkeit von Fällen mit Makrophagenmitosen, reduziert auf gleichbleibende Makrophagendichte

Gleichzeitig mit dieser lokalen Proliferation treten um kleine Gefäße angeordnete auffällige Zellen in Erscheinung, die sich von den ersten Monozyten unterscheiden. Sie sind größer, ihr Zytoplasma ist deutlich basophil, der Kernchromatingehalt erscheint vermehrt, und der Nukleolus fällt durch seine Größe auf. Manchmal ist dieser Zelltyp auch intravaskulär zu erkennen. Er zeigt schließlich alle Übergänge zur Gitterzelle. Erstmals findet er sich im eigenen Untersuchungsgut nach 2½ Tagen, zuletzt nach 15 Tagen, am häufigsten nach 3–5 Tagen in 30% der Fälle. Auch diese Zellart zeigt Mitosen, die trotz des geringen Anteils an der Gesamtzellpopulation nicht selten sind. Einmal war eine Teilungsfigur sogar innerhalb des Gefäßlumens zu erkennen.

Es handelt sich um *transformierte Monozyten* (Kitamura et al. 1972; Kitamura 1973) bzw. „transitional cells" (Konigsmark u. Sidman 1963), die beim Durchtritt durch die Gefäßwand und z.T. noch im Blutstrom eine Veränderung durchmachen, während dieser Umwandlung sich rasch mitotisch teilen und dann bald zu Gitterzellen werden. Sie sind identisch mit den „adventitiellen Fibroblasten" der älteren Literatur (u.a. Nissl 1903; Merzbacher 1910) und mit Cones imprägnierbarer „transitional microglia" der Gefäßscheiden (1928), die ebenfalls als Mutterzellen der Abräumzellen erkannt worden waren.

Nach Angaben anderer Autoren erscheint diese Zellart in Kontusionsherden nach 2–3 Tagen (Chelnikov 1979) bzw. nach 6 Tagen (Oehmichen u. Raff 1980). Im Myokardinfarkt ist sie in der Periode von 4–23 Tagen beobachtbar (Mallory et al. 1939).

Ihr Auftreten wurde im Tierexperiment nach 2 Tagen (Konigsmark u. Sidman 1963) bzw. nach 39 h (Kitamura et al. 1978) beobachtet. Weitere Daten stehen leider nicht zur Verfügung. Doch scheint der sich für den Menschen ergebende Zeitwert wiederum deutlich abzuweichen.

Nach mehr als 9 Tagen, d.h. nach Abflauen der Mitosewelle hält, wie Abb. 4 erkennen läßt, die Zellzunahme trotzdem weiter an. Ein großer Teil geht sicher auf den eben beschriebenen, noch fortgesetzten Zellzufluß aus dem Blut zurück. In dieser Phase werden nun aber langgestreckte bipolare Zellen in den äußersten Nekrosebezirken sichtbar, die bereits ein schaumiges Zytoplasma und manchmal auch Hämosiderin als Ausdruck der phagozytotischen Leistungsfähigkeit enthalten. Der Blutpigmentgehalt ist meist viel geringer als in typischen Gitterzellen. Man findet alle Übergänge zu runden Schaumzellen, aber auch zu Stäbchenzellen, die sich außerhalb des Nekroseherds, besonders in Rindenabschnitten anhäufen. Das Bild entspricht also der *progressiven Mikroglia*. Diese Zellart tritt nach 6 Tagen erstmals auf und wird über Monate hin praktisch in konstant bleibender Häufigkeit bei etwa 15% der Fälle angetroffen. Ihr Beitrag zur Gesamtmenge der Makrophagen kann daher nicht sehr erheblich sein, zumal es sich immer nur um wenige Zellen handelt.

Auch andere Autoren halten diesen Beitrag zur Phagozytenpopulation für nur gering(Adams 1958; J.M. Schröder u. Tzonos 1967; Walker 1970). Wahrscheinlich handelt es sich vielmehr um Zellen, die direkt aus Monozyten hervorgehen und nicht von ruhenden Mikrogliazellen abstammen, wie dies besonders aus den schon besprochenen experimentellen Untersuchungen deutlich wird. Die Zellen besitzen ferner in Übereinstimmung mit emigrierenden Monozyten Peroxidasegranula, die bei Aufnahme der Phagozytosetätigkeit rasch verloren gehen (Blinzinger et al. 1978).

Der Beginn des Einwanderns in die äußeren Nekrosebezirke wird für den Menschen in Übereinstimmung mit den eigenen Befunden mit 2 Wochen (Lindenberg 1970) bzw. 4 Tagen (Baggenstoss et al. 1943) angegeben und auch in Tierversuchen erst nach 7 Tagen beschrieben (Spatz 1921). Auch die zeitliche Analyse dieses Zelltyps weist damit auf den ganz überwiegend hämatogenen Ursprung der Makrophagen hin.

Unter den Phagozytoseerscheinungen sei zuerst der *Blutabbau* behandelt. In der eigenen Serie tritt der Einschluß von roten Blutkörperchen durch Makrophagen erstmals nach 38 h auf. Andere Untersucher haben das seit 1846 (Hasse u. Kölliker) bekannte Phänomen in menschlichen Hirnblutungen nach 4 Tagen (Strassmann 1945) und 48 h (Adams 1958) bzw. bei Tierexperimenten nach 48 h (Huntington u. Terry 1966; Adrian 1968) und 24 h (Merzbacher 1910; Carmichael 1928; Konigsmark u. Sidman 1963) gesehen. Die eigene Untersuchung bringt im Vergleich zu diesen Angaben eine weitere Präzisierung, wobei wiederum gegenüber verschiedenen Tierarten eine Tendenz zur Verzögerung deutlich wird.

Dagegen werden in Liquorsedimenten entsprechende Bilder schon nach offensichtlich kürzeren Intervallen (18–24 h n. Wieczorek 1968; 2–24 h n. Rautenbach 1968; 2 h n. Metzger 1965; 1,5 h n. Pfeiffer 1973) beobachtet, so daß sich die Frage ergibt, ob hier nicht ein anderer Vorgang zugrunde liegt. Immerhin können anhaftende Erythrozyten durch das Eintrocknen der Zellen bei der Präparation in den Zellkörper eingestülpt erscheinen, während im Schnittpräparat die intravitalen räumlichen Verhältnisse weitgehend erhalten bleiben. Interessanterweise konnten Oehmichen u. Schütze (1973) das Bild der Erythrophagen postpunktionell durch Vermischen von Liquor mit Eigenblut in vitro unmittelbar hervorrufen und zeigen, daß es sich dabei um einen vitalen Vorgang handelt, der erst Stunden später erlischt. Ob aber eine echte Phagozytose oder eine einfache Zelladsorption vorliegt, konnten diese Versuche nicht nachweisen.

Über die Zeitabhängigkeit der Hämosiderinbildung in der eigenen Untersuchung, dargestellt durch eine Treppenlinie, gibt Abb. 6 Aufschluß. Auf diese Befunde ist besonderer Wert gelegt worden, da gerade dem Siderinnachweis bei vielen Zusammenhangsfragen große Bedeutung zukommt. Zum histochemischen Nachweis diente die Perls-Methode der Berliner-Blau-Reaktion mit Gegenfärbung durch Kernechtrot. Das Gewebe ist überwiegend nur 14 Tage lang und in einigen Fällen bis zu 2 Monaten fixiert worden, so daß eine Herauslösung des gebundenen Eisenhydroxids (Strassmann 1954) zu vernachlässigen ist. Nur eine eindeutige intrazelluläre Lage des Farbkomplexes in Makrophagen ist als positiver Befund gewertet worden, wobei außerdem nur rindennahe Herde einbezogen worden sind, um Irrtümern durch den physiologisch hohen Eisengehalt der Stammganglien (Spatz 1922) vorzubeugen. Ganz überwiegend liegen der Untersuchung traumatisch entstandene Herde zugrunde, deren Alter auf Stunden genau bestimmt werden konnte. Auf diese Weise läßt sich der Beginn der Hämosiderinnachweisbarkeit auf ziemlich genau 3 Tage festlegen. Der Befund ist bei län-

57

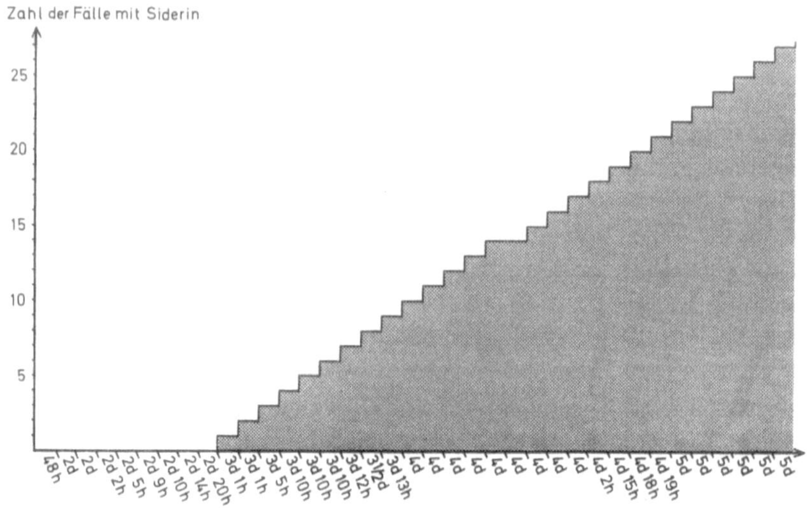

Abb. 6. Fälle mit hämosiderinhaltigen Makrophagen in Beziehung zum zugehörigen Zeitintervall (*Abzisse*), kumuliert aufgetragen (*Ordinate*). Jede Stufe der Treppenlinie entspricht einem Fall mit diesem Befund, eine fehlende Stufe einem ohne Vorkommen dieses Zelltyps. (*d* = Tage, *h* = Stunden)

geren Intervallen mit Regelmäßigkeit gegeben. Eine Ausnahme davon macht nur ein Fall mit einem 4-Tage-Intervall. Hier lag eine A.-basilaris-Thrombose mit entsprechenden Parenchymnekrosen vor, in die es möglicherweise erst später hineingeblutet hatte, so daß das Bestehen der Blutung noch zu kurz war.

In der umfangreichen Literatur zur Hämosiderinbildung stößt man auf außerordentlich unterschiedliche Zeitangaben. Sie variieren von 15 min (Wille et al. 1969) bis zu 9 Tagen (Walcher 1936). In Tabelle 7 sind die Daten für intrakranielle Blutungen aufgeführt. Sie reichen beim Menschen von 3 bis 8 Tagen, bei Tieren von 2 bis 6 Tagen. Bei einem weiteren Zeitwert von 2–3 Tagen von Hicks u. Warren (1950) ist leider nicht ersichtlich, ob er sich auf den Menschen oder auf Versuchstiere bezieht. Vermutlich stellt er eine Wiedergabe der Ergebnisse von Langhans (1870) an Hautblutungen des Kaninchens dar.

Sieht man von den älteren, nur wenige Fälle umfassenden Befunden Dürcks ab, so bleibt immer noch eine erhebliche Diskrepanz der Angaben bestehen. Wie weiterhin aus den Daten von Strassmann (1945, 1949) für den Menschen zu erkennen ist, hat sich durch Vermehrung der untersuchten Fälle von 45 auf 70 keine Veränderung ergeben, so daß auch der Aspekt unterschiedlich großen Untersuchungsguts nicht allein für die Differenzen verantwortlich sein kann. Wegen der annähernd gleichen Färbetechnik (Berliner-Blau-Reaktion) sind sie daher wohl v. a. durch unterschiedliche Bewertung der Quantität durch die Untersucher zu erklären. Wenn man jedoch gezielt nach dem Beginn der histochemischen Nachweisbarkeit Ausschau hält, ist ein positiver Befund auch in nur ganz wenigen Zellen (im eigenen Material mindestens 2) als solcher zu werten. Das Gesamtergeb-

58

Tabelle 7. Literaturangaben über den Beginn der Hämosiderinnachweisbarkeit bei intrazerebralen, subarachnoidalen und subduralen Blutungen

Autoren	Zeit		Spezies
Dürck 1892a	8 Tage		
Adler 1899	7 Tage		
Staemmler 1958	7 Tage		
del Rio-Hortega 1932	6 Tage		
Strassmann 1945	6 Tage		
Strassmann 1949	6 Tage		
Escourolle u. Poirier 1973	6 Tage		
Baggenstoss et al. 1943	5 Tage		
Wieczorek 1964	5 Tage	Liquorsediment	
Lindenberg 1970	5 Tage	Subduralblutung	
Krauland 1973	5 Tage		
Rautenbach 1968	4 Tage	Liquorsediment	Mensch
Masuda 1969	4 Tage		
Oehmichen u. Schütze 1973	4 Tage	Liquorsediment	
Engelhardt 1975	4 Tage	Liquorsediment	
Kölmel 1976	4 Tage	Liquorsediment	
Hallermann u. Illchmann-Christ 1943	3–3½ Tage		
Hammes 1944	3 Tage		
Peiffer 1973	3 Tage	Liquorsediment	
Oehmichen 1976	3 Tage	Liquorsediment	
Chelnikov 1979	3 Tage		
eigenes Material	73 h		
Oehmichen u. Raff 1980	71 h		
Dürck 1892a,b	6 Tage		Kaninchen, Meerschweinchen
Weil 1945	5 Tage		Tierart nicht angegeben
Krempien 1971	90 h	Subduralblutung	Ratten
Strassmann 1949	48 h		Mäuse
Krauland 1973	48 h		Hunde

nis wird daher vom Umfang des untersuchten Gewebevolumens in den einzelnen Fällen wesentlich beeinflußt. Insofern erscheint es angebracht, sich an den kürzesten Zeitangaben zu orientieren. Das 3–Tage–Intervall von Hammes (1944), an 53 Aneurysmablutungen und von Oehmichen u. Raff (1980) an 116 traumatischen Läsionen gefunden, kann also bestätigt werden. Aufgrund des umfangreichen Materials und des offensichtlich regelmäßig positiven Befunds nach mehr als 3 Tagen ist es damit unwahrscheinlich, daß Hämosiderin beim Menschen auch nach kürzeren Zeiten vereinzelt vorhanden sein kann. Der Zeitpunkt ist damit sehr genau bestimmt.

Vermutlich gilt das Intervall für das Erstauftreten von Hämosiderin, wie aus den Tabellenwerten zu ersehen ist, auch für den Liquor. Eine weitere Angabe von Veuger et al. (1977) von 24–48 h bedarf allerdings noch der Überprüfung. Damit zeigt sich erneut der Unterschied des „Erythrophagozytose"-Phänomens im histologischen Schnittpräparat und im Liquorsediment (s. S. 57), wobei im letzteren Fall eben nur ein Scheinphänomen vorliegt. Man müßte sonst annehmen, daß der Abbau des Hämoglobins in den Phagozyten des zirkulierenden Liquors langsamer vor sich geht als in den in den Maschen des Subarachnoidalraums eingefangenen Abräumzellen, was aber sehr unwahrscheinlich ist.

Der Nachweis von eisenhaltigem Blutpigment in zerebralen Stichwunden bei Mäusen bzw. Hunden schon nach 48 h (Strassmann 1949; Krauland 1973) ist insofern bedeutungsvoll, als sich in der Hämosiderinbildung gegenüber dem Menschen bei Tieren wiederum eine Beschleunigung der Makrophagenaktivität feststellen läßt. Auf sie haben bereits Strassmann (1949, 1954) und Gedigk (1958) hingewiesen. Das Vorauseilen kann jetzt genauer, nämlich mit etwa einem Tag angegeben werden, wobei darüber hinaus noch die viel geringere Größe dieser Verletzungsherde und die damit verbundene verminderte Auffindwahrscheinlichkeit eisenspeichernder Zellen bei den Versuchstieren in Rechnung zu stellen ist.

Ganz ähnliche Relationen liegen offensichtlich auch in anderen Organen vor, wenn zunächst von den extrem kurzen Zeiten, die Wille et al. (1969) gefunden haben, abgesehen wird. An der menschlichen Haut wird Siderin ab 3–9 Tagen nachweisbar (Walcher 1936; Hallermann u. Illchmann-Christ 1943). Bei verschiedenen Versuchstieren ergibt sich der Befund an Haut, Nieren und Arterien dagegen schon nach 1–7 Tagen (Langhans 1870; Hueck 1912; Krause 1927; Muir u. Niven 1935; Wartman u. Laipply 1949; Letterer 1959 (zit. nach Wille et al. 1969); Florey 1964; Benecke 1972), und zwar auch ohne erkennbaren Unterschied zwischen Berliner-Blau- und Turnbullblau-Methode.

Vermutlich andere Bedingungen liegen jedoch in Peritoneal- und Alveolarmakrophagen sowie in den Sinusendothelzellen von Leber und Milz vor, die nach intraperitonealer, intratrachealer bzw. intravenöser Injektion von Blut bzw. Hämoglobin eisenhaltiges Pigment schon nach 6–24 h zu bilden imstande sind (Shimura 1924; Kedrowski 1933; Strassmann 1944; Magarey 1951).

Wille et al. (1969) fanden mit der Berliner-Blau-Methode Farbreaktionen sowohl in menschlichen Wundexzidaten als auch in Subkutanhämatomen des Meerschweinchens schon nach 15 min und zwar zuerst in Histiozyten und Fettzellen, nach 4–8 h auch in eingewanderten Phagozyten sowie extrazellulär. Wegen des Abweichens der Ergebnisse von allen anderen bisherigen Befunden sind mit der von Wille et al. (1969) verwendeten Modifikation der Berliner-Blau-Reaktion mehrere eigene Fälle vergleichsweise untersucht worden, und zwar ohne und mit Kernfärbung. In beiden Varianten stimmen die Befunde jedoch vollkommen mit denen bei der Perls-Methode überein. Die extrem kurze Frist kann also nicht bestätigt werden.

Somit kann festgestellt werden, daß Hämosiderin in hämorrhagischen Nekrosen des Gehirns wie anderer Organe des Menschen und wahrscheinlich auch in den Zellen des Liquors genau 3 Tage nach der Läsion histochemisch nachweisbar wird. Tierexperimente sind in dieser Hinsicht nicht vergleichbar, da sie zu deutlich kürzeren Zeiten führen.

Die Haupttätigkeit der Makrophagen besteht aber neben dem Hämoglobinabbau in der *Umwandlung aufgenommener Stoffe in Neutralfette* (Triglyzeride), die mit Sudanfarbstoffen an nicht vorbehandelten Gefrierschnitten erfaßt werden können. Die Ausgangssubstanzen dieser Lipide können dabei – wie an Hirnnekrosen schon Merzbacher (1910) erkannt hatte – ganz unterschiedlicher Art sein (s. a. Smith u. Rubinstein 1962). So werden sudanophile Substanzen in den Abräumzellen in Form feiner Körnchen sichtbar, noch bevor die besonders lipidreichen Bestandteile der zerfallenen Markscheiden in größerem Maße phagozytiert werden. Weiterhin lassen sich auch in marklosen Rindenarealen Triglyzeride in diesen Elementen nachweisen, so daß Myelinbestandteile nur eine unter vielen Quellen darstellen. Wahrscheinlich werden in der Frühphase v. a. lösliche und feindisperse Stoffe, die selbst jedoch keine sudanophilen Eigenschaften besitzen, von den Makrophagen aufgenommen und umgebaut. Hier kommen v. a. die Spaltprodukte der sehr rasch zerfallenden Phosphatide in Frage (Lindlar 1967).

An Hand der eigenen Gefrierschnittserie ergibt sich zunächst, daß die im nekrotischen Gewebe frei liegenden, ersten ausgetretenen Monozyten genau wie die intravasalen, z. T. einige feine, schwarz gefärbte Körnchen im Zytoplasma aufweien. Sie entsprechen dem Gehalt dieser Zellen an Peroxidase, die wie bei Granulozyten mit dem Sudanschwarz-Farbstoff reagiert (Schaefer u. Fischer 1972). Diese Zytoplasmagranula dürfen also nicht mit Lipiden verwechselt werden, was durch Vergleich mit den intravasalen Zellen nicht schwerfällt. Dies Bild bleibt 30 h unverändert. Erst nach 40, 43 und 48 h erkennt man eine deutliche Zunahme der sudanophilen Körnchen (Abb. 7). Das typische Bild der Fettkörnchenzelle bietet sich jedoch noch nicht. Zunächst nimmt der darstellbare Fettgehalt in den Zellen, die in der Rinde liegen, schneller zu als in denen des Marks (Abb. 7). Nach 5–6 Tagen ist die Körnchendichte in den Rinden- und Markphagozyten gleichgroß. Erst zu diesem Zeitpunkt können die Zellen als Fettkörnchenzellen angesprochen werden, obwohl auch in den folgenden Tagen die Zahl der Fetttröpfchen und die Zellgröße noch anwachsen, bis nach etwa 8 Tagen das Vollbild erreicht ist. Nach 4-Tage-Intervallen trifft man auf Abräumzellen, die sich mantelartig flach den nekrotischen Kapillaren anlegen. Vereinzelte, mit Sudanschwarz angefärbte stäbchenförmige Zellen treten in der Nekrose, wie nach dem oben Gesagten zu erwarten, erst nach 6 Tagen auf.

Die diesbezüglichen Angaben im humanpathologischen Schrifttum zeigen eine im Vergleich zu anderen Phänomenen bemerkenswerte Einheitlichkeit, in die sich auch die eigenen Beobachtungen leicht einfügen. So wird die volle Entwicklung der Fettkörnchenzelle mit 4–8 Tagen (Jacob 1961, 1963) bzw. mit 3 ½ Tagen (Rand u. Courville 1932a) und 3 Tagen (Helfand 1939; Baggenstoss et al. 1943; Strassmann 1945) datiert, wobei zu bedenken ist, daß die Übergänge fließend erscheinen und das Ausmaß der Fettspeicherung in diesen Zellen bei der Begriffsbildung der Fettkörnchenzelle subjektiv verschieden beurteilt werden kann. Abb. 7 würde erlauben, zumindest die in der Rinde gelegenen Makrophagen bereits nach 3 Tagen als Fettkörnchenzellen anzusprechen, während die Fettbeladung erst nach etwa 8 Tagen zu maximaler Ausprägung kommt. Selbstverständlich wird bei dieser zeitlichen Eingrenzung nur die Masse der am weitesten transformierten Zellen berücksichtigt. Die in den ersten Tagen fortlaufend einströmenden, nicht fetthaltigen Monozyten fallen in der Menge der stark gefärbten Zellen kaum auf.

Im Vergleich zu diesen fortgeschrittenen Stadien wurden erste sudanophile Granula in diesen Elementen beim Menschen nach 2 Tagen (Meessen u. Stochdorph 1957; Adams u. Sidman 1968), 45 h (G. Müller 1930) und 40 h (Spielmeyer

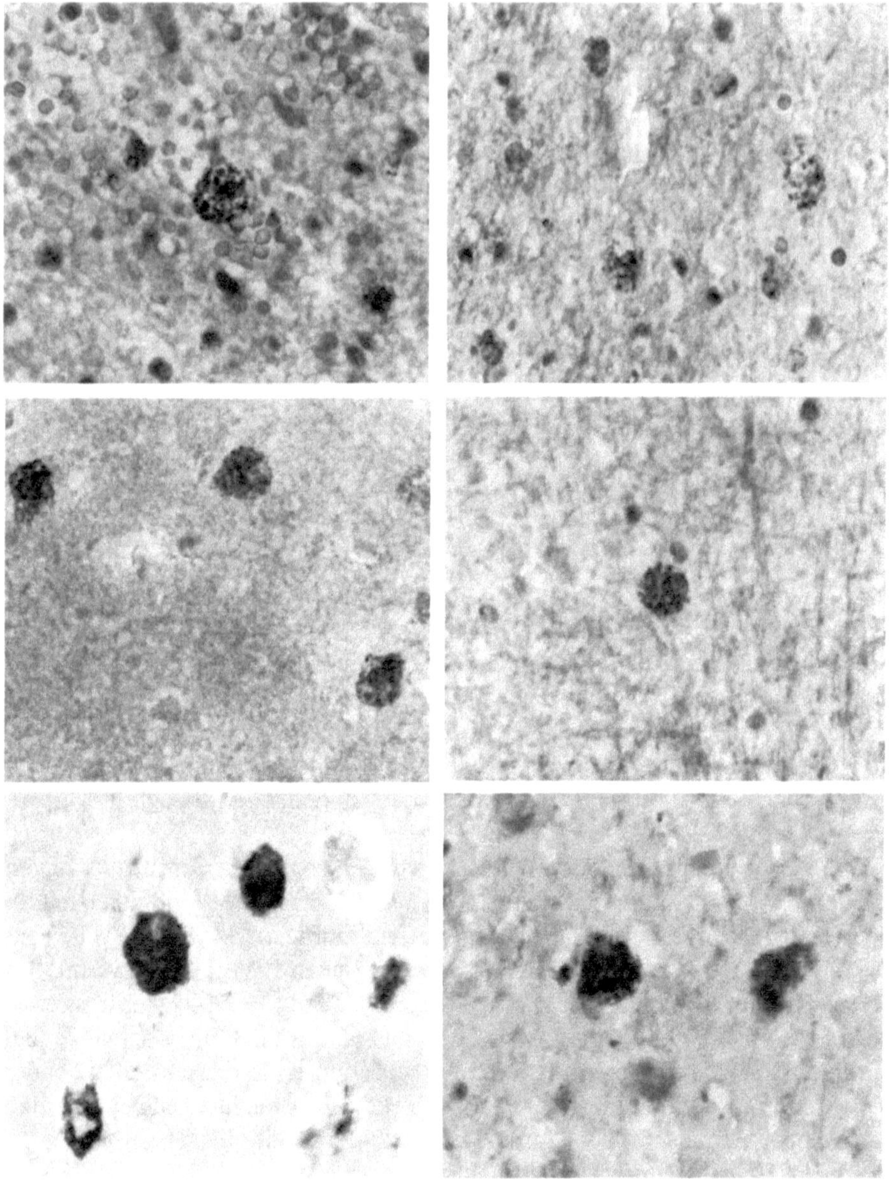

Abb. 7. Zunahme des Fettgehalts in den Makrophagen der Rinde *(linke Reihe)* und des Marks *(rechte Reihe)* nach Intervallen von 3 Tagen *(oben)*, 5 Tagen *(Mitte)* und 8 Tagen *(unten)*. (Gefrierschnitte, Sudanschwarz B/Hämalaun, x 500)

1922) beobachtet. Auch im eigenen Material wird die Grenze von 40 h nicht unterschritten.

Rand und Courville betonten bereits 1932, daß das vollentwickelte Stadium der Fettkörnchenzelle bei Versuchstieren früher als beim Menschen auftritt. In der neueren Literatur geben für das erste Vorkommen von Lipophagen bei Tieren Schlote (1970) und Walker (1970) 3 Tage an, del Rio-Hortega (1932) und Hayano (1967) 48 h, J. M. Schröder u. Tzonos (1967) 30 h, während G. V. Russell (1962) in einer speziellen Studie bereits in 24 h alten Punktionswunden frühe Fettkörnchenzellen beschreibt, bei denen der Kern durch mehrere sudanophile Granula schon exzentrisch verlagert ist. Auch Carmichael (1928) fand Zellen mit vielen Fetteinschlüssen schon nach 24 h. Lipide sind damit beim Menschen auch nach neueren Daten erst deutlich später nachweisbar.

In diesem Zusamenhang sei auf das erste Auftreten der zytoplasmatischen Gitterstruktur in den frühen Phagozyten des Menschen schon nach 22 h hingewiesen (s. S. 50). Diese Veränderung geht somit – wie schon Merzbacher 1910 betonte – dem Sichtbarwerden der Neutralfette voraus. Diese frühesten Vakuolen müssen daher aufgenommene wäßrige Flüssigkeit enthalten.

Eine weitere in den Abräumzellen nachweisbare Lipoidgruppe stellen die *Cholesterinester* dar. Sie bilden bei Zimmertemperatur spießförmige, doppelbrechende Kristalle, die mit alkoholischer Sudanschwarz-Lösung nur gering angefärbt werden und bei Erwärmen über 42°C zu runden Tropfen schmelzen, die im polarisierten Licht das Malteserkreuz-Phänomen zeigen (Amorim 1934; Holländer 1964). Sie lassen sich in den eigenen Gefrierschnitten erst nach 18 Tagen, und zwar in Rinden- wie in Markarealen nachweisen. Die im gesunden Hirn in dieser veresterten Form nicht vorkommenden Stoffe nehmen weiterhin allmählich ganz erheblich zu.

Erste *phagozytierte Myelinpartikel* sind im eigenen Material nach 44 h anzutreffen. Diese Einschlüsse verhalten sich auch bei Anwendung verschiedener histochemischer Methoden (Sudanschwarz am Paraffinschnitt, PAS, Hale, Ziehl-Neelsen, Amidoschwarz) wie nekrotische Markscheiden, so daß ihre Identität weitgehend gesichert erscheint. Die Aufnahme der Myelinfragmente ist zunächst nur ganz vereinzelt nachzuweisen, aber schließlich bis zum Aufbrauch des Detritus, d. h. 11 Monate lang, reichlich vorhanden.

Aus den Beobachtungen wird zusammenfassend deutlich, daß die Phagozytose von Markscheidenzerfallsprodukten (44 h) und Erythrozyten (38 h) ohne wesentlichen zeitlichen Unterschied beginnt, daß gleichzeitig aber schon mit Regelmäßigkeit die ersten Neutralfette in den Makrophagen nachweisbar sind (40 h), die diese Zellen wahrscheinlich zunächst aus feindispersen Vorstufen aufbauen.

In der weiter außen angrenzenden Lückenzone erscheint dagegen die Phagozytose von histochemisch unveränderten Myelinfragmenten als ein nur kurzlebiger Vorgang. Er beginnt erst nach 2 ½ Tagen und endet nach 57 Tagen. Es handelt sich hierbei um eine Demyelinisierung wahrscheinlich der paranodalen Region der Fasern in der unmittelbaren Nekroseumgebung (Gledhill u. McDonald 1977).

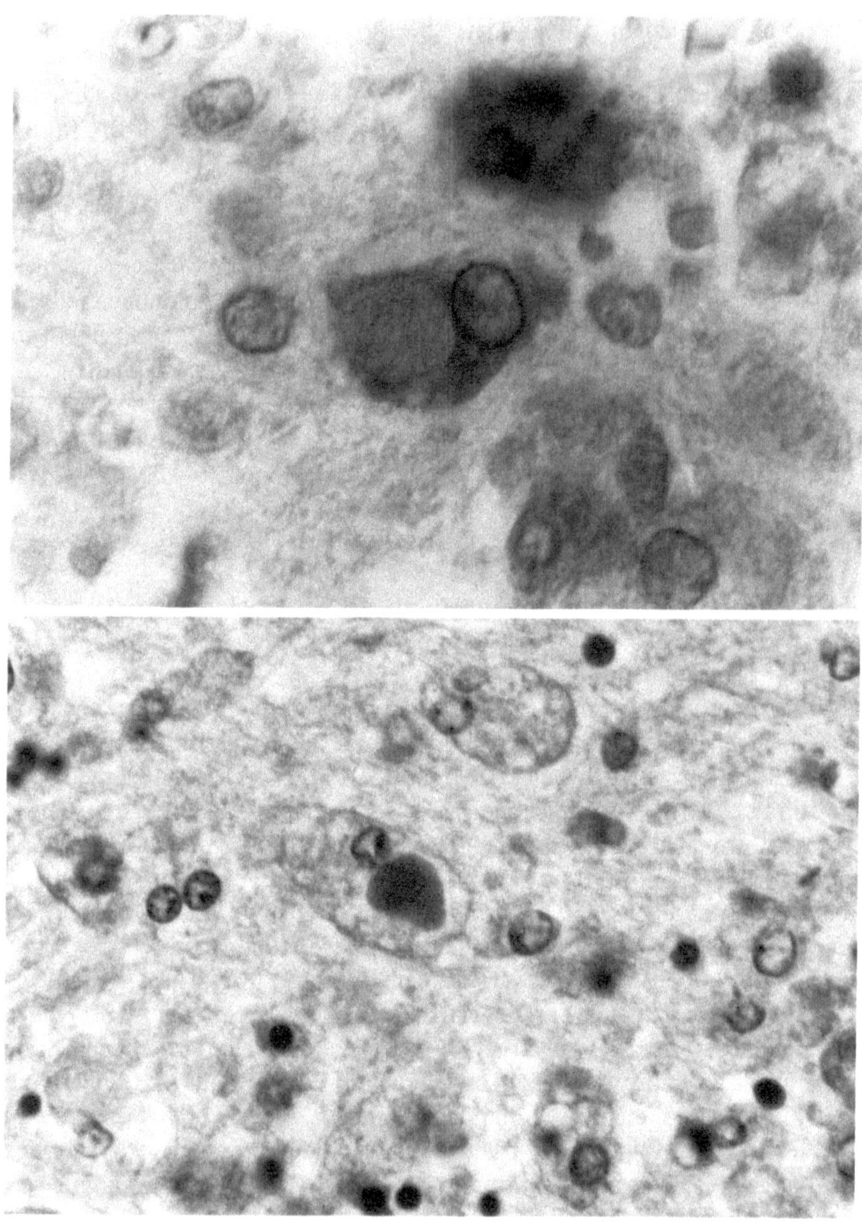

Abb.8. Phagozytose einer kugeligen Axonschwellung **(a)** und eines Corpus amylaceum **(b)** durch Abräumzellen. **a** Intervall 9 Tage. (Berliner Blau/Kernechtrot, x 1410) **b** Intervall 10 Tage. (HE, x 740)

Die Abräumzellen weisen außerdem *Lipopigmente* auf. Über deren zeitliche Sequenz und qualitative Wandlung haben wir an anderer Stelle ausführlich berichtet (Schröder 1980). Erste Zeroidgranula können in der eigenen Serie schon nach 44 h nachgewiesen werden.

Zu den Einschlüssen zellulärer Herkunft in sonst typischen Makrophagen gehören außer Erythrozyten und nekrotischen Granulozyten als besonders auffällige, aber bisher noch kaum beachtete Strukturen geschwollene Axonfragmente und Corpora amylacea. Die Inkorporation ganzer kugeliger *Axonschwellungen* in der Lückenzone ist lediglich von Jellinger (1973) erwähnt. Es dürfte sich um Axoplasmasphäroide handeln, die ihre Verbindung zum Perikaryon bzw. zum proximalen Axonabschnitt verloren haben und auch keine Markscheide mehr besitzen, aus der sie herausgequollen sind. Ihre Aufnahme durch Phagozyten (Abb. 8a) findet sich erstmals nach 4 Tagen, letztmalig nach 17 Tagen, d. h. praktisch in der gleichen Zeit wie die der Markreste der Lückenzone. Sie kann in diesem Zeitraum in 8 % der Fälle (7/86) gesehen werden.

Bisher noch wenig bekannt (Banarjee 1980) ist auch die Phagozytose der hauptsächlich in Astrozytenfortsätzen (Ramsey 1965), seltener auch in Axonen gebildeten (Anzil et al. 1974; Takahashi et al. 1975) *Corpora amylacea* durch Gitterzellen. Diese Zellen sind entsprechend der normalanatomischen Vorzugslage dieser Körper subpial, perivaskulär und subependymal anzutreffen. Die „Amyloidkörper" werden in toto aufgenommen (Abb. 8b) und offenbar nur langsam abgebaut, denn man kann sie in den Subarachnoidalraum verschleppt wiederfinden. Diese Phagozytosebilder sind zwischen 4 und 57 Tagen bei 11 % der Fälle (13/118), also gar nicht so selten vorhanden.

Abschließend sei die *Stadieneinteilung* der Nekrosen im ZNS besprochen, die eng an die Entfaltung der Abräumtätigkeit der Makrophagen gebunden ist. Die von Spatz (1939) eingeführte Aufteilung in I. Nekrose-, II. Resorptions- und III. Pseudozysten-Stadium hat sich als sehr nützlich erwiesen. Man gelangt mit ihr aber zu einer nur groben zeitlichen Zuordnung. Systematische Untersuchungen über den Zeitbezug sind kaum vorhanden. Lediglich aus den Untersuchungen von Klaue (1948) an Rückenmarksverletzungen läßt sich rekonstruieren, daß Stadium I bis 8 Tage, Stadium II bis 4 ½ Monate dauern kann. In Anlehnung an das Schema von Spatz hat sich uns eine Gliederung der morphologischen Befunde als praktikabel erwiesen, die noch mehr die Menge der Abräumzellen berücksichtigt. Obgleich letztere, wie gezeigt, besonders in den frühen Phasen stark variiert, lassen sich hiermit die Veränderungen besser definierten und engeren Zeitabschnitten zuordnen, die sich naturgemäß in den einzelnen Entwicklungsstufen überlappen. Für Datierungsversuche sind selbstverständlich immer auch andere Merkmale heranzuziehen. Die Kriterien dieser Phasen sind in Tabelle 8 zusammengefaßt. Wie man sieht, ist die Einteilung von Spatz im wesentlichen beibehalten. Nur die Zwischenstufen der fortschreitenden feingeweblichen Wandlung sind weiter unterteilt.

Tabelle 8. Schema der Einteilung der Nekrosen in verschiedene Stadien auf der Grundlage der Menge an Makrophagen

Stadium	Kriterium	Zeit
I	Noch keine emigrierten Monozyten	0–25 h
I/II a	Vereinzelte Monozyten, wenige Gitterzellen	7 h bis 7 Tage
I/II b	Mehrere Gitterzellen, aber noch sehr lockere Anordnung	5–12 Tage
II	Zelldichte Lagerung der Abräumzellen	9–44 Tage
II/III a	Beginnende Verflüssigung mit größeren Spalträumen zwischen den Körnchenzellen	21–70 Tage
II/III b	Beginnende Pseudozyste, aber noch Massen von Fettkörnchen- zellen; in großen Nekrosen noch Detritus	51 Tage bis 15 Monate
II/III c	Pseudozyste mit wenigen Speicherzellen	11 Monate bis 4 Jahre
III	Pseudozyste mit allenfalls noch ganz vereinzelten Phagozyten	ab 2 Jahre

Hinzuzufügen ist, da wir von der Menge der Makrophagen ausgehen, noch ein viertes Stadium, das durch ihr Fehlen charakterisierbar ist. Auch sein Beginn kann angegeben werden. Lipophagen und Siderophagen sind bei 11 Fällen mit 24–56 Jahre alten traumatischen Hirnläsionen bis auf 3 Fälle (mit Intervallen von 25, 32 und 38 Jahren) nicht mehr auffindbar, während sie bis 23 Jahre regelmäßig persistieren. Auch Scholz (1957a); Peters (1955a, 1959) und Seitelberger (1964) betonten, daß Abräumzellen nach Jahren, z. T. nach Jahrzehnten noch vorhanden sein können. Esser (1933) fand sie bei einem Fall nach 34 Jahren, Oehmichen u. Raff (1980) sogar noch nach 58 Jahren. Aus den weichen Häuten verschwinden sie nach eigenen Ergebnissen aber schon früher. Hier kommen sie letztmalig nach 14 Jahren vor.

Die allmähliche Verminderung der Makrophagen samt ihrem Speichermaterial führt zu der Frage nach dem weiteren Schicksal dieser Zellen. Ältere Autoren waren der Ansicht, daß sie ihren Fettgehalt in flüssiger Form an die Blutbahn abgeben und an Ort und Stelle zerfallen (Spatz 1939; Scholz 1957a). Auch wir möchten annehmen, daß besonders die mit Cholesterinestern vollgestopften Zellen, die einen ganz pyknotischen Kern besitzen, in umschriebenen Gebieten zugrunde gehen, wie offensichtlich kernlose Reste anzeigen. Diese Zellauflösung setzt nach 4–6 Wochen ein (Peters 1955b; Unterharnscheidt 1972), in den eigenen Fällen nach 21 Tagen. Es handelt sich aber wahrscheinlich nur um eine spezielle Subpopulation der Speicherzellen. Die meisten Schaumzellen besitzen vermutlich eine sehr hohe Lebensdauer, wie an der Alterung der Zeroidpigmente abzulesen ist (Schröder 1980). Die perivaskuläre Anhäufung wohlerhaltener Körnchenzellen und die Durchdringung der Adventitia bis unter das Endothel (Abb. 9a) legen aber die Annahme einer Rückkehr der gesamten Zelle in den Blutstrom nahe (Adams

66

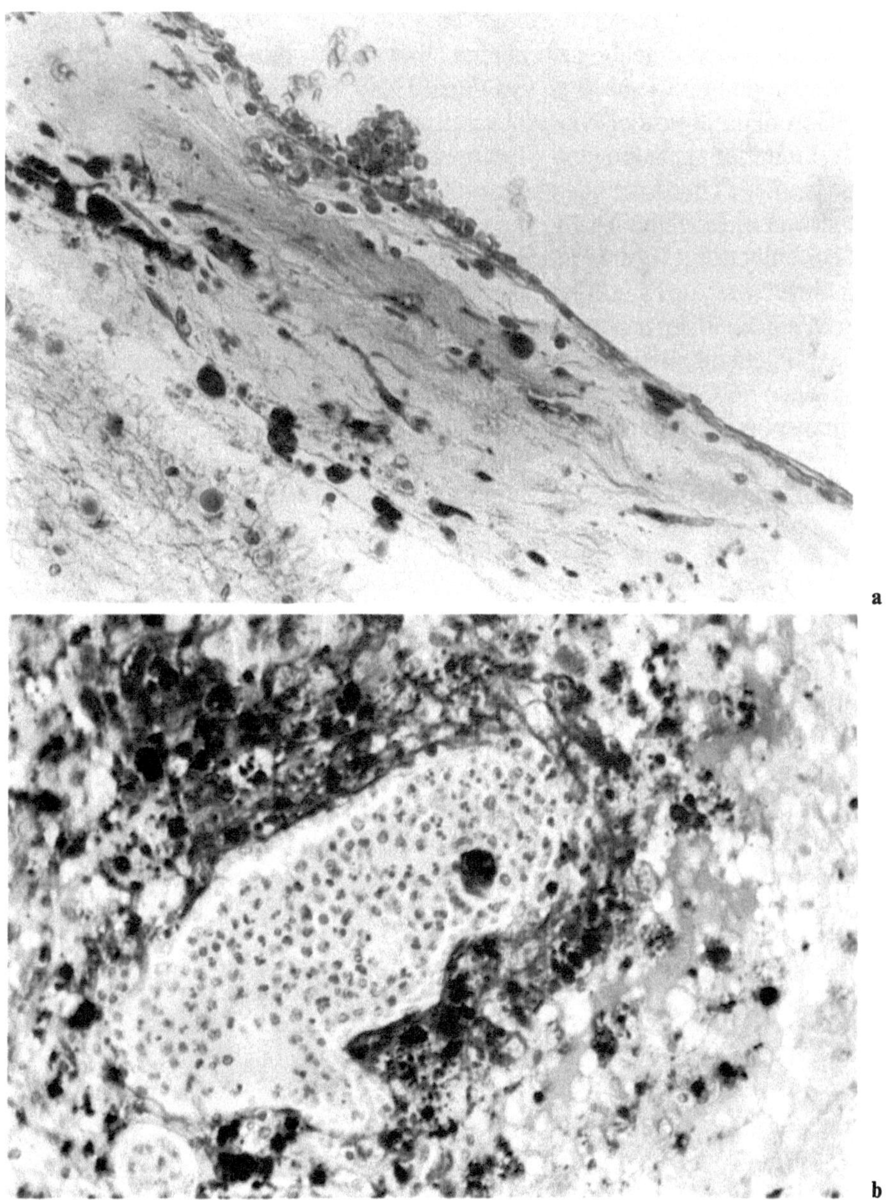

Abb. 9. a Blutpigmentbeladene Phagozyten durchdringen von außen die verdickte Wand einer größeren Vene bis dicht unter das Endothel. Intervall 59 Tage. (Berliner Blau/Kernechtrot, x 330); **b** in den Blutstrom zurückgekehrter Siderophage innerhalb einer intraparenchymatösen Vene. Intervall 41 Tage. (Berliner Blau/Kernechtrot, x 330)

1958; Colmant 1968; Cammermeyer 1970a; Garcia et al. 1971). Mit autoradiographischen Methoden ergeben sich bereits Hinweise für eine derartige Abwanderung (Roessmann u. Friede 1968; van Furth 1970). Inzwischen mehren sich aber auch elektronenmikroskopische Beobachtungen von intravasalen Phagozyten, die mit Myelindetritus beladen sind (Tani u. Evans 1965; Luse 1968) und von den Sternzellen der Lebersinusoide phagozytiert werden (Fernando 1973b). Obwohl es sich noch um Einzelbeobachtungen handelt, lassen sich jedoch gerade bei der Kunststoffeinbettung für die Elektronenmikroskopie Präparationsartefakte dieser Art im Gegensatz zur Paraffinschnitttechnik (Auflösung des Einbettungsmittels mit der Möglichkeit der nachträglichen Verlagerung von Zellen in das leere Gefäßlumen) weitgehend ausschließen. Im eigenen Material sind Schaumzellen bzw. Siderophagen im Gefäßlumen 4mal aufgefunden worden (Abb. 9b). So erscheint der Abtransport auf dem Blutwege als zumindest mögliches Schicksal der Makrophagen, das sich über viele Jahre hinzieht und daher der direkten Beobachtung weniger zugänglich ist als der Eintritt durch die Gefäßwand in das infarzierte Gewebe.

Lymphozyten, Plasmazellen

Diese Zellgruppe wird in Hirnnekrosen mit deutlicher Verzögerung gegenüber Granulozyten und Monozyten aktiv.

Lymphozyten finden sich in der eigenen Untersuchungsserie in der Leptomeninx und perivaskulär gehäuft oder auch disseminiert in der äußeren Abräumzone ab 3 Tagen. Anfangs ist dieser Befund noch ein verhältnismäßig seltenes Ereignis, erst nach 5 Tagen kommt er häufiger vor. Seine Häufigkeit (s. Tabelle 9) nimmt offensichtlich aber nur ganz allmählich zu, bis nach 11 Tagen eine gleichbleibende Inzidenz von 71% der Fälle erreicht wird, die 4 Jahre lang erhalten bleibt.

Tabelle 9. Häufigkeit von Nekrosen mit Lymphozyten-(L) und mit lymphoplasmazellulären Infiltraten (P) in Abhängigkeit vom Zeitintervall

Zeitintervall	L	P
3–< 5 Tage	1/17 = 6 %	0/17 = 0 %
5–7 Tage	4/14 = 29 %	0/14 = 0 %
8–10 Tage	8/26 = 31 %	4/26 = 15 %
11–20 Tage	23/37 = 62 %	5/37 = 14 %
21–42 Tage	13/18 = 72 %	2/18 = 11 %
43 Tage – 6 Monate	16/19 = 84 %	7/19 = 37 %
> 6 Monate – 4 Jahre	14/19 = 74 %	2/19 = 11 %
> 4 Jahre	1/29 = 3 %	0/29 = 0 %

Literaturhinweise zum Auftreten von Lymphozyten in Hirngewebsnekrosen sind nur wenige vorhanden. So beschrieben Baggenstoss et al. (1943) bei Untersuchungen an menschlichen Punktionskanälen das Eindringen dieser Zellen nach 5–7 Tagen; Adams u. Sidman (1968) sowie Oehmichen u. Raff (1980) geben 3 Tage an. Die auffällig frühe Datierung mit 24 h von Link u. Schleussing (1955) beruht, wie schon erwähnt, wahrscheinlich auf einer Verwechslung mit Monozyten. Im tierexperimentellen Schrifttum finden sich Angaben von 9 Tagen (Lee u. Olszewski 1959) und 5 Tagen (Peters 1943; Noetzel u. Ohlmeier 1963; Noetzel u. Gollbach 1968). Diese wenigen Daten zeigen eine hohe Übereinstimmung mit dem eigenen Zeitwert, besonders wenn man die nur langsame Zunahme der Lymphozyten in Betracht zieht.

Insgesamt geht aus den Zahlen hervor, daß die kleinherdige Untermischung des Resorptionsgewebes mit Lymphozyten ein sehr häufig zu erhebender Befund ist, der eine gewisse Anlaufzeit erfordert, dann aber die Abbauvorgänge bis zuletzt mit großer Regelmäßigkeit begleitet. Vermutlich ist dies der Ausdruck einer engen funktionellen Kopplung mit den bei der Abräumung zerstörten Gewebes anfallenden niedermolekularen, antigen wirkenden Substanzen wie sie beim Myelinabbau nachgewiesen sind (u. a. Einstein et al. 1970). Auch könnten die in reichlichen Mengen anfallenden Lipide eine Adjuvanswirkung auf das T-Zellsystem ausüben mit der Folge einer Anhäufung dieser Zellen am Ort der Antigenentstehung und einer Wechselwirkung mit den Makrophagen, deren Aktivität zu steigern sie imstande sind. Im Liquor läßt sich eine polyklonale B-Zellaktivierung nachweisen (Roström et al. 1981).

Im Gegensatz zu Monozyten und Granulozyten können Lymphozyten transendothelial (Emperipolesis) durch die Gefäßwand in das Gewebe übertreten (Humble et al. 1956; Åström et al. 1969; Garcia et al. 1971). Die Fähigkeit der Durchwanderung anderer Zellen ohne diese zu schädigen zeigen Lymphozyten im Randgebiet von Hirninfarkten offensichtlich auch gegenüber reaktiven Astrozytenformen (Abb. 10), wie unter anderen Bedingungen von W. Müller u. Dahmen (1978) beschrieben worden ist. Welche Bedeutung dem Phänomen zukommt, ist nach wie vor unklar.

Plasmazellen sind nur in enger räumlicher Beziehung zu Lymphozyten anzutreffen, wobei vereinzelt Übergangsformen zu erkennen sind (Abb. 11 a–c). Man muß annehmen, daß sie – wie übrigens schon Spielmeyer (1922) vermutete – an Ort und Stelle aus Lymphozyten hervorgehen, so daß wenigstens ein Teil der Lymphozyten wahrscheinlich als B-Zellen anzusprechen ist.

Eine Lymphozytenmitose ist nur einmal zu beobachten, Mitosen von Plasmazellen sind nicht festzustellen. Nicht all zu selten sind zwei- und mehrkernige Plasmazellen zu finden. Speicherungsvorgänge lassen sich insbesondere an Berliner-Blau-Präparaten nicht nachweisen, auch Russell-Körperchen sind nicht vorhanden.

Erste Plasmazellen treten im eigenen Material nach 8 Tagen auf, d. h. später als ihre potentiellen Vorläufer, die Lymphozyten. Baggenstoss et al. (1943) haben sie in ihren schon mehrfach zitierten Untersuchungen erstmals nach 12–14 Tagen gefunden. Andere Literaturhinweise liegen u. W. nicht vor. Dadurch kommt zum Ausdruck, daß diese Zellart in Hirngewebsnekrosen bisher noch wenig beachtet worden ist.

Wie aus Tabelle 9 ersichtlich, bleibt die Häufigkeit der Plasmazellen ebenfalls über einen langen Zeitraum hin konstant. Zuletzt sind sie nach 11 Monaten vor-

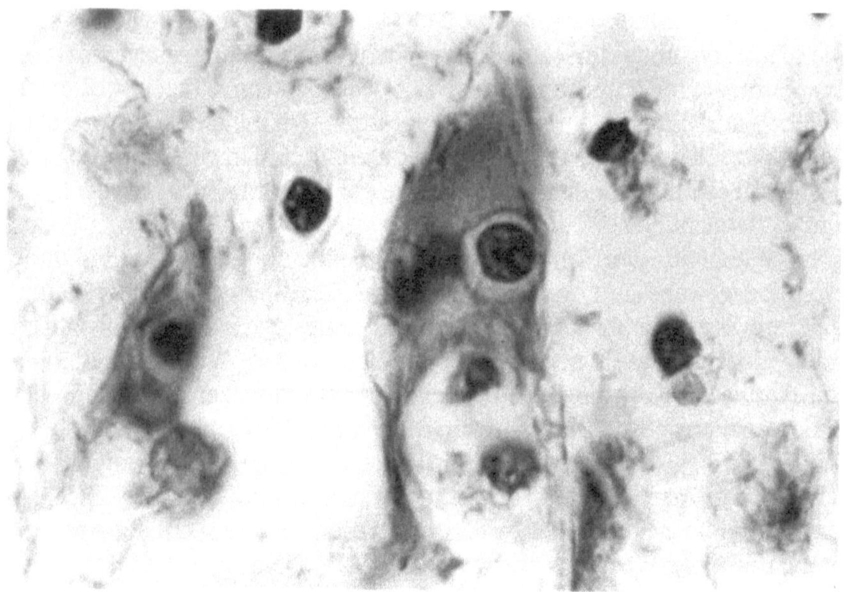

Abb. 10. Lymphozyten durchwandern das Zytoplasma hypertrophierter Astrozyten (Emperiolesis). Intervall unbekannt, wahrscheinlich einige Monate. (HE, x 1270)

handen, d.h. sie verschwinden noch vor den Lymphozyten. Zwischen 8 Tagen und 11 Monaten lassen sie sich bei 22% der Fälle nachweisen. Plasmazellen sind also keineswegs seltene Vorkommnisse bei Zerfallsvorgängen im ZNS.

Bei Aufschlüsselung der Häufigkeit nach der Nekroseart zeigt sich im Gegensatz zum gleichmäßigen Vorkommen von Lymphozyten ein hochsignifikantes Überwiegen ($p < 0,005$) des Plasmazellbefunds zwischen 8 Tagen und 11 Monaten bei vollständigen (30%) gegenüber unvollständigen Nekrosen (6%), wobei sich außerdem Blutungen (53%) von den übrigen vollständigen Nekrosen (24%) unterscheiden ($p < 0,05$). Es findet sich damit ein sehr deutlicher Bezug zu Blutungen, der schon bei der Durchmusterung der Präparate durch die Menge der Plasmazellen auffällt. Welche besondere Funktion hier und auch bei den übrigen Nekrosen mit Untergang des Mesenchyms – im Gegensatz zu unvollständigen Nekrosen – den von den Plasmazellen gebildeten Antikörpern zukommt, ist noch ungeklärt.

Gefäßwandzellen

Im Gegensatz zu Granulozyten und Monozyten reagieren Endothel- und besonders Adventitialzellen bzw. die Perizyten der erhalten gebliebenen Kapillaren und Venolen erst in einem etwas fortgeschrittenen Stadium auf den Gewebsuntergang. Die Endothelveränderungen spielen sich vorwiegend an den kleineren Ge-

70

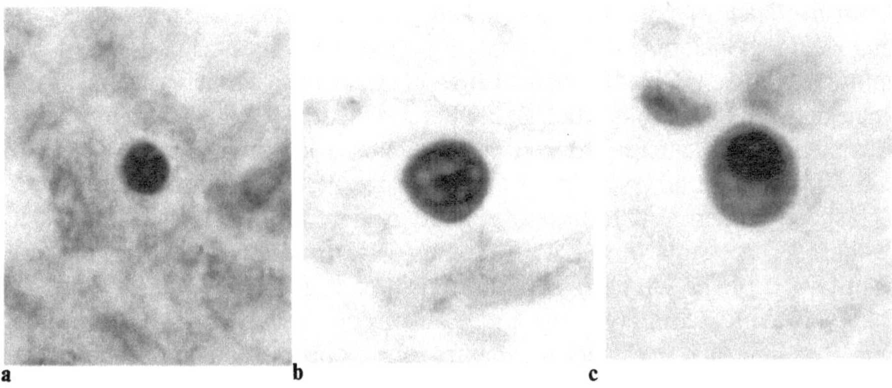

Abb. 11 a–c. Umwandlung von Lymphozyten in Plasmazellen im Randgebiet von Nekrosen. Lymphozyt (**a**), transformierter Lymphozyt (**b**), Plasmazelle (**c**).Intervall 10 Tage. (Giesma, x 1570)

fäßen ab, und zwar bei vollständigen Nekrosen in der unmittelbaren Umgebung bzw. in der Leptomeninx und bei unvollständigen Nekrosen im Herd selbst an den unversehrten Gefäßstrecken. Es kommt zu einer Hypertrophie mit Kernvergrößerung, vermehrter Basophilie des Zytoplasmas und Vorbuckelung der vergrößerten Zelle in das Lumen. Weiterhin bilden sich Proliferationserscheinungen, die zum Auswachsen neuer Kapillaren führen. Adventitialzellen transformieren sich zu Fibroblasten, die ein Bindegewebsnetz aufbauen. Die meisten Gefäße der Hirnsubstanz stellen aber Kapillaren und Venolen dar, die keine Adventitia besitzen (Hager 1964; Woollam u. Millen 1968). So kommt es hier im Gegensatz zu Nekrosen anderer Organe (Feigin 1969) zu einer nur spärlichen Bindegewebsentwicklung. Welche Rolle dabei den Perizyten der terminalen Strombahn zukommt, ist noch ungeklärt. Obwohl manche Autoren in ihnen die potentiellen Faserbildner sehen (Ule 1968), lassen sie feinstrukturell eher regressive Veränderungen erkennen und zeigen keine Übergänge zu Fibroblasten (Calhoun u. Mottaz 1966). Wahrscheinlich übernehmen die Kollagenfaserentwicklung spezielle Formen von Makrophagen (u. a. Allgöwer u. Hulliger 1960; Gusek 1962; Leder 1967). Auf die Unmöglichkeit der Abgrenzung Bindegewebsfasern bildender Zellen, der Fibroblasten, von transformierten Monozyten ist schon hingewiesen worden (s. S. 56). Andererseits ist die Kapillarfibrose im Zusammenhang mit chronisch-rezidivierten Hirnödemen, bei denen Infiltratzellen nicht vorkommen, ebenfalls nicht auf eine bestimmte Zellart zurückzuführen (Jacob 1948) und bis heute rätselhaft. An den Oberflächen des Gehirns kann aber von den Meningen, insbesondere von deren Gefäßen mit ihrer vergleichsweise sehr dicken Adventitia eine stärkere Entwicklung von Bindegewebe ausgehen.

In den eigenen Fällen läßt sich eine Strukturveränderung der Gefäßwand nicht vor 45 h feststellen. Bis zu diser Zeit imponiert lediglich eine *Weitstellung der Kapillaren* – ab etwa 12 h –, die auch späterhin gelegentlich mit dem Befund im herdfernen Gewebe kontrastiert und schon makroskopisch am unzerschnittenen Gehirn als umschriebene Hyperämie auffallen kann. Ohne Zweifel bestehen hier Beziehungen zu regionalen Autoregulationsstörungen in Form des „luxury-perfusion syndrome" (Lassen 1966; Yamaguchi et al. 1971). Wahrscheinlich wegen der Abhängigkeit vom Systemblutdruck ist der Befund nicht regelmäßig in den Schnittpräparaten zu konstatieren. Er kommt aber selbst nach Intervallen von einigen Wochen noch vor und erscheint besonders ausgeprägt bei Fällen, bei denen ein Rechtsherzversagen zum Tode geführt hatte. Andere Autoren beobachteten Gefäßweitstellung erstmals nach 8,5 h (Tanner 1951) und im Tierexperiment mit quantitativen Methoden nach 4 h (Yamaguchi et al. 1971).

Die erwähnte Schwellung des *Endothels* tritt erstmals nach 45 h in Erscheinung. Ihre Intensität wechselt aber anfangs sehr, wobei man oft den Eindruck gewinnt, daß die Zellvergrößerung in unvollständigen Nekrosen stärker ausgebildet ist als im Randgebiet von vollständigen. Die maximale Endothelhypertrophie besteht nach etwa 3–9 Tagen. Allerdings kann selbst in diesem Zeitabschnitt bei manchen Fällen die Veränderung fehlen. Es schließt sich eine allmähliche Normalisierung an, bis nach mehr als 34 Tagen dieser Befund nicht mehr zu erheben ist.

Im Schrifttum wird das erste Sichtbarwerden der Endothelschwellung beim Menschen nach 3 Tagen (Neubuerger 1954; Steegmann 1968), 2–3 Tagen (Link u. Schleussing 1955), 67 h (Klaue 1948), 2 Tagen (Baggenstoss et al. 1943; Weil 1945) und 36–48 h (Lindenberg 1970) beschrieben. Der eigene Zeitwert von 45 h fällt also mit den kürzesten bisher beobachteten Zeiten zusammen und der Zeitpunkt der fortgeschrittenen Veränderung mit den längsten, so daß vollkommene Übereinstimmung herrscht.

Demgegenüber haben Beobachtungen an Versuchstieren sehr viel kürzere Zeitintervalle für diese Endotheltransformation ergeben: 48 h (Klatzo et al. 1958; Hager 1964; Cavanagh 1970); 30 h (J. M. Schröder u. Tzonos 1967), 24 h (Farrar 1908; Hills 1964) und 12 h (Devaux 1908; Garcia et al. 1971).

Die im Bereich menschlicher Hirngewebsnekrosen ebenfalls schon lange bekannten mitotischen Teilungen von Endothelzellen (Spielmeyer 1922) sind in einer Serie von 248 Fällen gemeinsam mit Mitosen von Phagozyten und Gliazellen systematisch untersucht worden. Dabei fällt auf, daß sich die Mitosespindel der Endothelzellen meist in der Längsrichtung der Kapillaren einstellt, so daß, wie es sinnvoll ist, ein Längenwachstum resultieren muß. Die erste indirekte Teilung von Endothelzellen findet sich nach 3 Tagen 12 h. Aus Tabelle 10 ist zu ersehen, daß diese Mitosen bis etwa 4 Wochen, hauptsächlich jedoch zwischen 3 ½ und 10 Tagen vorkommen.

Die ersten Endothelmitosen sind von Baggenstoss et al. (1943) beim Menschen nach 4 Tagen beobachtet worden, was durch die eigenen Befunde praktisch reproduziert wird. Im experimentellen Schrifttum wird dagegen das Auftreten dieser Zellteilungen mit 3 Tagen (Walker 1970), 48 h (Klatzo et al. 1958) und 24 h (Stroebe 1894) wiederum deutlich früher beschrieben.

Damit stellt sich in gleicher Weise wie bei den Makrophagen auch bei den Endothelzellen ein rascherer Proliferationsbeginn bei verschiedenen Versuchstierar-

Tabelle 10. Häufigkeit der Fälle mit Endothelmitosen in
Abhängigkeit vom Zeitintervall

Zeitintervall	Häufigkeit
0- 1 Tage	0/28 = 0 %
> 1- 2 Tage	0/34 = 0 %
> 2- 3 Tage	0/15 = 0 %
> 3- 4 Tage	4/21 = 19 %
> 4- 5 Tage	3/14 = 22 %
6- 7 Tage	3/19 = 16 %
8-10 Tage	9/22 = 41 %
11-14 Tage	2/21 = 10 %
15-20 Tage	1/18 = 6 %
21-30 Tage	1/16 = 6 %
31-42 Tage	0/15 = 0 %
43-60 Tage	0/14 = 0 %
> 2- 3 Monate	0/11 = 0 %

ten (Katze, Hund) im Vergleich zum Menschen heraus. Außerdem tritt, wie oben
gezeigt, die reaktive Hypertrophie der Endothelzellen ebenfalls früher ein als im
menschlichen Gehirn.

Eine eindeutige *Vermehrung der Kapillardichte* ergibt sich im eigenen Material
aber erst nach 8 Tagen. Am augenfälligsten tritt sie in der schon normalerweise
stärker vaskularisierten grauen Substanz auf, wie es von verschiedenen Autoren
beschrieben worden ist (Saito 1925; Baggenstoss et al. 1943; Peters 1955b). Eine
größere Gefäßmenge kann aber leicht durch die Erweiterung der Kapillaren, die
Endothelschwellung und die den Gefäßen noch dicht anliegenden, frisch ausgetretenen Monozyten vorgetäuscht werden, da sich hierdurch scheinbar die Zwi-
schenräume verkleinern. Eine genauere Beurteilung ist daher am ehesten an PAS-
Präparaten möglich - wie stichprobenartig hier durchgeführt -, bei denen die
Basalmembranen der Gefäße färberisch gegenüber HE-Schnitten hervorgehoben
sind. Aus dieser, wahrscheinlich von der anderer Untersucher abweichenden Ein-
stellung erklärt sich vermutlich das eigene, relativ lange Zeitintervall. Denn im
Schrifttum werden Zeiten von 8-10 Tagen (Tanner 1951), 9 Tagen (Wolff 1932), 8
Tagen (Eisenmenger et al. 1978), 5-7 Tagen (Baggenstoss et al. 1943), 5 Tagen
(Klaue 1948; Peters 1955b) und 3 Tagen (Oehmichen u. Raff 1980) angegeben. Bei
Tierversuchen findet sich eine vermehrte Kapillarisierung nach 7 Tagen (Konigsmark u. Sidman 1963; Garcia u. Kamijyo 1974), 5 Tagen (Saito 1925; Peters 1943;
J. M. Schröder u. Tzonos 1967; Noetzel u. Gollbach 1968), 3-4 Tagen (Stroebe
1894; Schlote 1970), 3 Tagen (Walker 1970) und nach Angaben von älteren Auto-
ren nach 48 h (Farrar 1908) und 24 h (Devaux 1908). In der menschlichen Hautwunde (Frick 1954; Berg 1972) und im Myokardinfarkt (Mallory et al. 1939;
Lodge-Patch 1951) setzt die Gefäßneubildung nach 3-4 Tagen ein.

Insgesamt läßt sich aber andererseits die Feststellung von Konigsmark u. Sidman (1963) und Hicks
(1968), daß die Gefäßproliferation in Nekrosen des ZNS nur geringe Aktivität aufweist, bestätigen. Bei
vollständigen Nekrosen entsteht nur ein schmaler Saum neugebildeter Kapillaren, die später in die

Wand der Pseudozyste bzw. in die wenigen Bindegewebssepten einbezogen werden, so daß Spatz (zit. nach Peters 1955b) und neuerdings Schneider u. Stoltenburg (1975) auch bei unvollständigen Nekrosen sogar eine Rückbildung annehmen. Doch ist ein vermehrter Gefäßgehalt im eigenen Material bis mindestens 8 Monate erkennbar., nach Oehmichen u. Raff (1980) sogar bis zu 31 Jahren.

Die im Van-Gieson-Präparat darstellbaren *Kollagenfasern* zeigen in der eigenen Untersuchungsserie sogar erst nach 12 Tagen eine Vermehrung. Sie treten zunächst nur periarteriolär und perikapillär, dann aber zunehmend gefäßunabhängig (nach 19 Tagen) und bei manchen Fällen sogar zu einer kapselartigen Membran verschmelzend auf (nach 21 Tagen), wo sie ein mehr oder weniger dichtes Fasergeflecht wie in der Leptomeninx bilden können. Die Menge der kollagenen Fasern variiert dabei sehr beträchtlich in deutlicher Beziehung zu bestimmten Formen der Nekrose. Die stärkste Bindegewebsentwicklung ist bei operativ eingelegten Kunststoffschläuchen, vermutlich aufgrund des anhaltenden Fremdkörperreizes zu beobachten. Eine sehr reichliche Faserbildung entsteht weiterhin im Randgebiet von Blutungen, worauf von verschiedenen Autoren hingewiesen worden ist (Meessen u. Stochdorph 1957; Adams 1958; Feigin 1969). Möglicherweise geht von den Blutmassen ebenfalls eine chronische Irritation aus, die auch in dem auffälligen Vorkommen von Plasmazellen zum Ausdruck kommt (s. S. 70). Bei den übrigen, d. h. der Mehrheit der vollständigen Gewebsnekrosen des ZNS, ist die Bindegewebsbildung im Randgebiet wesentlich geringer ausgeprägt und hauptsächlich auf die Perivaskulärräume beschränkt. Allerdings überwiegt auch hier meist die Menge der Fasern im Gebiet hämorrhagischer Nekrosen im Vergleich zu anämischen Zerfallsherden. Diese Wandfibrose kleiner Gefäße dehnt sich nach mehr als 32 Tagen über das eigentliche Nekroseareal hinweg etwa bis zu 1 mm aus, d. h. bis zu Entfernungen, bis zu denen auch die Makrophagen den Weg zurück zur Blutbahn finden. Struck (1965) beschrieb den gleichen Befund nach einem Mindestintervall von 2 ½ Monaten. Diese lokalen Gefäßwandveränderungen sind auch nach Jahrzehnten noch nachweisbar, wenn nicht im übrigen ZNS eine altersbedingte gleichartige Wandverdickung der Gefäße den regionalen Unterschied verwischt. Nach 5 Monaten und mehr finden sich – in Übereinstimmung mit der Angabe von 7 Monaten durch Baggenstoss et al. (1943) – häufig in der Wand der Pseudozyste Kollagenfaserzüge, die Gliafaserbündel in enger Verzahnung umgreifen und mit lockerem oder auch herdförmig derbem Bindegewebe in Verbindung stehen, das den Hohlraum glattwandig auskleidet. Letzterer wird meist nur von wenigen Septen durchzogen, die neben einem Gefäß Bindegewebe allein oder dieses mit Gliafasern verfilzt enthalten.

Die Bildung von Bindegewebsfasern im Gebiet von Hirngewebsnekrosen bzw. Subarachnoidalblutungen setzt beim Menschen nach den im Schrifttum mitgeteilten Befunden nach 4–13 Tagen (Alpers u. Forster 1945), 10–12 Tagen (Link u. Schleussing 1955), 10 Tagen (Hammes 1944), 8–10 Tagen (Baggenstoss et al. 1943) und 9 Tagen (Wolff 1932; Oehmichen u. Raff 1980) ein. Die eigene Beobachtung eines Intervalls von 12 Tagen unterstützt die etwas längeren Latenzzeiten.

Im Gegensatz zum ZNS haben jedoch Ross u. Odland (1968); Frick (1954) sowie Berg (1972) an der menschlichen Haut eine beginnende Vermehrung kollagener Fasern schon nach 3–6 Tagen, eine ausgeprägte nach 12–14 Tagen feststellen können. Es scheint, daß bei diesem Vergleich neben dem normalanatomisch ganz unterschiedlichen Gehalt an Bindegewebe wohl auch ein verzögerter Verlauf im ZNS in Rechnung zu stellen ist. Denn die bereits zu einer fast maximalen Menge angestiegene Faserdichte in der Haut korrespondiert zeitlich erst mit dem Beginn der allmählichen Faserzunahme im Gehirn. Immerhin wird aber auch hier gelegentlich ein derbes Narbengewebe entwickelt, dessen Beginn offensichtlich gegenüber der Hautwunde verspätet einsetzt. Dieses Verhalten ist auffälligerweise ebenfalls an der vergleichsweise bindegewebsreichen Leptomeninx festzustellen. In diesem Zusammenhang ist auf das Auswachsen von Kapillaren zurückzukommen, das in Läsionen des ZNS, wie gezeigt, nach 5–8 Tagen, in Hautverletzungen und Herzinfarkten dagegen schon nach 3–4 Tagen beginnt. Hier ergibt sich also in doppelter Beziehung im Vergleich zu Heilungsprozessen in anderen Organen eine Retardierung der Mesenchymreaktion, die nicht nur in der resultierenden geringen Intensität zum Ausdruck kommt, sondern unabhängig davon im verspäteten Beginn besteht.

Im Tierexperiment ist diese zeitliche Abweichung ebenfalls ausgeprägt. Die Bildung von Kollagenfasern wird bei Hirnnekrosen hier mit 18 Tagen (Blakemore 1971), 17 Tagen (J. M. Schröder u. Tzonos 1967), 11 Tagen (Konigsmark u. Sidman 1963) und 10 Tagen (Saito 1925) datiert, bei experimentellen Niereninfarkten dagegen mit 4 Tagen (Benecke 1972).

Einer besonderen Erwähnung bedürfen 3 Fälle, bei denen es in sklerosierten Bindegewebsnarben zur Ausbildung von *Kalkkonkrementen* gekommen ist. Das kürzeste Intervall beträgt 28 Monate. Bei einem dieser Fälle ist nach einer 30 Jahre zurückliegenden Hirnoperation außerdem eine *metaplastische Knochenbildung* festzustellen. Ein vergleichbarer, allerdings zeitlich nicht bestimmbarer Befund ist u. W. bisher nur von Krücke (1940) mitgeteilt worden.

Die eigene systematische Untersuchung beschränkt sich auf das Verhalten der wichtigsten Bindegewebssubstanz, der Kollagenfasern. Die methodisch weniger eindeutig erfaßbaren *argyrophilen Fasern* sollen zur Vervollständigung nur kurz erwähnt werden. Ihre Neubildung läßt sich in menschlichen Hautwunden annähernd gleichzeitig mit der des Kollagens nach 4–8 Tagen feststellen (Frick 1954; Lindner 1962). Im Bereich von Hirnnekrosen treten sie erstmals nach 8–10 Tagen in Erscheinung (Tanner 1951; Link u. Schleussing 1955), d. h. auch hier offensichtlich in zeitlicher Parallelität zu Kollagenfasern. Eigene, stichprobenartige Beobachtungen lassen sich mit dieser Feststellung gut vereinbaren.

Synopsis

Als früheste Reaktion auf den Zelltod kommt es noch vor der Ausbildung der Nekrose zu einer Invasion von Granulozyten in das Gewebe. Ihre Menge erreicht schon nach etwa 10 h ihr Maximum. Danach zerfallen die Zellen sehr rasch innerhalb weniger Tage.

Zellen des monozytären Systems treten aus dem Blut ab 7 h in den Infarkt über, vermehren sich hier durch mitotische Teilung ab 2 ½ Tagen und erreichen nach 11–12 Tagen eine maximale Zelldichte. Sie halten sich sehr lange im Gewebe auf, auch noch nach der Resorption des Detritus, und verschwinden wahrscheinlich durch Rückkehr in den Blutstrom. Ihre phagozytotische Aktivität setzt nach einem Intervall von rund 40 h unter zunehmender Ausbildung von Fetttröpfchen und Lipopigmenten ein. Das Vollbild der Fettkörnchenzelle wird aber erst nach 5–8 Tagen erreicht. Hämosiderin ist nach 3 Tagen nachweisbar.

Lymphozyten treten erst in einem fortgeschrittenen Stadium, nämlich nach 3 Tagen auf. Die aus ihnen hervorgehenden Plasmazellen kommen ab 8 Tagen vor. Sie zeigen eine auffällige Beziehung zu Blutungen.

Auch an den Gefäßwandelementen treten reaktive Veränderungen erst relativ spät, nach 45 h, in Erscheinung. Die Gefäßvermehrung nimmt mehrere Tage in Anspruch. Die Kollagenentwicklung ist im ZNS im Vergleich mit anderen Organen i. allg. nur spärlich und erfolgt verzögert.

Nach den bisher vorliegenden Daten zeigt sich beim Menschen gegenüber mehreren Tierspezies eine verlangsamte Makrophagenakkumulation im Infarkt mit einem späteren Auftreten von voll entwickelten Fettkörnchenzellen und Siderophagen.

4.1.3 Reaktionen neuroektodermaler Zellen

Die in der Umgebung des Herds überlebenden Ganglien- und Neurogliazellen lassen ebenfalls sehr frühe Veränderungen in örtlicher Beziehung und zeitlicher Folge nach einem lokalen Parenchymuntergang erkennen, die nicht oder jedenfalls zunächst nicht zum Zelltod führen. Da sie sämtlich strukturbildende und funktionstragende Parenchymzellen darstellen, behalten sie trotz der reaktiven Wandlungen ihren Standort und ihre Verflechtung im Netzwerk der Zellfortsätze bei und wandern im Gegensatz zu hämatogenen Zellen und Gefäßwandelementen nicht in die Nekrose ein. Nervenzellen weisen jedoch wegen ihrer extrem langgestreckten Neuriten ihre Formvariationen nicht nur in unmittelbarer Herdumgebung, sondern auch in ganz abgelegenen Arealen auf („réaction à distance" – Marinesco 1896).

Bei den reaktiven Veränderungen an den Neugogliazellen wollen wir uns ganz auf die Besprechung der Astrozyten beschränken. Denn von Oligodendrogliazellen sind derartige lichtmikroskopisch-morphologische Varianten im Randgebiet herdförmiger Durchblutungsstörungen nicht bekannt (Colmant 1968); die Zellen gehen im Gegenteil allmählich zugrunde. Im Gegensatz dazu ist bei Ependymzellen eine allerdings gering ausgeprägte Phagozytosefähigkeit gut bekannt (Hirano et al. 1966). So wird beispielsweise bei der seltenen marginalen Siderose regelmäßig eine Blutpigmentablagerung in diesen Zellen beschrieben (u. a. P. Rosenthal 1958). Andere Formen einer Zellreaktion (Hirano et al. 1966) sind jedoch noch kaum untersucht.

Die frühesten reaktiven Veränderungen zeigen sich im Neuron in Form kugeliger, ovaler oder auch fusiformer *Anschwellungen des Axons* in unmittelbarer Nähe des Nekroserandes. Dies ist seit den Durchschneidungsexperimenten von Cajal (1907) und Spatz (1921) gut bekannt. Sie bilden sich sowohl im proximalen, mit dem Perikaryon verbundenen Axonstumpf als auch im distalen Stück, das durch die Nekrose seine Kontinuität mit dem perikaryellen Zelleib verloren hat. Sie enthalten als lichtmikroskopisch auffällige Binnenstruktur Anhäufungen fuchsinophiler Granula (Spatz 1921), die elektronenmikroskopisch Mitochondrien entsprechen (Schlote u. Hager 1960).

In der eigenen Serie finden sich die ersten, noch sehr kleinen und homogen oder feingranuliert erscheinenden Auftreibungen von etwa 6 μm Durchmesser nach 5 h (bei 3 Fällen), während sie nach Intervallen von 1,5 und 2 Stunden fehlen. Sie zeigen noch keine fuchsinophilen Granula. Diese werden erst in den etwas größeren Axonschwellungen von ungefähr 10 μm Durchmesser nach 12 h vereinzelt nachweisbar. Eine Axonreaktion ist nach Überlebenszeiten von 5–12 h nur in 4 von 8 Fällen zu beobachten, wenn Mitochondrien als Kriterium zugrundegelegt werden, sogar nur in 1 von 8 Fällen. Damit erscheint der Beginn dieser Veränderung ausreichend genau erfaßt. Diese frühen Formen sind noch vollständig von ihrer Markscheide eingehüllt, die ebenfalls ausgeweitet erscheint. Ab 17 h lassen sich bereits größere Axonschwellungen von 15–20 μm Durchmesser erkennen, deren granulärer Inhalt aus Mitochondrien sich jetzt auch mit Luxol deutlich anfärbt (Abb. 12a,b).

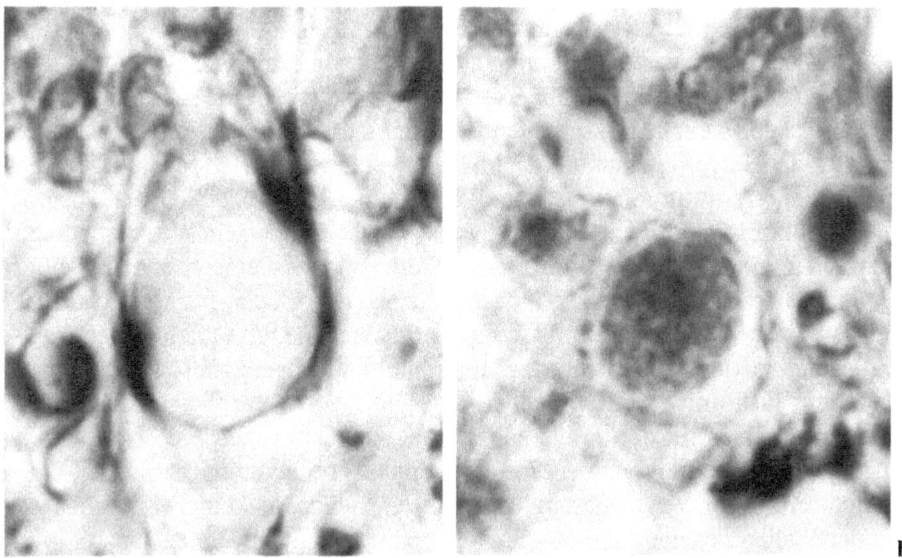

Abb. 12 a,b. Frühe Axonauftreibung. **a** homogene Anschwellung. Intervall 17 h. **b** Anschwellung mit schwach gefärbten Granula. Intervall unbekannt. (Luxol Fast-Blue/Kernechtrot, x 1320)

Im humanpathologischen Schrifttum finden sich Angaben von Klaue (1948) über das Vorkommen von Axonauftreibungen nach 24 h, wobei kürzere Intervalle nicht untersucht werden konnten, und von G. Müller (1930) nach Überlebenszeiten von 45–46 h. Oehmichen u. Raff (1980) beobachteten sie erstmals nach 31 h.

Das sehr frühe Auftreten von Axonanschwellungen zentraler Fasern ist in Tierexperimenten ebenfalls nachgewiesen worden, wobei aber die Angaben meist mit der kürzesten Versuchszeit übereinstimmen und daher nicht die tatsächlich beobachtbare Erstmanifestation wiedergeben. Folgende Daten sind mitgeteilt worden, wenn man einen Versuchsbeginn nach mehr als 24 h nicht berücksichtigt: 30 h (J. M. Schröder u. Tzonos 1967), 24 h (Stroebe 1894; Tello 1907), 18 h (Garcia u. Kamijyo 1974), 12 h (Coimbra 1964; Schlote 1964a, 1970; J. M. Schröder u. Wechsler 1965b), 10 h (Colmant 1965), 6 h (Kreutzberg u. Peters 1962) und 2 h (Hayano 1967).

Die Axonreaktion scheint demnach bei Labortieren kaum früher aufzutreten als beim Menschen. Dabei muß berücksichtigt werden, daß gerade die letzten Angaben enzymhistochemischen und elektronenmikroskopischen Untersuchungen entstammen, die hinsichtlich des Nachweises von Mitochondrienanhäufungen in noch sehr kleinen Axonauftreibungen der einfachen lichtmikroskopischen Morphologie weit überlegen sind, da es sich um Phänomene an der Auflösungsgrenze des Lichtmikroskops handelt. Es ist somit nicht auszuschließen, daß auch die in der eigenen Serie nach 5 h aufgefundenen Axonschwellungen bereits Ansammlungen von Mitochondrien enthalten, die jedoch bei den benutzten Färbungen (Goldner, Alzheimers Fuchsin-Lichtgrün, Heidenhains Eisenhämatoxylin) außerhalb der Nachweismöglichkeit liegen. Hier sind weitere Untersuchungen erforderlich.

Die Endauftreibungen nehmen an Größe bis zu einem Maximum nach etwa 3–4 Tagen zu und liegen dann häufig innerhalb der Lückenzone, wo sie von Makrophagen eingeschlossen und abgebaut werden (s. S. 65). Da sie außerdem in dieser Lokalisation keine Markscheidenreste mehr erkennen lassen, entsteht der Eindruck des Hervorquellens aus der im Nekroserand zerstörten Myelinhülle und der von mehreren Autoren (u. a. Spatz 1921; Schlote 1964a; Jellinger 1973) betonten Abtrennung vom übrigen Axon. Aber offenbar werden nicht alle Axonkolben am inneren Rand der Lückenzone phagozytiert, sondern bleiben noch lange über die Phagozytoseperiode hinaus – nach den eigenen Beobachtungen bis mindestens 70 Tage – nachweisbar. Sie sind dann zwischen großen Fettkörnchenzellen liegend anzutreffen. Doch auch außerhalb der Lückenzone werden die zunächst nur fusiformen präterminalen Auftreibungen größer. So bestehen nach ungefähr 16 Tagen beidseitig der spongiösen Demarkierungslinie Axonschwellungen, wobei die äußeren aber eine erhaltene, allerdings stark erweiterte Markscheide aufweisen. Welche Fasern jedoch die retrograde Reaktion zeigen und welche der Waller-Degeneration anheimfallen, läßt sich nicht unterscheiden. Man kann nur feststellen, daß diejenigen, die letzten Endes übrigbleiben, proximale Axone darstellen müssen. Diese zeigen auch dann immer noch Sphäroidbildungen, die allerdings später keine Myelinhüllen mehr besitzen. Es muß an ihnen zusätzlich zu einer Entmarkung vielleicht des endständigen Internodiums oder nur der paranodalen Region (Gledhill u. McDonald 1977) kommen. Daß Axonkugeln über sehr lange Zeit am Rand alter, abgeräumter Herde persistieren können, ist mehrfach hervorgehoben worden (Marburg 1919; Eicke 1957; Jacob 1957; Scholz 1957a; Schlote 1961; Tomlinson u. Walton 1964; Hughes u. Oppenheimer 1969; Nereanţiu 1969). Das Ergebnis der eigenen systematischen Untersuchung ihres Vorkommens in Abhängigkeit vom Alter der Gewebsläsion anhand von HE- und Luxol-gefärbten Präparaten ist in Tabelle 11 zusammengestellt. Danach bleibt die Häufigkeit dieser Gebilde von 12 h bis 56 Jahren, d. h. lebenslang konstant. Bei 157 Fällen dieses Zeitbereichs finden sie sich durchschnittlich bei 78 %. Oehmichen u. Raff (1980) beobachteten sie in ebenfalls 78 %, Sadeh u. Sandbank (1980) in 48 % ihrer Fälle.

Tabelle 11. Häufigkeit von Fällen mit Axonauftreibungen in Abhängigkeit von der Zeit

Zeitintervall	Häufigkeit
0– 4 h	0/ 2 = 0 %
5–11 h	3/ 7 = 43 %
12–24 h	9/14 = 64 %
> 1– 4 Tage	14/20 = 70 %
> 4–10 Tage	22/29 = 76 %
11–30 Tage	22/28 = 79 %
31 Tage – 6 Monate	21/25 = 84 %
> 6–48 Monate	17/20 = 85 %
> 4–56 Jahre	17/21 = 81 %

Doch die Sphäroide behalten während dieser langen Zeit nicht ihr mitochondrienreiches Erscheinungsbild bei, das Schlote (1961) als Frühstadium bezeichnet, sondern sie machen eine Reihe von Abwandlungen zu z. T. grotesk anmutenden Formen durch. Zunächst verändern sich die „granulierten Körper" (Schlote 1964a) in homogene, dichte Gebilde, denen später Formen mit schollig-krümeligem Inhalt – Schlotes „Spätstadien" (1961) – folgen. Letzteren fehlen sämtlich die Markscheiden. Ihr histochemisches Verhalten zeigt eine außerordentliche Vielfalt (Schlote 1961; Diezel u. Ule 1963) bis zu vakuolenartiger Veränderung ohne färbbaren Inhalt, weswegen als Endschicksal der Zerfall durch Verflüssigung angenommen wird (Schlote 1961; Jellinger 1973). Dieser Deutung steht jedoch nach den vorliegenden Untersuchungen das Fehlen einer zahlenmäßigen Abnahme der Gebilde entgegen. Da außerdem Abräumerscheinungen nicht festzustellen sind, wird man annehmen müssen, daß die Axonkolben bleibende Strukturen darstellen wie der Verlauf des Axons selbst oder Synapsen oder dentritische Verzweigungen, zumal sie in Spätstadien durch Gliafasern eingehüllt sind, die eine Verlagerung innerhalb des Gewebsverbands nicht mehr zulassen. Es handelt sich demnach weder um degenerative noch um regenerative Erscheinungen. Ihre funktionelle Bedeutung ist allerdings nicht geklärt.

Die Spätstadien mit ihren argyrophilen, Eosin-, Kernechtrot- und Säurefuchsin-färbbaren, dichten Schollen und helleren, granulierten Räumen kommen im eigenen Material aber ausschließlich bei hämorrhagischen Nekrosen vor. Die Beziehung zu Blutungen findet ihren Ausdruck besonders in der nicht unbeträchtlichen, regelmäßigen *Eisenspeicherung* der Gebilde (Abb. 13), die v. a. die helleren Anteile betrifft, während sich die dichteren nicht oder nur schwach bei der Berliner-Blau-Reaktion anfärben.

Der Eisengehalt sphäroider Körper im Nekroserandgebiet war schon Helfand (1933) aufgefallen. Er identifizierte sie jedoch mit Astrozyten. Auch P. Rosenthal (1958) erwog sowohl gliöse als auch neuronale Abkunft. Erst Eicke (1957) und besonders Schlote (1961) erkannten die axonale Genese und bewiesen die Fähigkeit des Axons zur Speicherung von Siderin, Lipopigmenten und sauren Mukopolysacchariden, deren Vorläufer z. T. aus der unmittelbaren Umgebung aufgenommen werden müssen.

Über den Beginn der Eisennachweisbarkeit in Axonauftreibungen fehlen bisher jedoch ebenfalls systematische Untersuchungen. Wenn man die im Schrifttum mitgeteilten Fälle von Siderose der Randzonen des ZNS, wie sie im Gefolge von rezidivierenden Subarachnoidalblutungen entsteht, vergleicht, so beträgt der kürzeste Verlauf dieses progredienten Krankheitsbildes (Fall VI von Hughes u. Oppenheimer 1969 mit einem Aneurysma der A. cerebri media) mit bei der Sektion nachgewiesenen eisenhaltigen Axonkörpern 9 Monate. Es zeigt sich aber am eigenen Material, daß der Befund schon sehr viel früher auftreten kann. Er wird erstmals sichtbar nach 41 Tagen, und zwar zunächst in homogenen Axonkugeln. Die oben beschriebenen siderinhaltigen Spätformen treten erst nach 8 Monaten in Erscheinung. In allen Fällen, in denen Berliner-Blau-positive, kolbige Axonauftreibungen vorkommen, bestehen also bereits fortgeschrittene Nekrosestadien. Somit kann es sich hierbei nicht um distale, sondern nur um proximale Axonabschnitte handeln, weil erstere durch Waller-Degeneration zu diesem Zeitpunkt bereits verschwunden sind. Weiterhin scheint ihr Eisengehalt bis zu den längsten Intervallen nicht abzunehmen. Ein nach proximal sich ausbreitender Zerfallsprozeß des Axons, wie er u. a. in Zusammenhang mit ischämiebedingten Axonveränderungen diskutiert wird (Jellinger 1973), müßte dagegen zu einer allmählichen Elimination des Eisens führen. Dies trifft jedoch offensichtlich nicht zu.

Mitunter läßt sich in älteren Herden beobachten, daß das proximal an große Axonschwellungen anschließende Axon die gleiche Farbreaktion bei der Berliner-Blau-Methode zeigt, ohne daß in der Umgebung andere Zellen nennenswerte Mengen Siderin enthalten. Ähnliches ist auch bei der Siderose der Randzonen bekannt (Jellinger 1968). Hier zeigt sich somit ein retrograder Transport des am Herdrand aufgenommenen Eisens, wie er experimentell für verschiedene Proteine nachgewiesen ist (u. a. Kristensson u. Olsson 1973; Walberg et al. 1976).

Die Befunde erlauben es, in den Auftreibungen des Axons und in dem Speicherungsphänomen mit Jellinger (1968, 1973) und Seitelberger (1971) eine veränderte Form des Fortbestehens von Struktur und Stoffwechsel zu sehen, die sie als

80

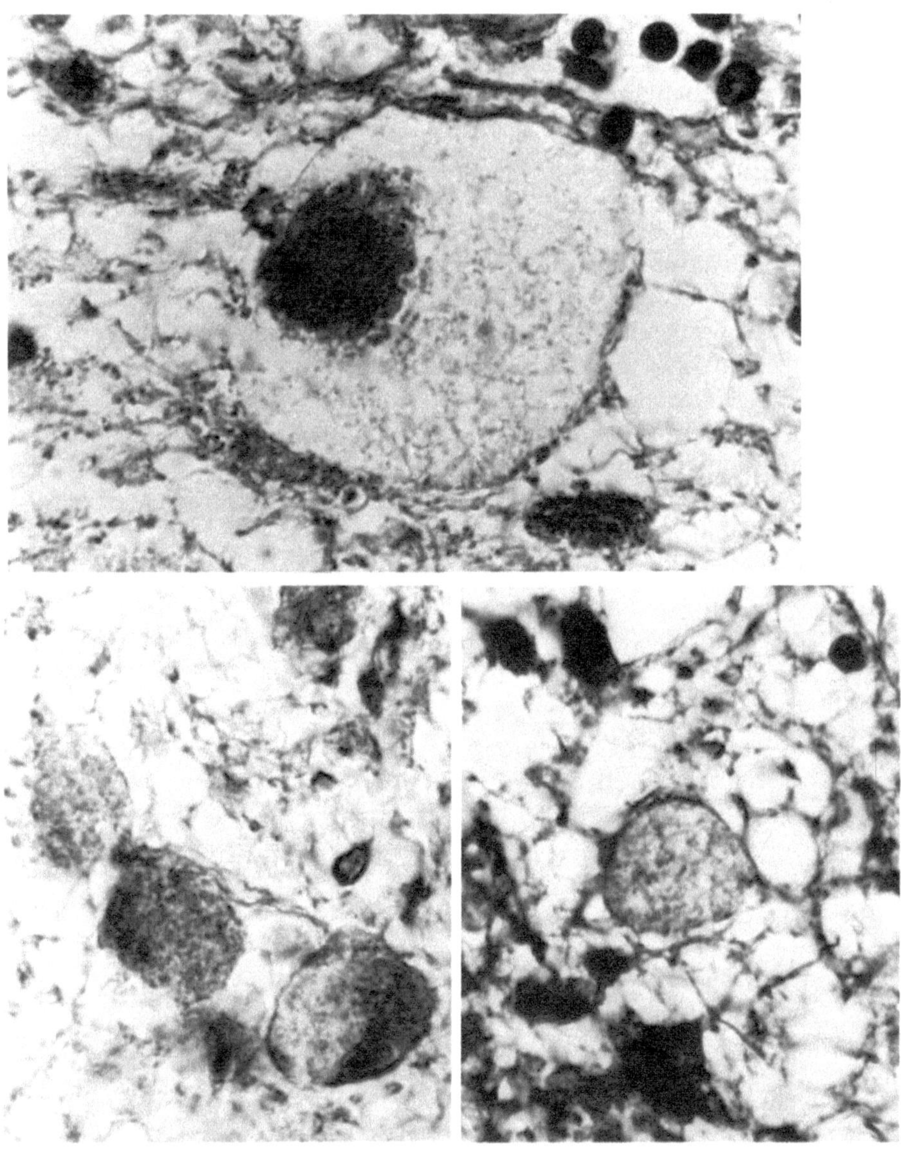

Abb. 13. Spätstadium axonaler Auftreibungen. *Oben* mit scholligem und granulärem Inhalt (HE); *unten links* mit dichter Anfüllung durch eisenhaltige Granula (Berliner Blau/Kernechtrot); *unten rechts* mit nur körniger Imprägnation statt der homogenen schwarzen Darstellung normaler Axone. (Palmgren). Intervall 2 Jahre. (x 1190)

axonale Dystrophie kennzeichnen. Sie betrachten diese allerdings allgemein als einen langsam progredienten Zerfallsprozeß, bei dem sich die aufgetriebenen Axonenden ablösen und zerfallen, so daß es zu einem retrograd fortschreitenden Absterben des Axons, zum „dying back" kommt. Die eigenen Beobachtungen legen demgegenüber nahe, daß bei der ischämiebedingten Form der axonalen Dystrophie dem Zerfall wohl kaum wesentliche Bedeutung zukommt.

Deutlich später als die läsionsnahe, initiale Axonschwellung tritt die *retrograde Reaktion des Perikaryons* mit Zellschwellung, zentraler Chromatolyse, Nukleolusvergrößerung und exzentrischer Verlagerung des Kerns auf. Die Erscheinungsform und Reaktionsbereitschaft kann aber bei den zentralen Neuronen mit ihren ausschließlich im ZNS verlaufenden Fortsätzen wechseln (Becker 1952; Jacob 1957; Cole 1968; Lieberman 1971). Daher ist mit der charakteristischen Veränderung nicht immer zu rechnen. Entsprechende Bilder (Abb. 14) liegen in der eigenen Serie nach Intervallen von 35 h – 15 Monaten vor, und zwar bei nur 12 Fällen (12/193 dieses Zeitraumes = 6%). Eine besondere Häufung in einer bestimmten Periode ist dabei nicht ersichtlich.

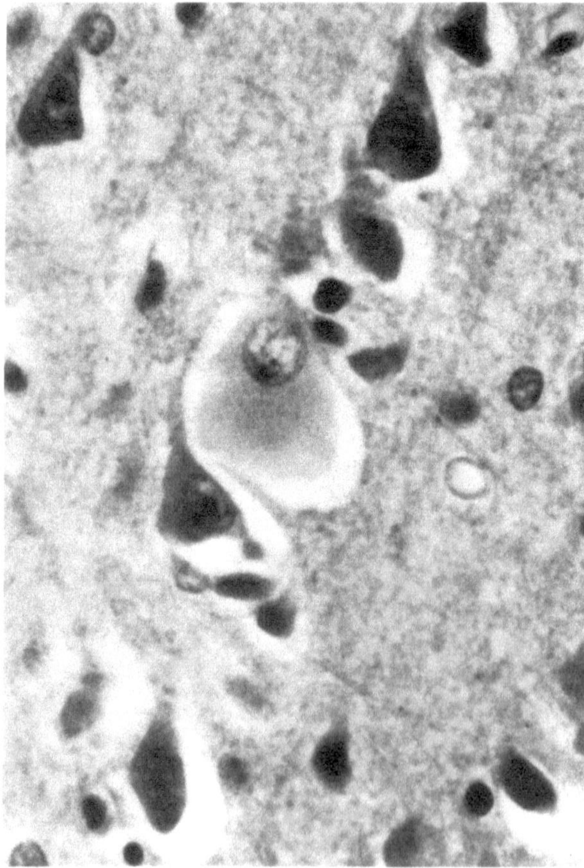

Abb. 14. Retrograde Reaktion des neuralen Perikaryons in der Großhirnrinde. Intervall 8 Monate. (HE, x 530)

Literaturangaben über den Beginn der retrograden perikaryellen Reaktion beim Menschen sind spärlich: Jacob (1957, 1963) datiert ihn mit 24 h, Klaue (1948) sah sie erstmals nach 67 h. Beide beziehen sich auf periphere Neurone. Unsere eigene Beobachtung an zentralen Neuronen nach 35 h reiht sich hier zwanglos ein. In Anbetracht der nur geringen Häufigkeit dieses Befunds wird man somit auch für zentrale Neurone eine Latenzzeit von etwa 24 h annehmen können.

Auch experimentelle Untersuchungen führten zu etwa gleichen Zeitwerten, für periphere wie für zentrale Neurone (bei Versuchsbeginn spätestens nach 24 h): 3 Tage (Schlote 1970), 2 Tage (Barron et al. 1973), 40–48 h (Ortmann 1952) und 24 h (Nissl 1892; Cammermeyer 1955; Torvik u. Skjörten 1971a; Mašlińska u. Thomas 1976).

Die lichtmikroskopisch sichtbare Strukturveränderung des Perikaryons tritt danach auch beim Menschen mit einer Verzögerung von mindestens 12–18 h gegenüber der initialen Reaktion am Axonstumpf auf. Allein aufgrund dieser zeitlichen Differenz müssen pathogenetisch verschiedenartige und unabhängige Prozesse ablaufen (Schlote 1970). Die Vorgänge im Perikaryon stehen offenbar eher mit regenerativen Prozessen (gesteigerte Proteinsynthese im Perikaryon, beschleunigter Proteintransport im Axon) in Zusammenhang als mit der lokalen Reaktion am Axonstumpf (Übersicht bei Schlote 1970).

Nach Jacob (1957) setzt beim Menschen die Restitution perinukleärer basophiler Substanz nach ungefähr 3 Wochen ein. Derartige Phänomene sind im eigenen Untersuchungsgut jedoch nicht sicher zu differenzieren gewesen, so daß hierzu keine neuen Daten beigetragen werden können. Das gilt ebenfalls für die zweite Verlaufsmöglichkeit, die Zellatrophie. Diese zeigt sich nach Jacob etwa 3 Monate später. Bei Tierexperimenten beginnt sie in peripheren Neuronen schon nach 5 Wochen (Übersicht bei Lieberman 1971). Doch ist gerade in dieser Beziehung die Variabilität unter den Ganglienzellarten sehr erheblich, so daß sich verschiedene topistische Verlaufstypen herausstellen lassen. So zeigen u. a. die kortikalen Ganglienzellen eine nur geringe Neigung zur Normalisierung des Zellbildes nach Schädigung der Pyramidenbahnen. Dem entsprechen im eigenen Material die noch nach 15 Monaten vorhandenen Neurone mit dem Bild der „primären Reizung". Becker (1952) und Jacob (1957) diskutierten entsprechende Einzelbeobachtungen an peripheren Neuronen noch nach Intervallen von bis zu 40 Jahren und führten sie auf erneute Axonalterationen im Bereich der Narbe zurück. Hier besteht also noch beträchtliche Unsicherheit, die erst durch genauere Untersuchung an einzelnen Nervenzellpopulationen beseitigt werden kann.

Die von Tierexperimenten gut bekannte, schon mit Beginn der perikaryellen Strukturveränderung einsetzende Mikrogliaproliferation um diese Zellen (Übersicht bei Torvik u. Skjörten 1971b) tritt bei den eigenen Fällen nicht in Erscheinung. Auch finden sich in den zitierten Übersichtsarbeiten zu diesem Thema keine Hinweise auf derartige Vorgänge beim Menschen. Vermutlich kommt aber in dieser Diskrepanz nur wieder die außerordentlich verschiedene Reaktion der Ganglienzellarten zum Ausdruck.

Auch in unmittelbarer Nähe zirkulatorischer Gewebsschäden kann es zu reaktiven Veränderungen an Ganglienzellen kommen. So erfolgt nach besonders schweren oder rezidivierten Subarachnoidalblutungen mit Siderose oberflächlicher Schichten des ZNS gelegentlich eine *Eisenspeicherung in Ganglienzellen* (Garcin u. Lapresle 1957; P. Rosenthal 1958; Foncin et al. 1967; Shuangshoti et al. 1979). Die kürzesten bisher mitgeteilten Krankheitsverläufe betrugen 1 Jahr bzw. 4–7 Monate. Diese seltene Speicherungsfähigkeit auch des Perikaryons findet sich ebenfalls im eigenen Unersuchungsgut. Dabei handelt es sich um einen Fall, bei dem im Zusammenhang mit einer Aneurysmablutung 4 Monate vor dem Tod eine Hemiparese aufgetreten war. Histologisch sieht man in einigen Kleinhirnläppchen neben einer Eisenspeicherung der Bergmann-Zellen eine körnige Siderinablagerung im Zentrum von Purkinje-Zellen, deren Kern nierenförmig deformiert, zentralwärts stark eingekerbt und an den Zellrand verdrängt erscheint. Ausfälle von Purkinje-Zellen finden sich dagegen nicht, auch liegt nicht das typische Bild der Randzonensiderose vor. Warum dieser Befund so selten und fast ausschließlich bei Subarachnoidalblutungen, kaum aber im Gebiet intraparenchymatöser Blutungen (Metz u. Spatz 1926) zu erheben ist, bleibt allerdings unklar. Der eigene Fall zeigt jedoch, daß Eisen in Ganglienzellperikaryen schon relativ früh nachgewiesen werden kann.

Abschließend zu erwähnen ist die besonders von Gaupp (1934) und zuletzt von Rand u. Courville (1947) im Randgebiet von Kontusionsherden beschriebene *Mehrkernigkeit von degenerierenden Ganglienzellen.* Die nach 10 Tagen erstmals auftretenden Zellen sollen keine Reste von Nissl-Substanz mehr besitzen, manchmal Siderin enthalten und schwach gefärbte, oft unterschiedlich große Kerne aufweisen. Nach der Beschreibung und den beigegebenen Zeichnungen der letzteren Autoren ergibt sich jedoch kein hinreichender Grund, sie als Abkömmlinge von Ganglienzellen zu betrachten. Im eigenen Material finden sich keine Übergangsformen von Neuronen zu diesem Zelltyp, der dagegen sehr gut von reaktiven Astrozytenvarianten ableitbar ist. Wir werden darauf im folgenden Kapitel näher eingehen. Schon Cajal (zit. nach Rand u. Courville 1947) bezweifelte die neuronale Herkunft derartiger Zellen und nahm Verwechslung mit Gliazellen an. An Ganglienzellen treten außerdem auch nach eigener Erfahrung weder amitotische noch mitotische Kernveränderungen, die eine Mehrkernigkeit erklären könnten, auf. Weiterhin finden wir keine Hinweise auf eine zeitlich mit der Gewebsläsion in Verbindung stehende Vergrößerung des DNS-Gehalts, die den umstrittenen autoradiographischen Befunden an Ganglienzellen von Altman (1962b) entsprechen würden.

Astrozyten

Die auffälligsten und vielfältigsten reaktiven Formveränderungen zeigen die Astrozyten. Sie werden geprägt von der besonderen Fähigkeit dieser Zellart, das Zellvolumen zu vergrößern.

Ihre frühen morphologisch faßbaren Reaktionen stehen in Zusammenhang mit ihrer spezifischen Funktion im Wasser- und Elektrolytstoffwechsel des ZNS und sind Ausdruck des sich rasch entwickelnden perifokalen Ödems. Die Zellen zeigen eine hydropische Schwellung, wobei der Kern seine Größe zunächst beibehält oder sogar etwas verkleinert erscheint. Der Zelltyp fällt durch seine enorme Volumenzunahme und durch seine wäßrig-helle Tingierung ins Auge. Dieses von Alzheimer (1910) beschriebene Bild der „*amöboiden Glia*", das sich in ähnlicher Weise auch postmortal ausbilden kann, findet sich in der eigenen Serie angedeutet schon nach einem Intervall von 2 h und ausgeprägt nach 5 h. Aufgrund der räumlichen Verteilung außerhalb der Zone der nekrotischen Gliazellen kann angenommen werden, daß die meisten dieser hydropischen Astrozyten überleben und zu weiteren Reaktionen befähigt sind. Wahrscheinlich ist gerade die außerordentliche Flüssigkeitsanreicherung im Zytoplasma Ausdruck der Vitalität dieser Zellen.

Die schon von Alzheimer (1910) beschriebenen Zytoplasmavakuolen bilden sich nach den eigenen Untersuchungen erst nach 24 h aus und kommen durchaus nicht häufig vor. Immerhin sind sie nach einer Zeit nachweisbar, nach der mit der Bildung von Neutralfetten noch nicht zu rechnen ist. Die nach der Behandlung mit lipoidlösenden Einbettungsmedien übrigbleibenden leeren Räume müssen demnach in den frühen Phasen einen wäßrigen Inhalt haben.

Feinstrukturell handelt es sich um Vakuolen, die aus pinozytotischen Vesikeln hervorgehen und deren Inhalt der extrazellulären Ödemflüssigkeit entspricht (Blakemore 1971; Selwood 1971). Astrozyten zeigen damit die Fähigkeit, große Flüssigkeitsmengen in kurzer Zeit auf zweierlei Weise aufzunehmen: nämlich aus den Gefäßen über die „Saugfüße", was zu einer sehr raschen diffusen Einlagerng in das Grundzytoplasma führt, und in grobvakuolärer Form aus dem Extrazellulärraum.

Der Vollständigkeit halber sei das wegen der erforderlichen speziellen Technik hier nicht untersuchte, aber zum Typ der „amöboiden" Glia gehörige Phänomen der Klasmatodendrose (Cajal 1913) erwähnt, das lichtmikroskopisch in einer Fragmentierung der geschwollenen Zellfortsätze besteht. Der Zerfall wird jedoch nach dem elektronenmikroskopischen Befund durch die unregelmäßige und plumpe Form der aufgetriebenen Fortsätze nur vorgetäuscht (Tani u. Evans 1965) und stellt kein Zeichen des Zelluntergangs dar, wie ursprünglich angenommen worden war. Nach anderen Untersuchungen können aber Teile von Zellfortsätzen ihre Zellkontinuität verlieren und phagozytiert werden (Blakemore 1971). Eine weitere auffällige Eigenschaft der amöboiden Zellform ist das Fehlen der für Astrozyten typischen Metallimprägnierbarkeit, das in der älteren Literatur ebenfalls mit einer Zelldegeneration in Verbindung gebracht worden war (u. a. Rand u. Courville 1932b).

Bei einem Vergleich mit den im Schrifttum vorliegenden Daten ergeben sich Schwierigkeiten insofern, als einzelne Autoren den Begriff der Progression im Zellbild verschieden anwenden. Die einen meinen damit offensichtlich die einfache Zellvergrößerung (Spielmeyer 1922), während andere Autoren die Vergrößerung auch des Zellkerns einzubeziehen scheinen. Letztere fällt aber bereits in eine spätere Phase. Bei vorsichtiger Abwägung der Angaben werden folgende Manifestationszeiten für die Zellschwellung beim Menschen mitgeteilt: 31 h (Rand u. Courville 1932b, ausgeprägte Form), weniger als 24 h (Baggenstoss et al. 1943), 14 h (Steegmann 1968, „reaktive Astrozyten"), 13 h (Jacob 1963, „Progression"), 6 h (Holzer 1932), 3 h (G. Müller 1930) und 2 h (Rand u. Courville 1932b, Frühform). Entsprechende Daten aus Tierversuchen betreffen den gleichen Zeitraum, wobei sich allerdings die benutzten kürzesten Versuchszeiten oft limitierend auswirken, so daß den kürzeren Zeiten größeres Gewicht zukommt: 24 h (del Rio-Hortega u. Penfield 1927a), 18 h (Walker 1970), 6 h (Klatzo et al. 1958), 5 h (Selwood 1971), 3 h (Schneider u. Dralle 1973) und 2 h (Blakemore 1971).

Zusammen mit den eigenen Beobachtungen läßt sich danach feststellen, daß
bei Mensch und Tier die hydropische Zellschwellung der Astrozyten in Nekroseumgebung nach twa 2 h beginnt und allmählich zunimmt, wie es der Entwicklung des perifokalen Ödems entspricht. Klatzo et al. (1958) fanden eine maximale Zellvergrößerung nach 3 Tagen. Bei Berücksichtigung erheblicher individueller Unterschiede wird dieser Verlauf durch das eigene Material bestätigt. Demgegenüber besteht bei der Schwellung innerhalb des infarzierten Neuropils der
grauen Substanz trotz des etwa gleichzeitigen Beginns eine offensichtlich größere
Akuität der Hydratisierung, die mit dem Zelluntergang endet (s. S. 26 f.).

Daß das frühe intrazelluläre Ödem in Herdumgebung mit funktionellen Veränderungen im Sinne
zusätzlicher synthetischer Leistungen verbunden ist, zeigen u. a. experimentelle histochemische Untersuchungen, auf die nur kurz hingewiesen sei. So ist bereits nach 6 h eine perivaskuläre und nach 24 h
auch perikaryelle Anschoppung von Glykogen zu beobachten (Übersicht bei Koizumi 1974). Die für
reaktive Astrozyten typische Aktivitätszunahme verschiedener oxidativer Enzyme stellt sich ebenfalls
schon nach etwa 12–24 h ein (Rubinstein et al. 1962; Colmant 1965). Auch der oben erwähnte Verlust der
Imprägnierbarkeit muß als ein weiterer Ausdruck zytochemischer Veränderungen betrachtet werden,
die allerdings nur vorübergehender Natur sind.

Durch Auftreten eines bläschenförmigen, relativ hellen, *vergrößerten Zellkerns*
geht die amöboide Form in eine neue Variante reaktiver Astrozyten über, die sich
eindeutig auch im Nissl-Präparat von pyknotischen Zellformen abhebt. Sie wird daher von manchen Autoren als früheste progressive Veränderung betrachtet (z. B.
Helfand 1939). Dies funktionelle Kernödem steht sicherlich in Beziehung zu den
eben erwähnten Stoffwechselveränderungen, die z. T. über Jahre hin nachweisbar
sind. Im eigenen Material ist die Kernvergrößerung erstmals nach 24 h festzustellen.

Die Schrifttumsangaben zum frühesten Vorkommen dieser auffälligen Zellform variieren deutlich. Da außerdem die mehrdeutigen Begriffe „Progression"
und „Proliferation" verschieden gebraucht werden, ist ein Vergleich wie bei der einfachen Zellschwellung erheblich erschwert. Aus diesem Grund sei auf eine getrennte Betrachtung von Mensch und Tier verzichtet. Folgende Daten sind wahrscheinlich für diese Zellart zutreffend: 3 Tage (del Rio-Hortega u. Penfield 1927b;
Adams 1958; Anderson 1971), 2 ½ Tage (Jacob 1963), 64 h (Steegmann 1968), 48 h
(Jellinger 1965), 36–48 h (Lindenberg 1970) und 24 h (Meessen u. Stochdorph
1957). Diesen Differenzen steht das im eigenen Untersuchungsgut schlagartige
und regelmäßige Auftreten dieses Befundes gegenüber. Der eigene Zeitwert bestätigt die kürzeren der bisher bekannten Fristen.

Mit fortschreitender zeitlicher Distanz entwickelt ein Teil der Astrozyten eine
weitere Variante. Sie ist durch einen *ganglioiden Kern* ausgezeichnet. Die Nuklei
sind rund oder gering oval, sehr voluminös, weisen dunkles Chromatin auf und besitzen einen sehr großen Nukleolus (Abb. 15), der den Vergleich mit Nervenzellen
nahelegt. Bei Feulgen-Färbung zeigt sich durch orientierende zytophotometrische
Messungen, daß sie gegenüber den umliegenden Gliazellen, von denen die diploi-
de Menge bekannt ist (Lapham 1962; Cavanagh u. Kyu 1971), einen erhöhten
DNS-Gehalt besitzen. Sie erinnern in ihrem Aspekt und mit ihrem mittleren

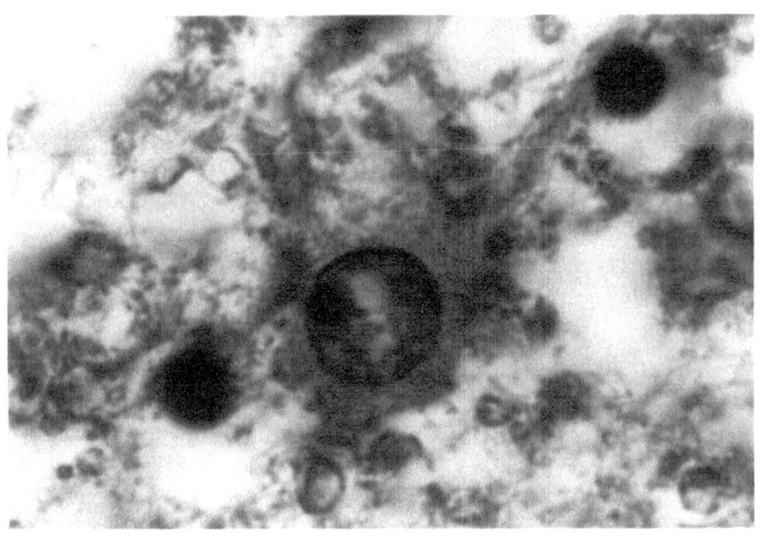

Abb. 15. Ganglioder Astrozyt in Nekrosenähe. Intervall 10 Tage. (HE x 2000)

Durchmesser von etwa 11 μm, d.h. dem doppelten Wert normaler Astrozytenkerne, an die von Lapham (1962) bei posthypoglykämischen und hepatischen Enzephalopathien gemessenen, dort allerdings selten vorkommenden „type L nuclei"
mit überwiegend hyperdiploiden und tetraploiden DNS-Werten. Der Autor deutet
diesen Befund im Zusammenhang mit anderen Hinweisen als Zeichen der DNS-
Synthese in Verbindung mit Teilungsvorgängen. Auch in Umgebung von größeren
Gewebsnekrosen ist mit dieser Stoffwechselleistung der Astrozyten zu rechnen,
nachdem sie direkt autoradiographisch im Tierexperiment mehrfach nachgewiesen worden ist. Die DNS-Neubildung beginnt nach diesen Untersuchungen in Makrogliazellen nach 1–2 Tagen (Konigsmark u. Sidman 1964; Riverson et al. 1966;
Helpap et al. 1976). Ob dieser Zeitpunkt für den Menschen ebenfalls zutrifft, ist un-
gewiß. Bei der Besprechung der Mitose wird auf mögliche Unterschiede zu Tierversuchen einzugehen sein.

Im eigenen Material lassen sich die ganglioiden Kerne erstmals nach 62 h beobachten. Sie sind in gleichbleibender Häufigkeit bis 42 Tage nach der Läsion bei 29
von 76 Fällen (38 %) zu finden. Dieser Kerntyp stellt also eine nur vorübergehende
Erscheinung dar.

Eine vergleichbare Angabe findet sich bei Blakemore (1971). Er beobachtete
das Auftreten dunkler Makrogliakerne mit prominentem Kernkörperchen im Tierversuch nach 2 Tagen. Cavanagh u. Kyu (1971) sahen sie bei experimenteller Hirnverletzung nach 4 Tagen, wobei frühere Stadien nicht untersucht worden waren.
Damit scheint das Auftreten dieser Kernbilder unter Versuchsbedingungen auch
zeitlich mit dem Einsetzen der DNS-Reduplikation zusammenzufallen, so daß dieser Typ S- und G_2-Zellen zuzuordnen sein dürfte. Beim Menschen bilden sie sich

nach eigener Beobachtung erst etwas später, nämlich nach 62 h, und sind über einen längeren Zeitraum hin nachzuweisen.

Lange hat die Vorstellung geherrscht, daß sich Astrozyten nur amitotisch teilen können (u. a. del Rio-Hortega u. Penfield 1927a; Scholz 1957a; Greenfield u. Meyer 1963), obwohl ältere Beobachtungen von Mitosen vorgelegen haben. Erst seit dem direkten Nachweis in Gewebekulturen (Pomerat 1958; Nakai u. Okamoto 1963) und der elektronenmikroskopischen Identifizierung (Mori u. Leblond 1969; Manuelidis u. Manuelidis 1971) mehrten sich Mitteilungen über die *Mitose* von Makrogliazellen, die heute als Hauptteilungsmodus normaler und reaktiver Astrozyten anzusehen ist. Sie bilden dabei oft auffällige abnorme Formen, die zwar schon Spielmeyer (1922) beschrieb, jedoch den Mikrogliazellen zuordnete. Diese wurden beim Menschen ebenfalls von Campbell (1908, in Umgebung eines Abszesses), Creutzfeldt (1923, bei akuter Encephalomyelitis disseminata), Smirnov (1935, zit. nach Didimova et al. 1974), de Vries (1954, bei postvakzinaler Enzephalitis), Peters (1958a, ebenfalls bei akuter Encephalomyelitis disseminata), Klavins (1963, bei zentraler pontiner Myelinolyse) und Diemer u. Klinken (1976, bei hypoxischer Hirnschädigung) sowie im Tierexperiment von Hirsch u. Müller (1962), Cavanagh u. Kyu (1969, 1971) und Didimova et al. (1974) bei ischämischen und traumatischen Läsionen beobachtet. Ganz überwiegend besteht hierbei eine Mitosestörung, wie sie von Kolchizinversuchen an anderen Modellen bekannt ist. Eine Mitosespindel fehlt, wodurch die meist besonders kontrahierten Chromosomen regellos über das gesamte Perikaryon verstreut werden (Abb. 16a). Ana- und Telophase bleiben aus. Nach den eigenen Untersuchungen dürfte dieser Typ im Rand akuter Parenchymnekrosen schätzungsweise 90 % aller Astrozytenmitosen betreffen, während andere Teilungsanomalien zurücktreten. Die wenigen normal erscheinenden Teilungsbilder liegen überwiegend in etwas größerer Distanz.

Als Ursache dieser Mitosestörung nehmen Cavanagh u. Kyu (1969, 1971) die Überhydratation der Astrozyten im Randgebiet an. Doch unabhängig hiervon kann die Diffusion von Stoffen aus dem Nekrosebezirk heraus als pathogenetisch wirksam sicher nicht außer acht gelassen werden. Auch könnten die Astrozyten im Vergleich zu den mitotisch aktiven Makrophagen eine besondere Empfindlichkeit gegenüber den am Spindelapparat angreifenden Noxen besitzen. Wahrscheinlich kommen also verschiedene Faktoren ursächlich für die Mitoseanomalie in Frage.

Unabhängig vom Vorliegen oder Fehlen der besprochenen atypischen Teilungsform treten im eigenen Material Astrozytenmitosen erstmals nach 58 h auf. Die Teilungsaktivität, ausgedrückt in der Häufigkeit der Fälle mit diesem Befund bei 248 untersuchten Läsionen, gibt Tabelle 12 und Abb. 17a wieder. Die maximale Frequenz wird nach 4–5 Tagen erreicht und ändert sich bis zu einer Dauer von 20 Tagen nicht wesentlich. Indirekte Teilungsbilder von Makrogliazellen sind in diesem Zeitraum bei 37 % der Fälle zu finden. Später nimmt der Befund deutlich ab und ist letztmalig nach 64 Tagen vorhanden.

Da nach histometrischen Untersuchungen des Randgebiets von 3–64 Tage alten Nekroseherden weder eine absolute noch eine anteilmäßige Vermehrung der Astrozytenpopulation erkennbar ist (Murray u. Walker 1973; Fischbach 1974),

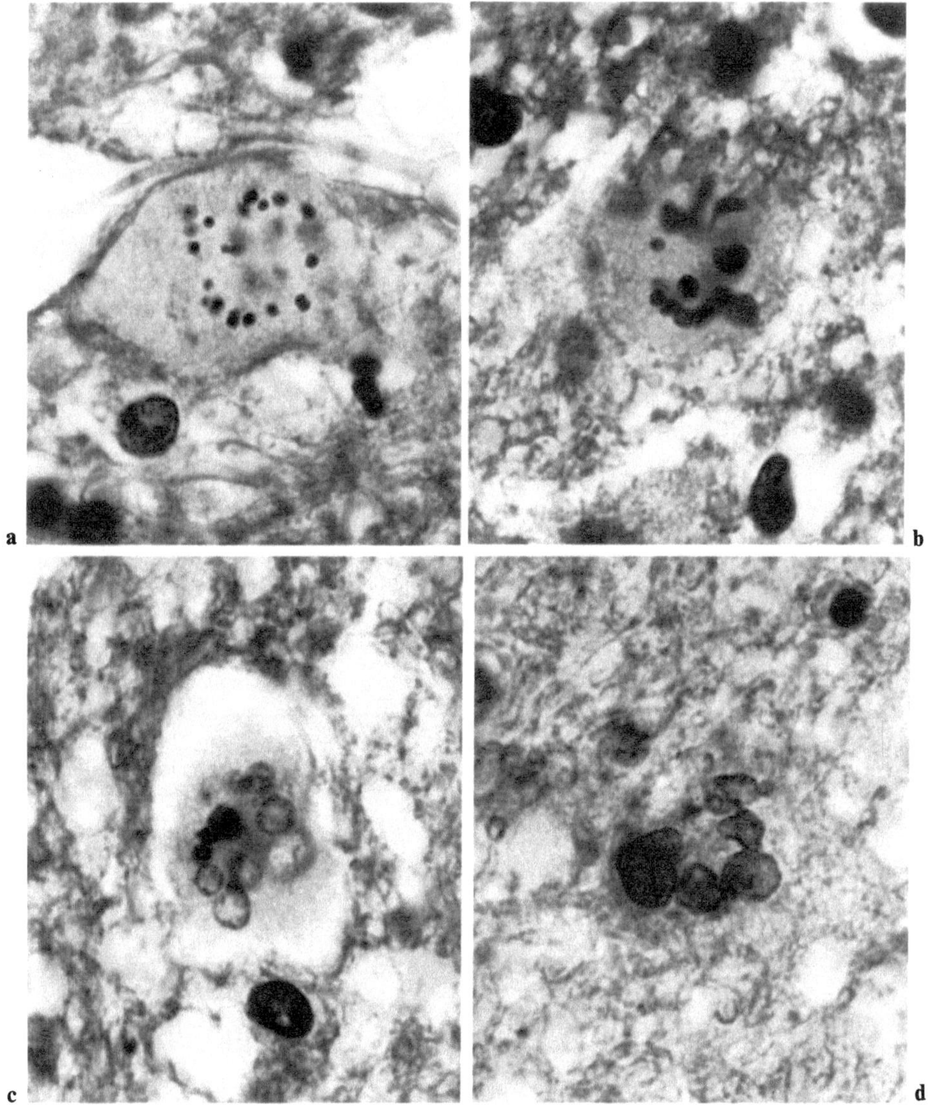

Abb. 16 a–d. Verschiedene Stadien atypisch verlaufender Astrozytenmitosen mit Bildung vieler kleiner Kerne, die schließlich konfluieren. **a** Mitose mit verstreuten Chromosomen; **b** und **c** Rekonstruktion von Mikronuklei; **d** Verschmelzung der Karyomere. Intervall 10 Tage. (HE, x 1320)

erübrigt sich für diese Häufigkeitskurve eine Reduktion auf die vorhandene Zahl der Makrogliazellen. Sie kann direkt mit den für Makrophagen gewonnenen korrigierten Mitosefrequenzen (Abb. 5) verglichen werden. Mitosebilder treten bei beiden Zellarten gleichzeitig – nach 58 bzw. 62 h – auf. Der Maximalwert entwickelt sich aber bei Astrozyten erst 1 Tag später als bei den Abräumzellen und bleibt viel länger erhalten. Während die entsprechende Kurve für Phagozyten eine ausgepräg-

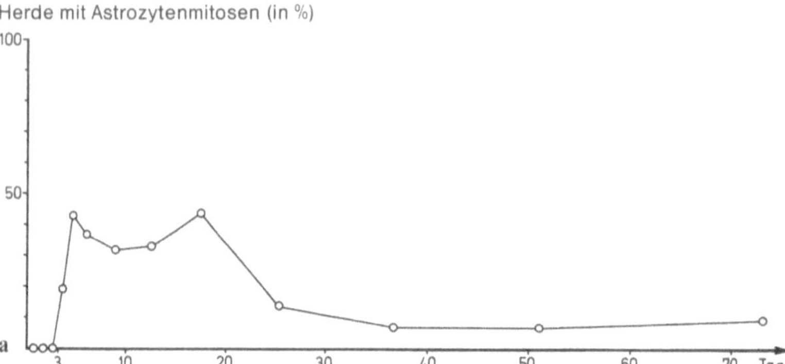

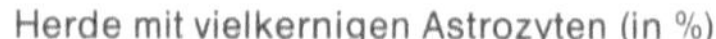

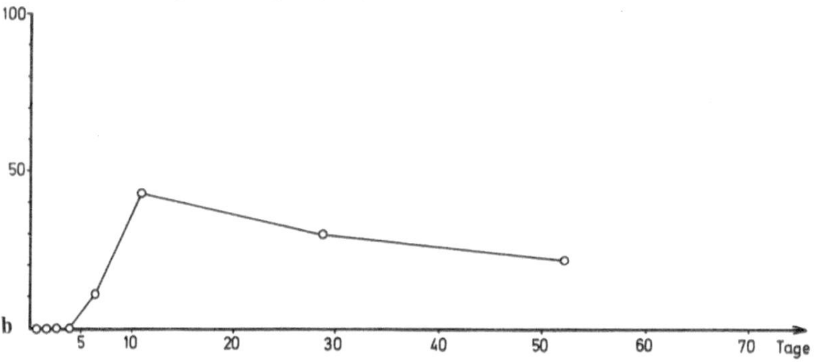

Abb. 17a, b. Zeitliche Abhängigkeit der Häufigkeit von Fällen mit Vorkommen von Astrozytenmitosen (**a**) und von vielkernigen Astrozyten (**b**)

Tabelle 12. Häufigkeit von Fällen mit Astrozytenmitosen (vgl. Abb. 17a)

Zeitintervall	Häufigkeit
0– 1 Tag	0/28 = 0 %
> 1– 2 Tage	0/34 = 0 %
> 2– 3 Tage	0/15 = 0 %
> 3– 4 Tage	4/21 = 19 %
> 4– 5 Tage	6/14 = 43 %
6– 7 Tage	7/19 = 37 %
8–10 Tage	7/22 = 32 %
11–14 Tage	7/21 = 33 %
15–20 Tage	8/18 = 44 %
21–30 Tage	2/16 = 13 %
31–42 Tage	1/15 = 7 %
43–60 Tage	1/14 = 7 %
2– 3 Monate	1/11 = 9 %

te Spitze mit Abfall zu niedrigen Werten schon nach einer Woche bildet, zeigt die für Makrogliazellen gewonnene ein Plateau und ein Absinken erst nach 3 Wochen. Die astrogliöse Teilungsaktivität ist also über eine relativ lange Zeit hin erkennbar.

Das Auftreten von Astrozyten in Mitose datierten Escourolle u. Poirier (1973) auf 4–5 Tage, während Baggenstoss et al. (1943) allerdings nicht genauer charakterisierte Mitosen in der Ödemzone menschlicher Punktionswunden nach 3 Tagen beobachteten. Die eigene Untersuchung ergibt aufgrund des großen Materials eine geringe Verkürzung dieses Intervalls auf 2 Tage 10 h.

Aus dem Schrifttum lassen sich über den Beginn der mitotischen Aktivität der Astrozyten im Tierexperiment folende Daten entnehmen: 3 Tage (Peters 1943), 48h (Stroebe 1894; Farrar 1908; Cavanagh 1970; Blakemore 1971; Didimova et al. 1974) und 36 h (Devaux 1908). Damit zeigt sich selbst bei Skepsis gegenüber älteren Untersuchungsbefunden eine deutliche, wenn auch geringe Verfrühung der Makrogliaproliferation bei Versuchstieren im Vergleich zum Menschen um etwa 1 Tag. Auch das Mitosemaximum nach 3-4 Tagen (Cavanagh u. Kyu 1971; Blakemore 1971) wird etwa 1 Tag früher erreicht. Damit liegen gleiche zeitliche Differenzen vor, wie wir sie schon bei der Besprechung der Phagozytenvermehrung kennengelernt haben.

Bei einem Vergleich dieser Zeiten mit denen für das Auftreten der ganglioiden Zellkerne ergibt sich für Mensch (62 bzw. 58 h) und Versuchstier (48 bzw. 36–48 h) vollständige Übereinstimmung, so daß damit dieser Zelltyp auch beim Menschen mit großer Wahrscheinlichkeit die S- und G_2-Phase anzeigt.

Fragt man nach dem weiteren Schicksal der abnorm mitotischen Astrozyten, so gibt die Aneinanderreihung möglicher Folgezustände, wie Cavanagh u. Kyu (1969, 1971) am experimentellen Modell eindrucksvoll gezeigt haben, auch beim Menschen den Übergang der einzelnen Chromosomen in Rekonstruktionsphasen mit Bildung *zahlreicher Kleinkerne,* die im gleichen Zytoplasma verbleiben (Abb. 16b-d). Auch sie entwickeln oft sehr prominente Kernkörperchen und zeigen keinerlei Degenerationserscheinungen. Sie können sogar gelegentlich das Bild mehrkerniger Ganglienzellen vortäuschen, wenn größere Karyomere vorliegen, wobei allerdings sowohl die Nissl-Substanz als auch die typische haufenförmige Lipofuszinanordnung des Neurons fehlen (s. S. 84).

Makrogliazellen mit zahlreichen Mikronuklei lassen sich im eigenen Untersuchungsgut erstmals nach 5 Tagen feststellen, also mit einer zeitlichen Verzögerung gegenüber den ersten Mitosen. Ihre Häufigkeit nimmt nur allmählich zu und bildet nach 9–42tägigen Intervallen ein Maximum mit 37 % der Fälle (Abb. 17b). Sie werden letzmalig nach 55 Tagen beobachtet. Auch hierin zeigt sich eine ausgeprägte zeitliche Verschiebung gegenüber dem Mitosevorkommen, das, von wenigen Ausnahmen abgesehen, praktisch nach 3 Wochen beendet ist.

Cavanagh u. Kyu (1971) fanden diese Zellform im Tierexperiment schon nach 3 Tagen. Die Häufigkeit nahm bis mindestens zum 6. Tage zu. Berücksichtigt man das bei Versuchstieren frühere Einsetzen der mitotischen Aktivität, so zeigt sich hier wie beim Menschen die gleiche Relation zum Mitosebeginn.

Beim Versuch der Deutung dieser zeitlichen Verschiebung von Mitose- und Karyomeriestadium ist besondere Aufmerksamkeit auf die sicher sehr unterschiedliche Zeitdauer dieser Phasen zu lenken. Schon das Verhindern der mitotischen Chromosomenwanderung durch Fehlen des Spindelapparates dürfte zu einer erheblichen Verzögerung der Kernrekonstruktion (Mitosearretierung) und damit zu einer Häufung dieser Mitosebilder führen, die eine viel zu große Teilungsaktivität der Astrozyten vortäuscht. Ein gleicher stathmokinetischer Effekt ist von Experimenten mit Spindelinhibitoren gut bekannt, wobei die Mitosefrequenz die mehrfache Höhe des Ausgangswertes erreicht (u. a. Puck u. Steffen 1963; Frei et al. 1964). Demgegenüber läßt sich wegen des anhaltenden Häufigkeitsmaximums und wegen des auffällig späten Verschwindens der Karyomerie auf eine wesentlich längere Phase der Vielkernigkeit schließen. So ist gerade bei dieser Zellform mit einer Akkumulation des Befundes zu rechnen, die auch ohne Nachschub von auslaufenden Mitosen über einige Zeit bestehen bleibt.

Besonders seit den experimentellen Untersuchungen von Altmann u. Haubrich (1965) ist geklärt, daß aus atypischen Mitosen hervorgegangene Karyomere zu lobulierten *unregelmäßigen Kernformen* höherer Ploidiestufe fusionieren können. Auch an Makrogliazellen konnte dies im Experiment gezeigt werden (Cavanagh u. Kyu 1969, 1971; Didimova et al. 1974), wobei die resultierenden Kerne erwartungsgemäß tetraploide DNS-Mengen aufweisen (Cavanagh u. Kyu 1971). Ferner spricht auch die Beobachtung multipler Zentriolen in reaktiven Astozyten mit vergrößertem Kern (Palme 1961; Blakemore 1971) für einen abgelaufenen Replikationsprozeß ohne nachfolgende Zellteilung. Polymorphe, große Kerne, die aus Kleinkernen hervorgegangen zu sein scheinen, sind auch beim Menschen zu finden (Abb. 18). In der eigenen Untersuchungsserie kommen sie jedoch nur bei 4 Fällen nach Intervallen von 8–44 Tagen vor. Aufgrund dieser geringen Inzidenz und des gleichzeitigen Vorkommens mit vielkernigen Astrozyten ist damit zu rechnen, daß das Polymorphiestadium nur sehr kurze Zeit besteht und sich rasch die übliche runde Kernform wieder ausbildet.

Auch Cavanagh u. Kyu (1971) haben diese Bilder in ihren Versuchen gleichzeitig mit Mehrkernigkeit beobachtet.

Nach 34tägigem Zeitraum finden sich jedoch erstmals Astrozytenkerne, die sich durch noch intensivere Färbung bei auffälliger Größe auszeichnen. Hier ist wahrscheinlich eine noch höhere Ploidiestufe erreicht worden. Es handelt sich um die *Monstregliazellen* Weigerts, bei denen Lapham u. Johnstone (1964) außer tetraploiden vor allem 8- und sogar 16fache DNS-Mengen gemessen haben. Die höheren Werte fanden sich in ihrem Material besonders in Herden, deren Alter auf mehr als 1 Jahr geschätzt worden war. Die eigene Beobachtung zeigt aber ein schon wesentlich früheres Vorkommen in einzelnen Fällen. Die Häufigkeit bleibt dabei offensichtlich lebenslang unverändert. Wird sie auf nur die auffälligsten abnormen Kernbilder eingeengt, so ergibt sich zwischen 34 Tagen und 56 Jahren eine Frequenz von 16 % (9 der 57 Fälle). Nur bei einem kleinen Teil der Fälle kommt es also zur Entwicklung höherer Ploidiegrade, wobei sich der Beginn dieses Vorgangs im

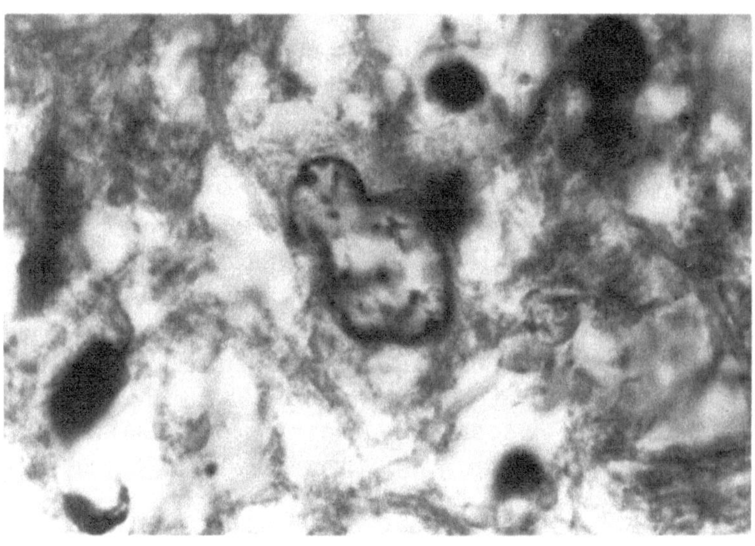

Abb. 18 Polymorphkerniger Astrozyt. Intervall 8 Tage. (HE, x 1410)

Anschluß an die Mitosewelle nach etwa 1 Monat erkennen läßt. Da aber Mitosen mit deutlicher Chromosomenzahlvermehrung – wie sie unter besonderen experimentellen Bedingungen von Cavanagh u. Kyu (1971) ganz vereinzelt nachgewiesen werden konnte – nicht beobachtet werden, ist es sehr wahrscheinlich, daß für diesen zweiten Replikationsschritt ein anderer Modus benutzt wird – wie bereits Lapham u. Johnstone (1964) diskutierten –, der der endomitotischen Polyploidisierung.

Im Endresultat läßt sich nach Untersuchungen von Fischbach (1974) bei jahrealten Herden zwar eine relative Zunahme der Astrozyten nachweisen, sie findet aber ihre Erklärung im Untergang von Oligodendrogliazellen mit einer Reduktion der Zelldichte am Rand des zystischen Defekts auf durchschnittlich 36 %. Die Zahl der Astrozyten pro Gewebevolumen bleibt dagegen bei einem Vergleich mit entfernt liegenden Hirnarealen unverändert. Zusammenfassend scheint sich die replikative Aktivität der Astrozyten im wesentlichen in der Bildung polyploider Zellen zu erschöpfen; und dies offensichtlich auch nur bei einem Teil der Fälle. Eine echte Zellvermehrung kommt nicht zustande.

Kehren wir zu kürzeren Intervallen zurück, so ist als weitere, sehr charakteristische Zellform die der *„plumpen" oder „gemästeten Astrozyten"* Nissls zu nennen, die das Gewebsbild ab einer bestimmten Zeit beherrschen. Ihr erstes Vorkommen ist im eigenen Material je nach den benutzten Kriterien auf 6 Tage (exzentrisch liegender Kern) oder 9 Tage (dichtes, homogen-eosinophiles, großes Zytoplasma) zu datieren.

In Übereinstimmung wird im Schrifttum dieser Zeitpunkt für den Menschen mit 1–2 Wochen (Adams 1958), 9 Tagen (Eisenmenger et al. 1978), Ende der ersten

Woche (Link u. Schleussing 1955) und 4 Tagen (Baggenstoss et al. 1943) bzw. für
Tiere mit 6 Tagen (J. M. Schröder u. Tzonos 1967) angegeben. Die gemästeten Zellen stellen somit eine erst etwas später auftretende Form reaktiver Astrozyten dar, deren charakteristisches Enzymmuster übrigens nicht von dem vorausgegangener Phasen abweicht und selbst nach Ausbildung von Gliafasern über Jahre hin erhalten bleibt (Osterberg u. Wattenberg 1962).

Zweikernige Astrozyten fallen dagegen in der eigenen Serie schon nach 3 Tagen auf. Den gleichen Zeitpunkt fanden del Rio-Hortega u. Penfield (1927b) und Blakemore (1971) bei Tierversuchen. Rand u. Courville (1932b) beschrieben diesen Zelltyp beim Menschen schon nach 56 h.

Die Phagozytose- und *Speicherungsfähigkeit* der Astrozyten ist zwar nur gering ausgeprägt, verglichen mit der der Makrophagen (Scholz 1957a; Hager 1968), doch keineswegs zu vernachlässigen. Sie konnte sowohl in vitro beobachtet (Bornstein 1963) als auch elektronenmikroskopisch nachgewiesen werden (u. a. Gonatas et al. 1964; Eager u. Eager 1966).

Die Aufnahme von *Myelinballen,* wie sie besonders von Scholz (1933) beschrieben worden war, ist hier nicht systematisch untersucht worden. Diese Bilder sind lichtmikroskopisch oft schwer zu deuten, da die intrazelluläre Lage wegen der bizarren Zellkontur nicht immer eindeutig zu entscheiden ist, solange die Zelle von gleichartigen Gebilden in großen Mengen umgeben ist. Nach elektronenmikroskopischen Befunden anderer Autoren sind Myelineinschlüsse schon nach 24 h beobachtbar (Gonatas et al. 1964; Schlote 1970), wobei aber selbst nach mehreren Tagen noch keine Zeichen für einen Abbau dieses Materials zu erkennen sind (Gonatas et al. 1964; Lampert u. Cressman 1966). An der allmählichen Umwandlung der Myelinlipide auch durch Astrozyten besteht jedoch kein Zweifel (Lantos 1974).

Eindrucksvoll hat Struwe (1926) die *Fettspeicherung* in gemästeten Astrozyten dokumentiert. Die Tröpfchen liegen in der Peripherie des Perikaryons und in den dickeren Fortsätzen, wobei oft eine einseitige Häufung gegenüber dem exzentrisch liegenden Kern eingehalten wird. Im eigenen Material wird sudanophiles Fett in der angegebenen Verteilung erstmals nach 18 Tagen sichtbar. Es läßt sich besonders leicht in den Makrogliazellen der ersten Rindenschicht erkennen, da hier die Markscheiden weitgehend fehlen, die die zelluläre Zuordnung im Mark in dickeren Gefrierschnitten erschweren. Doppelbrechende Lipide sind nach eigener Erfahrung nicht nachweisbar. Vergleichbare Literaturangaben fehlen bisher.

In größerer Menge als die Neutralfette wird *Siderin* in Makrogliazellen gebildet (Struwe 1926), wobei die granuläre Komponente die gleiche periphere Verteilung in der Zelle einnimmt wie die Fetttröpfchen (Metz u. Spatz 1926). Die letzteren Autoren lehnten dagegen einen diffusen Eisengehalt des Zytoplasmas als Artefakt ab. In den eigenen Präparaten tritt aber eine homogene, schwache Farbreaktion des Perikaryons ab einem bestimmten Zeitpunkt mit Regelmäßigkeit auf und begleitet immer die granuläre Form, so daß ein Kunstprodukt unwahrscheinlich ist. Dazu kommt die lokalisatorische Beziehung zum Blutungsherd. Elektronenmikroskopisch kommen Ferritingranula nicht nur in Lysosomen (Siderosomen),

94

sondern auch freiliegend im Grundzytoplasma in reichlicher Menge vor (Blinzinger 1968).

Unter Ausschluß von Aneurysma- und Angiomblutungen, bei denen mit klinisch stummen, d. h. nicht datierbaren, rezidivierten Extravasaten gerechnet werden muß, findet sich in der vorliegenden Untersuchungsserie eine homogene Zytoplasmasiderose mit Konstanz ab 10 Tagen. Sie ist besonders gut in den subpialen Astrozyten und in den Bergmann-Zellen des Kleinhirns nach Subarachnoidalblutungen zu beobachten. Eine granuläre Eisenspeicherung ist dagegen erst nach 20 Tagen nachweisbar. Dieser Zustand bleibt offensichtlich lebenslang erhalten, im untersuchten Material bis mindestens 32 Jahre, und steht dann in auffälligem Kontrast zum Fehlen eisenhaltiger Makrophagen. Im Gegensatz zu Spatz (1922) ist auch bei jahrzehntealten Herden keine wesentliche quantitative Verminderung des astrozytären Eisengehalts erkennbar.

Übereinstimmende Angaben machen Oehmichen u. Raff (1980). Sie fanden in Kontusionsherden siderinhaltige Astrozyten erstmals nach 8tägigem Intervall und zuletzt nach 44 Jahren.

Es ist nun zu fragen, warum das Eisen im Vergleich zu Makrophagen in Astrozyten erst so spät nachweisbar wird. Gleiches gilt für das Auftreten von Neutralfetten. Die Ursache liegt wahrscheinlich weniger in einer mangelnden Phagozytosebereitschaft oder der Fähigkeit zur Aufnahme des Materials allein in einer bereits aufbereiteten Form aus dem Extrazellulärraum durch Pinozytose. So sind die Phagozytose sowohl von Myelin als auch von Erythrozyten (David et al. 1967; Lantos 1974) sowie ihr Abbau elektronenmikroskopisch nachgewiesen. Die Resorption wasserlöslicher Eisenverbindungen läßt sich experimentell bereits nach wenigen Stunden bis zu 2 Tagen erkennen (Noetzel u. Ohlmeier 1963; Selwood 1971). Es scheint vielmehr ein im Vergleich zu Makrophagen erheblich verlangsamter Degradationsprozeß abzulaufen, wie er bereits für die Umwandlung von Markscheidenfragmenten diskutiert worden ist.

Auch in Astrozyten bilden sich auffällige *Lipopigmente* gelbbrauner Eigenfarbe, die zur Verwechslung mit Hämosiderin Anlaß geben können. Anhäufungen derartiger, nichteisenhaltiger Pigmente finden sich nach Intervallen von 3–56 Jahren, in großen Mengen besonders nach mehr als 20 Jahren. Hierzu fehlen im Schrifttum entsprechende Angaben.

Neben Speicherungs- und Abbauvorgängen zeigen reaktive Makrogliazellen die morphologisch beachtliche synthetische Leistung der Entwicklung sogenannter *Gliafasern*. Feinstrukturell liegt diesen eine enorme Vermehrung von 100 Å-Filamenten in hypertrophierten Zellfortsätzen zugrunde (Hager 1968). Durch die dichte Parallellagerung zu Filamentbündeln entsteht das Phänomen der Strukturdoppelbrechung (Schmidt 1942). Im eigenen Material wurde ihr Vorkommen polarisationsoptisch an HE- und Kanzler-Präparaten geprüft. Beide Färbungen führen zu übereinstimmenden Ergebnissen. Besonders die letztere Methode ist wegen der z. T. nur schwachen Doppelbrechung geeignet, wobei ein Ausnutzen des Dichroismus hilfreich ist (Schnabel 1963). Das erste Auftreten von Gliafasern ist schon nach 9 Tagen zu beobachten. Es handelt sich aber zunächst immer nur um ganz vereinzelte Zellen bei nur wenigen Fällen. Zwischen 9 und 21 Tagen sind sie bei lediglich 10 % der Fälle (3/31) auffindbar. Nach 1–3 Monaten lassen sie sich bei 77 % (13/17) erkennen. Dabei sind nach 2–3 Monaten insgesamt mehr und v. a. dikkere Fasern vorhanden, so daß mit diesem Stadium der eigentliche Beginn der Fasergliose einsetzt.

In der Literatur wird das Auftreten der Gliafasern sehr unterschiedlich angegeben, was z. T. auf anderen histologischen Techniken, wie z. B. Metallimprägnationen beruht, z. T. sicher aber auch in der verschiedenen quantitativen Beurteilung begründet ist, was bei der sehr langsamen Ausbildung zu divergierenden Daten führen muß. Im einzelnen finden sich folgende Werte, die sich teilweise auf Tierexperimente beziehen: 1–3 Monate (Linell 1929; J. M. Schröder u. Tzonos 1967; Hicks 1968), 26 Tage (Eisenmenger et al. 1978), 3 Wochen (Hicks u. Warren 1950), 17 Tage (del Rio-Hortega u. Penfield 1927b; Tanner 1951), 16 Tage (G. Müller 1930), 3–6 Tage (Steegmann 1968) und 2–3 Tage (Jacob 1963). Die eigenen Daten bestätigen die bisherigen Befunde weitgehend. Allerdings erscheint es nach den eigenen polarisationsoptischen Erfahrungen unwahrscheinlich, daß nach so kurzen Intervallen, wie sie die beiden letzten Autoren angeben, schon eine Doppelbrechung nachweisbar ist. Leider haben diese ihre Untersuchungsmethode nicht angeführt. Vermutlich dürfte bei diesen Daten daher weniger die Anisotropie als vielmehr eine gewisse Verdickung der Zellfortsätze als Kriterium zugrunde gelegen haben, die aber auch im einfachen Zellödem ihre Ursache haben kann.

Die feinstrukturell im Experiment nachweisbare Filamentvermehrung setzt allerdings schon sehr viel früher ein, nämlich nach etwa 2 Tagen (David et al. 1967; Schlote 1970; Schneider u. Dralle 1973). Die Filamente häufen sich zunächst in der Nähe des Kerns und sammeln sich erst danach auch in den Fortsätzen an (s. a. Hager 1968), wobei die Zunahme allmählich über viele Tage erfolgt (Hager et al. 1967). So müssen sicherlich auch mehrere Tage vergehen bis die Filamente eine so große Menge und Dichte in den Zellausläufern bilden, daß sie anisotrope Eigenschaften aufweisen.

Eng verbunden mit dieser enormen Filamentproduktion ist das Auftreten von sogenannten *Rosenthal-Fasern* (W. Rosenthal 1898), auf deren Existenz im Bereich ventrikelferner Erweichungsherde erstmals Schlote (1964b, 1966a) hingewiesen hat. Sie stellen feinstrukturell konfluierende, stark osmiophile, membranlose Massen dar, in die die Gliafilamente unter Zunahme ihrer Substanzdichte einmünden, und müssen als Ausdruck einer dystrophischen Stoffwechselsituation mit Substanzablagerung betrachtet werden (u. a. Schlote 1964b, 1966b, 1967, 1975). Der vorherrschende Zelltyp ist ein bipolarer (piloider) Astrozyt, der sich zu Zügen und Strömen formiert und eine isomorphe faserreiche Gliose bildet. Über Häufigkeit des Vorkommens und Zeitpunkt des Auftretens von Rosenthal-Fasern in zirkulationsabhängigen Glianarben ist jedoch bisher noch nichts bekannt. Das liegt wahrscheinlich u. a. daran, daß ihre Entwicklung bis auf wenige Ausnahmen auf den Menschen beschränkt ist (Frankhauser et al. 1980; Kress et al. 1981). Schlote

(1966a) hat sie in älteren, abgeräumten Herden offenbar häufiger gesehen, während Ule (1972) sie als seltenes Vorkommnis betrachtet.

In der eigenen Untersuchungsserie werden Rosenthal-Fasern erstmals nach 3½ Monaten sichtbar. Damit läßt sich auch im zeitlichen Verlauf die Beziehung zur Gliafaserbildung, die zu diesem Zeitpunkt i. allg. deutlich ausgeprägt ist, bestätigen. Anfangs liegen diese Einschlüsse in den Zellfortsätzen noch in Form dünner Bänder mit der charakteristischen intensiven Anfärbung durch Markscheidenmethoden vor. Sie besitzen Durchmesser von etwa 2–3 μm und scheinen aus rundlichen Granula gleicher Dicke durch Zusammenfließen zu entstehen. Erst etwas später trifft man auf die bekannten plumpen, wurstförmigen Gebilde (Abb. 19). Ihre Fallhäufigkeit bleibt konstant. Rosenthal-Fasern finden sich zwischen 3 ½ Monaten und 56 Jahren bei 69 % der Fälle (27/39). Dabei ist allerdings bereits ein einziges typisches Gebilde als positiver Befund gewertet worden. Bei den meisten Herden liegen nur wenige Exemplare vor, in einzelnen Fällen jedoch erhebliche Mengen. Auch hierin kommt die auffällige individuelle Variationsbreite zum Ausdruck, die uns bereits bei der Besprechung der Polyploidie und der Gliafaserentwicklung begegnet ist. Die Ursache ist noch unbekannt. Doch lassen sich nach Aufschlüsselung der vorliegenden Ergebnisse jedenfalls keine Beziehungen zu hämorrhagischen/anämischen bzw. vollständigen/unvollständigen Nekrosen erkennen, wie sie für kollagene Fasern bestehen.

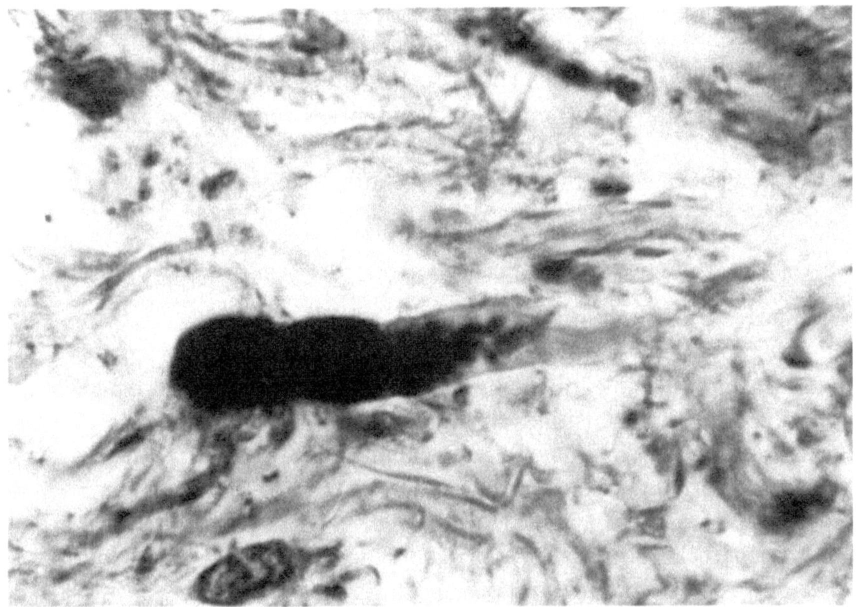

Abb. 19. Rosenthal-Faser, die durch Zusammenfließen stark färbbarer intrazellulärer Granula in einem Zellfortsatz entsteht. Intervall 4 Jahre. (Luxol Fast-Blue/Kernechtrot, x 1590)

In alten Gliosen entwickeln sich schließlich größere Mengen von *Corpora amylacea* (Hicks u. Warren 1950). Sie stellen hauptsächlich Bildungen in Astroytenfortsätzen dar (Ramsey 1965). Auch hierzu liegen bisher keine zeitlichen Angaben vor. Nach den eigenen Untersuchungen kommt eine auffällige Massierung dieser Körperchen im Vergleich mit dem Nachbargewebe erst bei Herden, die mindestens 24 Jahre alt sind, vor, und zwar bei 5 von 7 Fällen. Es scheint sich somit um eine ausgesprochene Späterscheinung zu handeln.

Synopsis

Die frühesten neuronalen Reaktionen bestehen in lokalen Axonschwellungen in der unmittelbaren Infarktumgebung. Sie treten schon nach 5 h auf, verändern im Laufe der Zeit ihr Erscheinungsbild (axonale Dystrophie) und bleiben offensichtlich lebenslang erhalten. Die retrograde Reaktion des Perikaryons setzt als Fernwirkung dagegen deutlich später (nach etwa 24 h) ein. Sie ist mindestens 1 Jahr lang nachweisbar.

Astrozyten zeigen sehr frühzeitig, schon nach 2 h, eine beträchtliche Flüssigkeitsaufnahme des Zytoplasmas auch außerhalb des Infarkts, etwas später teilweise sogar in Vakuolenform. Nach etwa 24 h kommt es in ihnen gleichzeitig mit einer Kernschwellung zu einer Veränderung des Stoffwechsels mit Aktivierung oxidativer Enzyme und einer Glykogenanhäufung. Hämosiderin- (nach 10 Tagen) und Fettbildung (nach 18 Tagen) treten im Vergleich zu Makrophagen erst spät auf. Der Mitoseprozeß beginnt in den Astrozyten nach 2½ Tagen. Er führt jedoch nicht zu einer Zellteilung, sondern über ein Karyomeriestadium zu polyploiden Zellen. Eine Zellvermehrung kommt somit nicht zustande. Mitoseaktivität ist bis zu 2 Monaten nachweisbar. Die Polyploidisierung hängt möglicherweise mit der Funktion der Gliafaserbildung zusammen, die zwar schon nach wenigen Tagen beginnt, aber erst nach etwa 1 Monat rascher voranschreitet. Ab 3½ Monaten entwickeln sich in den Fasergliosen Rosenthal-Fasern.

4.1.4 Sekundäre Degeneration

Durch Verlust der Kontinuität mit dem Perikaryon geht das distale Axonstück nach einem nur kurzen Überlebensintervall zugrunde. Die Degeneration erfolgt – von kurzen Abschnitten am proximalen und distalen Ende abgesehen – im gesamten Faserverlauf gleichzeitig (Übersicht bei Demêmes et al. 1974).

Dem axonalen Zerfall folgt eine Degeneration der Markscheide ebenfalls in der gesamten Faserstrecke, ohne daß sie selbst oder die zugehörigen Oligodendrogliazellen der direkten Schädigung ausgesetzt waren. Der Myelinmantel zeigt nach 3 Tagen eine Verminderung der Doppelbrechung (Schlote 1970). Ihr entspricht feinstrukturell eine Aufspaltung der Lamellen in der Zwischenlinie (interperiod line) mit blasiger Erweiterung des so entstandenen Extrazellulärraums durch Wasseraufnahme. In dieser frühen Phase kommt es zu einer proteolytischen Dissoziation der Myelinproteolipide (Hallpike u. Adams 1969), wobei aus Myelin mit normal 105 Å-Periodizität 90–95 Å-Lamellen entstehen (Lassmann et al. 1978). Chemisch besteht keine Veränderung in der Lipidzusammensetzung der Markscheiden (Mc Caman u. Robins 1959). Auch mit den Färbemethoden für Markscheiden sind keine Abweichungen vom normalen Verhalten erkennbar, ganz im Gegensatz zu den Markscheiden im Nekroseareal. Sie zeigen aber eine abnorme Reduktion von Osmiumtetroxid bei Gegenwart von Kaliumchlorat (Marchi-Reaktion), die durch Netzmittel reversibel ist (Giolli u. Scully 1968). Dieses Marchi-Stadium beginnt bei Tier und Mensch ebenfalls nach 2–3 Tagen (Jakob 1913; Glees 1948; Jacob 1957; Strich 1968). Ihm folgt der Abbau der veränderten Markscheiden.

Die Oligodendrogliazellen weisen zunächst eine Kernschwellung auf (Cramer u. Alpers 1932; Vaughn u. Pease 1970). Sie wird im eigenen Material nach etwa 9 Tagen erkennbar. Die Zellen bleiben lange mit den z. T. sternförmig kollabierten Markscheiden verbunden (Lampert u. Cressman 1966; Bignami u. Ralston 1969), bis schließlich in späten Phasen ein Teil dieser Zellpopulation zugrunde geht (Scholz 1957a; Jacob 1957). Das Ausmaß des Zelluntergangs läßt sich aus den Zahlen von Hawkins u. Olszewski (1960) ablesen. Unter Berücksichtigung der Gewebsschrumpfung errechnet sich nach 7–10 Jahre zurückliegendem zerebralen Infarkt in der ipsilateralen Pyramide eine Reduktion der Gesamtzellzahl auf 55–73 %. Desgleichen läßt sich periläsionell im Gehirn, d. h. auch im proximalen Bereich der degenerierten Faserstrecke, nach Jahren eine Verminderung der Zellen auf Kosten der Oligodendrogliazellen feststellen, während die Astrozytenpopulation konstant bleibt (Fischbach 1974).

Markscheidenabbau

Die vergleichende Untersuchung der proximalen und distalen Faserstrecke ergab im vorliegenden Material weder qualitative noch zeitliche Unterschiede im Ablauf der Abbauerscheinungen in den beiden Faserabschnitten. Das klassische Konzept des einheitlichen Untergangs der gesamten Faser wird damit erneut bestätigt, und der bis in die Gegenwart hinein immer wieder einmal vorgetragene Zweifel daran (B. S. Joseph 1973) kann zurückgewiesen werden.

Die frühesten Veränderungen, die im üblichen Schnittpräparat auf den Beginn der Markscheidendegeneration hinweisen, bilden gelegentliche *ballonartige Erweiterungen des Markscheidenrohrs* mit Vergrößerung des periaxonalen Raums. Sie sind mit der Gefügeänderung im Myelinbau zu erklären. Wir finden sie in beiden Faserbereichen übereinstimmend erstmals nach 3 Tagen. Jakob (1913) beobachtete die gleiche Veränderung nach 4–5 Tagen, also etwa zur gleichen Zeit, Glees (1948) ebenfalls nach 3 Tagen.

Sehr früh bilden sich an den Markscheiden auch schollenartige Abschnürungen von Myelin, die den Eindruck einer Markscheidenfragmentation ergeben. Diese *Markballen* sind im proximalen Fasergebiet erstmals nach 5 Tagen, im distalen nach 7 Tagen zu erkennen, d. h. unter Berücksichtigung der besseren Erkennbarkeit in den Längsschnitten der proximalen Areale zur gleichen Zeit. Im Schrifttum werden demgegenüber meist kürzere Fristen abgegeben: 7 Tage (Schlote 1970), 3½ Tage (Stroebe 1894), 3 Tage (Spatz 1921) und 2 ½ Tage (Jakob 1913). Da die Ballenbildung ebenfalls auf die Strukturveränderung des Markrohres zurückgeht, erscheinen kürzere Zeiten plausibler. Möglicherweise ist das eigene Längsschnittmaterial noch zu gering.

Eine weitere Formation ist für die Waller-Degeneration spezifisch. Sie besteht in einer kleinen, phagozytotisch aktiven Zelle mit kleinem, dunklen Kern. Sie liegt innerhalb des Markscheidenrohrs. Mit diesem, von Jakob (1913) als *Myeloklast* bezeichneten Zelltyp setzt der Abräumvorgang ein (Abb. 20). In der eigenen Serie treten die Zellen im proximalen wie im distalen Bereich nach 5 Tagen auf. Es besteht also auch in dieser wichtigen Beziehung proximodistale Gleichzeitigkeit. Greenfield u. Meyer (1963) geben ebenfalls 4 Tage als erforderliches Intervall an. Demgegenüber beruhen die kürzeren Zeiten von 3 Tagen (Spatz 1921; Bignami u. Ralston 1969) und 55 h (Jakob 1913) auf tierexperimentellen Beobachtungen und sind möglicherweise nicht direkt vergleichbar.

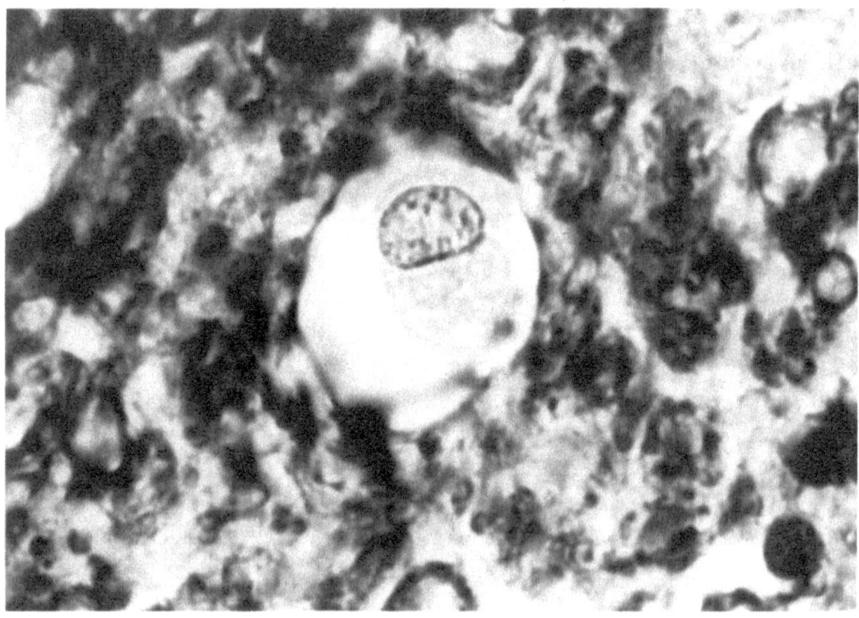

Abb. 20. Myeloklast innerhalb einer aufgeblähten Markscheide. Intervall 10 Tage. (Luxol Fast-Blue/ Kernechtrot, x 1590)

Diese Zellen phagozytieren vermutlich zunächst den Axondetritus und sind daher korrekter als Axonoklasten zu bezeichnen. Erst nach 7 Tagen enthalten sie vereinzelt Markscheidenfragmente. Sie werden größer und besitzen schließlich ein schaumig-vakuolisiertes Zytoplasma. Mehrkernige treten gelegentlich ab 16 Tagen auf.

Nach einiger Zeit sind zusätzlich *Phagozyten interstitiell,* d. h. zwischen den Markscheiden liegend, anzutreffen (Jakobs „Myelophagen"). Ihr erstmaliges Vorkommen ist jedoch vom anatomischen Typ der degenerierenden Fasersysteme abhängig (Übersicht bei Jacob 1957). So treten sie im Hinterstrang des Rückenmarks schon nach 13 Tagen in Erscheinung (Stroebe 1894; Bignami u. Ralston 1969). In den kortikospinalen Fasern des Großhirns sind sie im eigenen Material dagegen erst ab 44 Tagen und in der Pyramide ab 55 Tagen zu beobachten. In den ersten Monaten wird, wie einige Auszählungen zeigen, i. allg. eine Relation mit Überwiegen der Myeloklasten eingehalten. Erst nach mehr als 3 Monaten verwischen sich die Häufigkeitsunterschiede beider Zellarten, z. T. bedingt durch den inzwischen vorangekommenen Markscheidenabbau. Ab 8 Monaten nehmen die interstitiellen Zellen stark zu. Vergleichbare Literaturangaben liegen u. W. für die Pyramiden nicht vor.

Zur Beurteilung der *quantitativen Zellveränderungen* wurden an Luxol/Kernechtrot-gefärbten Querschnitten von 15 Pyramiden in Höhe der unteren Oliven ipsilateral und kontralateral in jeweils 10 Meßfeldern die Gesamtzellzahl ermittelt sowie sämtliche als Phagozyten identifizierbare Zellen ausgezählt. Die Fälle umfassen den Zeitraum von 5 Tagen bis 9 Monaten. Die Zählungen wurden nicht auf noch längere Intervalle ausgedehnt, weil dann auch mit einer Gewebsschrumpfung zu rechnen gewesen wäre (Lassek u. Shapiro 1951). Danach zeigt die Gesamtzellzahl pro Meßfeld nach 5–42 Tagen im Durchschnitt eine nicht signifikante Zunahme um 2 %. Als phagozytierende Zellen sind in diesem Zeitabschnitt nur etwa 3 % der Zellen zu klassifizieren. Nach 47 Tagen bis 9 Monaten findet sich eine deutliche Vergrößerung der Zelldichte um 25 %, wobei etwa 8 % der Zellen phagozytieren. Aus diesen Zahlen geht besonders deutlich der andersartige Charakter der Abräumvorgänge bei der sekundären Degeneration im Vergleich zum Primärherd hervor (s. S. 51 ff.). Sie beginnen nicht nur später, sondern nehmen einen ausgesprochenen protrahierten Verlauf.

Nach quantitativen Untersuchungen im Tierexperiment ist eine Zunahme der Zelldichte in Querschnitten des degenerierenden Trakts schon ab Intervallen von 6 Tagen (Lassek u. Shapiro 1951 – Katze) bzw. 10 Tagen (J. Joseph 1954 – Kaninchen) zu verzeichnen, und zwar sowohl in den Pyramiden (nach Dekortikation) als auch im Hinterstrang (nach Rückenmarkdurchschneidung). Dunkerley u. Duncan (1969 – Ratte) erhielten ab 11 Tagen ebenfalls eine Zellzunahme. Sie war jedoch im Gegensatz zu den beiden früheren Untersuchungen hier allein auf Gewebsschrumpfung zurückzuführen gewesen. Andererseits fanden Skoff u. Vaughn (1971) beim gleichen Versuchstier am degenerierenden N. opticus eine volumenunabhängige Vermehrung des Zellgehalts nach 8 Tagen. Auch mit biochemischen Methoden konnten McCaman u. Robins (1959) eine vergrößerte Zelldichte nachweisen. Möglicherweise bestehen hier speziesabhängige Unterschiede im Ausmaß der Zellreaktion.

Andererseits läßt sich im eigenen Material an Längsschnitten auch beim Menschen ein leicht vermehrter Zellgehalt schon früher erkennen, hervorgerufen durch das Auftreten *aktivierter Stäbchenzellen*. Der Unterschied zu den Messungen an Querschnitten hat sicherlich stereologische Gründe, da die langgestreckten Elemente oft gänsemarschartig hintereinander in Faserrichtung liegen. Erste derartige Zellen treten in der vorliegenden Serie nach 12 Tagen auf. Eine Zunahme der Zelldichte wird nach etwa 20 Tagen erkennbar. Sie bleibt aber selbst in späteren Phasen recht diskret, so daß die z. T. hochgradigen Zellvermehrungen in einigen Tiermodellen beim Menschen auch an Längsschnitten keine Parallele finden. Die Stäbchenzellzunahme läßt sich bis etwa 11 Monate verfolgen.

Die Frage nach der *Herkunft der phagozytierenden Zellen* bei der Waller-Degeneration, ob durch alleinige Proliferation endogener Zellen oder durch Emigration aus den Gefäßen, ist noch schwer zu beantworten. Mitosen kleiner Zellen, die am ehesten dieser Zellart zuzuordnen sind, da die Oligodendrozyten keine Zellvermehrung erkennen lassen, sind ausgesprochen selten. Im eigenen Material findet sich je eine einzige nach 7 und nach 32 Tagen. In der tierexperimentellen Literatur werden sie zwar auch gelegentlich als „sehr selten" (Stroebe 1894) oder „fehlend" (Jakob 1913) bezeichnet, aber doch immer wieder beobachtet. Angaben über ihr frühestes Vorkommen sind: 8 Tage (Stroebe 1894), 7 Tage (Daniel u. Strich 1969), 4 Tage (Bignami u. Ralston 1969) und 2 Tage (Vaughn et al. 1970; Adrian u. Williams 1974). Weiterhin konnte durch Autoradiographie in Kurzzeitmarkierungsversuchen eine DNS-Synthese von kleinen Zellen bzw. Stäbchenzellen nachgewiesen werden (Altman 1962a; Adrian u. Williams 1974; Skoff 1975). So besteht an einer lokalen Proliferation dieser Zellart bei Waller-Degeneration kein Zweifel, auch wenn markierte Zellen mit dieser Methode von anderen Autoren nicht gefunden werden konnten (Dunkerley u. Duncan 1969). Allerdings scheint die Intensität nur sehr gering zu sein, was bei dem protrahierten Verlauf des zellkinetischen Geschehens nicht anders zu erwarten ist.
Markierungsexperimente mit „prelabelling" der Blutmonozyten (Skoff u. Vaughn 1971; Stenwig 1972; Oehmichen u. Torvik 1976) sprechen eher dafür, daß hämatogene Zellen bei der Waller-Degeneration keine wesentliche Rolle spielen. Die proliferierenden und phagozytierenden Zellen scheinen sich von endogenen Zellen abzuleiten, unter denen v. a. Mikrogliazellen und unreife multipotente Gliazellen diskutiert werden (Vaughn et al. 1970; Skoff 1975; Lassmann et al. 1978).

Nach Erfüllen ihrer Abräumfunktion wandern die Schaumzellen *zu den Gefäßen* hin, die sie mantelförmig umscheiden. Diese Gewebsformation eines fortgeschrittenen Stadiums tritt in der eigenen Sammlung nach 5 Monaten auf. Im experimentellen Schrifttum wird sie folgendermaßen datiert: 7 Monate (Daniel u. Strich 1969), 6 Monate (Jakob 1913; Cook u. Wiśniewski 1973), 3 Monate (Greenfield u. Meyer 1963) und 1 Monat (Spatz 1921). Die eigene Beobachtung stimmt mit diesen Angaben überein. Lediglich die letzte weicht deutlich, v. a. auch von den Untersuchungen Jakobs ab, der sich besonders intensiv mit einer Untergliederung der verschiedenen Phagozytentypen befaßt hatte und dies Gewebsbild einer speziellen Zellart zuordnete.

Die Zahl der Makrophagen zeigt nach eigenen Erfahrungen eine *Abnahme* erst nach 3 Jahren. Schon vorher wird in den Zellen ein Luxol-unfärbbares, braunes, feinkörniges Lipopigment sichtbar. Schaumzellen lassen sich nach Intervallen von 9–38 Jahren (6 Fälle) nicht mehr nachweisen. Im Vergleich zu Nekroseherden halten sich also Makrophagen hier weniger lange auf (s. S. 66). Mitteilungen im Schrifttum sind uns hierzu nicht bekannt.

Im eigenen Material liegen Fettfärbungen von 8 Fällen vor, die den wesentlichen Zeitbereich von 27 Tagen bis 16 Monate umfassen. Insgesamt fällt der außerordentlich geringe Gehalt an *sudanophilen Fetten* auf, wenn man mit den Primärherden vergleicht. Dies ist u. a. schon von Spatz (1921) betont worden. Über das erste Auftreten der intrazellulären Fetttröpfchen läßt sich anhand der eigenen Serie nichts aussagen. Ihre Menge nimmt nur sehr allmählich zu. Jakob fand erste geringe Fettmengen nach 2–3 Wochen. In seiner Untersuchung traten deutlich fetthaltige Phagozyten jedoch erst nach 50 Tagen auf (seine Körnchenzellen α). Auch Spatz konnte den Beginn der Fettbildung in seinen Experimenten erst nach einem Intervall von 20 Tagen feststellen. Andere machten gleiche Beobachtungen nach 45 Tagen (Daniel u. Strich 1969) und 2 Wochen (Jacob 1963), mit elektronenmikroskopischer Technik nach 14–42 Tagen (Vaughn et al. 1970). Hurst (1925) betonte die noch geringen Mengen beim Menschen nach 1 ½ Monaten, was bestätigt werden kann. Der Abbau des Myelins und die Abscheidung der resultierenden Lipide in feinen zytoplasmatischen Tröpfchen verläuft bei sekundärer Degeneration im Gegensatz zur Nekrose außerordentlich langsam (u. a. Scholz 1957a), so daß das Auftreten der Fettsubstanzen hier schwer zu fassen ist. Trotzdem zeigen die Daten relativ gute Übereinstimmung und machen eine Frist von 2–3 Wochen wahrscheinlich. Da schon nach 7 Tagen die Phagozytose von Markballen erkennbar ist, dauert die Myelindestruktion innerhalb der Makrophagen also mindestens 1–2 Wochen.

Ein weiteres Abbauprodukt der Markscheiden entsteht in größerer Menge in Form von *Cholesterinestern.* Sie treten als doppelbrechende Kristalle in der vorliegenden Serie erstmals nach 52 Tagen in Erscheinung, während sie nach 41tägigem Intervall noch fehlen. Im Schrifttum liegen nur wenige Angaben, die sich meist auf andere Nachweismethoden stützen, vor: 6 Monate (Jakob 1913), 100 Tage (Bignami u. Ralston 1969), 80 Tage (Strich 1968) und 1 ½ Monate (Hurst 1925). Die Beobachtung mit der bisher kürzesten Frist wird damit bestätigt. Demnach tritt auch diese Stoffgruppe hier viel später in Erscheinung als in der ischämischen Nekrose.

Zeichen einer beginnenden *Markscheidenreduktion,* die nicht durch Ödem oder Zunahme von Makrophagen vorgetäuscht wird, lassen die eigenen Präparate erst nach 55 Tagen erkennen. Andere Autoren fanden für diesen Zeitpunkt die gleichen Werte: 2 Monate (Greenfield u. Meyer 1963) und 56 Tage (Cook u. Wiśniewski 1973).

Die *Schrumpfung des Strangareals* in den Pyramiden als Ergebnis des Substanzverlustes läßt sich im eigenen Untersuchungsgut nicht genügend genau datieren, da im fraglichen Bereich von 9 Monaten bis 3 Jahren keine Beobachtungen vorliegen. Sie ist nach 9 Monaten noch nicht nachweisbar, nach 3 Jahren jedoch vorhanden. Tierexperimentelle Angaben variieren sehr erheblich: während in den quantitativen Untersuchungen von J. Joseph (1954 – Kaninchen) bis 100 Tage keine Volumenänderung nachgewiesen werden konnte und auch Lassek u. Shapiro (1951 –

Katze) eine Abnahme erst nach 4 Monaten messen konnten, fanden andere Autoren bei der Ratte (Dunkerley u. Duncan 1969; Lassmann et al. 1978) eine erhebliche Volumenreduktion bereits nach 56 bzw. 39 Tagen. Die Autoren führen als Erklärung dieser Differenzen artspezifische Unterschiede an, die mit der verschiedenen Dicke der Markscheiden zusammenhängen könnten. Ein späterer Zeitpunkt beim Menschen wäre mit dieser Deutung vereinbar.

Hinzuzufügen ist, daß diese Schrumpfung nur die langen Bahnen in Medulla oblongata und Rückenmark betrifft. Hawkins u. Olszewski (1960) haben in menschlichen Pyramiden nach 7 und 10 Jahren Volumenreduktionen auf 30 bzw. 48% gefunden. Eine derartig hochgradige Volumenabnahme resultiert dagegen im Großhirnmark in Umgebung oberflächlicher Nekrosen i. allg. nicht (Fischbach 1974). Die Ursache liegt wahrscheinlich in der Verflechtung mit anderen Faserbündeln und in der stärker ausgeprägten periläsionellen Hypertrophie der Astrozyten.

Veränderungen der Astrozyten

Astrozyten zeigen im Gebiet des gesamten Faserverlaufs eine *Hypertrophie* mit Kern- und Zytoplasmavergrößerung, die allerdings meist nur gering- oder mittelgradig ausfällt und im HE-Präparat oft nur eben angedeutet erkennbar ist. Sie beginnt im vorliegenden Untersuchungsgut nach 5 Tagen. Auch wahrscheinlich tetraploide Kerne kommen in seltenen Fällen vor. Mitosen sind dagegen in den der Läsion fernen Degenerationsgebieten nicht zu beobachten.

Mit histochemischen Methoden konnte die Hypertrophie im Experiment nach 2–5 Tagen (Galabov u. Dinova 1967), elektronenmikroskopisch sogar schon nach 24 h (Schlote 1970) beobachtet werden. Wie die Autoren hervorheben, läßt sich gegenüber den von ihnen vergleichend untersuchten periläsionellen Arealen eine deutliche Verzögerung der Reaktion erkennen. Eine gleiche zeitliche Verschiebung wird auch am vorliegenden humanpathologischen Material deutlich.

In diesem Gebiet ist die astrozytäre *Phagozytose von Markscheidenfragmenten* besser zu beobachten als im Randgebiet der Primärherde. Sie ist in der eigenen Serie bei 3 Fällen nach Intervallen von 51–123 Tagen zu erkennen. Zum Vergleich liegen u. W. im Schrifttum nur elektronenmikroskopische Angaben vor, da das Phänomen mit dieser Technik sicherer beobachtbar ist und einen regelmäßigen Befund darstellt. So sind die kürzeren Fristen verständlich: 28–35 Tage (Cook u. Wiśniewski 1973), 21 Tage (Fernando 1973a) und sogar 7 Tage (Schlote 1970).

Die Zellhypertrophie ist hier ebenfalls mit der Bildung von *Gliafasern* verbunden. Deren Doppelbrechung ist erstmals nach 32 Tagen, regelmäßiger aber erst nach 4 Monaten nachweisbar. Andere Autoren beschrieben in guter Übereinstimmung ihr Auftreten nach 1 ½ Monaten (Stroebe 1894) und 1 Monat (Spatz 1921) bzw. ihre deutlichere Entwicklung nach 4–6 Monaten (Jakob 1913). Insgesamt scheint aber die Faserausbildung nicht so intensiv zu erfolgen wie im Bereich von

Nekrosen (Hicks u. Warren 1950). Auch Rosenthal-Fasern kommen in den eigenen Präparaten nur in je einem Fall nach 8 Monaten, 29 Monaten, 11 Jahren und 29 Jahren vor. Sie sind offensichtlich bei Waller-Degeneration selten.

Veränderung der Gefäßwand

Ergänzend sei auf *fibrotische Gefäßwandverdickungen* hingewiesen (Jacob 1957), die bisher im Schrifttum kaum Berücksichtigung gefunden haben. Sie sind allerdings oft nicht von allgemeinen zerebrovaskulären Veränderungen abzugrenzen. Doch kann man in günstigen Fällen mit halbseitigem Strangausfall die Seitendifferenz erkennen. Eine lokale, auf das Gebiet des Faserverlusts beschränkte Gefäßfibrose läßt sich im vorliegenden Untersuchungsgut erstmals nach 13 Monaten, häufiger nach mehr als 3 Jahren, d. h. nach Beendigung des Markabbaus feststellen.

Synopsis

Gegenüber dem Primärherd verlaufen die Abbauvorgänge und reaktiven Veränderungen bei der sekundären Degeneration außerordentlich protrahiert. Sie treten im gesamten distalen Faserabschnitt gleichzeitig auf, variieren jedoch teilweise mit dem betroffenen anatomischen System. Hier wurde der Tractus corticospinalis untersucht.

Strukturveränderungen der Markscheiden werden nach 3 Tagen beobachtbar. Erste phagozytotisch aktive Zellen wandern ab 5 Tagen in die erweiterten Markscheidenrohre ein, nehmen zuerst die Axonzerfallsreste und bald auch Myelinpartikel auf. Eine Zellzunahme durch phagozytierende Zellen ist aber erst nach 3–7 Wochen feststellbar. Die Umwandlung aufgenommener Stoffe in Neutralfette erfolgt sehr langsam und ist erst nach 2–3 Wochen zu beobachten, was auf eine nur allmähliche intrazelluläre Myelindestruktion hinweist. Eine deutliche Verminderung des Myelingehalts kommt so erst nach 2 Monaten zustande. Phagozyten lassen sich nach mehr als 9 Jahren im degenerierten Areal nicht mehr nachweisen, auch dies im Unterschied zum Primärherd.

Das gesamte Strangareal schrumpft schließlich nicht nur durch den Verlust an Markscheiden, sondern auch aufgrund des teilweisen Unterganges der Oligodendrozyten.

Auch die Astrozyten lassen eine gegenüber dem unmittelbaren Infarktrandgebiet verzögerte Reaktion erkennen. Sie zeigen Hypertrophie ab 5 Tagen, Myelinphagozytose ab 51 Tagen und ihre Gliafaserbildung bleibt gering.

An den Gefäßen entwickeln sich nach einigen Jahren fibrotische Wandverdikkungen.

4.2 Infarkt mit selektiver neuronaler Nekrose

Bei dieser mildesten Nekroseform finden sich eine Reihe der schon besprochenen
Veränderungen an Ganglienzellen und Astrozyten sowie die fehlende Reaktion
der Oligodendrogliazellen wieder. Doch ergeben sich einige Besonderheiten v. a.
hinsichtlich des Verhaltens mesodermaler Elemente, die es gerechtfertigt erscheinen lassen, diesen Typ genauer zu besprechen. Am Gefäßapparat spielen sich hier
nur geringfügige Veränderungen in Einzelfällen ab. Auch eine wesentliche Hyperämie tritt offensichtlich nicht ein. Die Emigration von Granulozyten, die in unvollständigen Nekrosen gegenüber vollständigen Nekrosen schon wesentlich verrin-
gert ist, fehlt hier ebenfalls. Gleiches gilt für den Austritt von Lymphozyten.

Lassen sich fortgeschrittene Stadien leicht diagnostizieren, so kann in der Frühphase eine Abgrenzung von schwereren Nekrosen schwierig, ja unmöglich sein.
Denn die Ganglienzellnekrose allein läßt keine Aussage über den Zustand der gliösen Gewebsanteile zu. Gerade das Erhaltenbleiben des gliösen Zellverbands macht
aber die Definition dieses Nekrosetyps als eine besondere Form aus (Scholz 1949,
1953). Meist hilft in den wenige Stunden alten Herden ein nahezu unverändertes
Gliazellbild, sich für die selektive Nekrose zu entscheiden, wenn gleichzeitig das
Neuropil eine stärkere Auflockerung vermissen läßt. So konnten im eigenen Material selektive neuronale Nekrosen nach Zeitintervallen von 6–8 h abgegrenzt werden. Früher läßt sich dieser Nekrosetyp kaum differenzieren.

Veränderungen der Ganglienzellen

Die *Ganglienzellnekrose* zeigt das gleiche Bild wie bei den übrigen Nekrosearten.
Die Eosinophilie und besonders die Affinität zu Luxol Fast-Blue sind allerdings oft
auffällig intensiv ausgeprägt. Dem geht eine sehr rasche Schrumpfung der Zelle parallel, so daß die Zellreste schon bald aus dem Gewebebild verschwinden. Die Zellschrumpfung läuft z. T. mit Bildung eines perizellulären Spaltraums, z. T. jedoch
mit erhaltener Gewebskontinuität einher.

Der Schwund der nekrotischen Zellreste aus dem Gewebsverband geht wahrscheinlich in Abhängigkeit von Zelltyp oder Gewebslokalisation mit verschiedener
Geschwindigkeit vonstatten. So zeigen im eigenen Material nekrotische Purkinje-
Zellen des Kleinhirns bereits nach 11 Tagen eine zahlenmäßige Reduktion und
sind schon nach 13 Tagen nicht mehr nachweisbar. In der Großhirnrinde ist eine
Verminderung der zerstörten Neurone nach 14 Tagen, ihr vollständiges Verschwinden dagegen erst nach 34 Tagen feststellbar. In den Stammganglien scheinen ebenfalls längere Zeiten notwendig zu sein. Das Schrifttum weist u. W. keine entsprechenden Daten auf.

Die Elimination aus dem Gewebe erfolgt im Gegensatz zu vollständigen und
unvollständigen Nekrosen gleicher räumlicher Ausdehnung sehr rasch. Hier spielt

sicherlich die erhaltene Blutzirkulation mit der Möglichkeit der schnellen Entfernung löslicher Stoffe aus dem Interzellulärraum und möglicherweise auch aus den Astrozyten über deren Gefäßfüße eine große Rolle. Die beschleunigte Volumenabnahme der Zellreste spricht in diesem Sinne. Andererseits können Abräumzellen leicht von allen Seiten an den Zelldetritus herantreten, der zudem im Gewebevolumen nur einen sehr kleinen Teil ausmacht.

Verkalkte Ganglienzellen können hier in gleicher zeitlicher Folge und Häufigkeit wie bei anderen Nekrosen nachgewiesen werden. Sie finden sich in dem kleineren Untersuchungsgut selektiver Nekrosen erstmals nach 10 Tagen und zuletzt nach 3 ½ Monaten. Nach Intervallen von 7–14 Tagen kommen sie in 11 % (2 von 19 Fällen) und nach 15 Tagen – 4 ½ Monaten in 48 % der Fälle (10 von 21) vor. Für längere Zeitdistanzen liegen leider zu wenig Fälle vor. Die Zahlen weichen nur gering und ohne Signifikanz von denen ab, die in Tabelle 4 für das Randgebiet vollständiger und unvollständiger Nekrosen angegeben sind.

Zu erwähnen sind ferner *terminale Axonschwellungen,* die auch hier frühzeitig – nach 29 h – auftreten und andererseits in den ältesten Läsionen noch nachzuweisen sind. Die zugehörigen Perikaryen müssen daher außerhalb des geschädigten Areals liegen.

Reaktionsformen der Astrozyten

Das Bild der „amöboiden Glia" wird bei selektiven neuronalen Nekrosen nicht ausgebildet. Dies entspricht den nur geringen Anzeichen einer ödematösen Flüssigkeitsaufnahme.

Die früheste Veränderung zeigen die Astrozyten in Form einer geringen *Kernvergrößerung,* die in der eigenen Serie nach 30stündigem Intervall erstmals zu sehen ist. Das Zytoplasma erscheint dabei nicht oder doch nicht sehr auffällig vergrößert. Das Bild gleicht dem von Alzheimer (1910) beschriebenen Typ II, der besonders bei metabolischen Enzephalopathien auftritt. Die Veränderung entsteht also zu etwa gleicher Zeit wie im Randgebiet von Erweichungsherden.

Erst allmählich nimmt das Zytoplasma an Größe zu, wobei die Anfärbung mit Eosin deutlich geringer ausfällt als im Neuropil, das jetzt aber durch Fortsatzschwellung ebenfalls oft aufgelockert erscheint. Diese feinspongiöse Veränderung erreicht somit erst in einem etwas fortgeschrittenen Stadium, erstmals nach 2 ½ Tagen ein Ausmaß, das mit dem frischer kompletter Nekrosen vergleichbar ist. Im Gegensatz zu der raschen Entwicklung bei letzteren schon nach 2 h ist die *Zellvolumenzunahme* bei selektiven Nekrosen nicht nur mit dem Weiterleben der Astrozyten vereinbar, sondern stellt, wie die vorausgehende Kernschwellung anzeigt, eine besonders leistungsfähige Form dieser Zellart dar. Im Kleinhirn kommt die Neuropilveränderung allerdings ausschließlich in der Molekularschicht zur Ausbildung, wo sie wegen der Zellarmut besonders gut zu beobachten ist.

Das Bild der *„gemästeten" Astrozyten* ist nach 7 Tagen vorhanden, wie man es auch bei anderen Nekrosen findet.

Ganglioide Kernformen, die das Erkennen einer selektiven Nekrose bei oberflächlicher Durchmusterung eventuell zu verhindern imstande sind, kommen auch hier nicht selten vor. In der vorliegenden Serienuntersuchung treten sie allerdings erst relativ spät, nämlich erstmals nach 7 Tagen auf. Auch offensichtlich *polyploide Kerne* ohne besonders auffällige Kernkörperchen werden gelegentlich ausgebildet und sind bis zu den längsten Intervallen vorhanden.

Dagegen treten eindeutige *Mitosefiguren* von Astrozyten nur sehr selten in Erscheinung, hier lediglich je einmal nach 7 und 9 Tagen. Sie zeigen kaum Anomalien. Allerdings finden sich bei einem Fall nach 7 Tagen Astrozyten mit Mikrokernen und bei einem weiteren Fall nach 15 Tagen polymorphe Kerne. Somit muß auch bei selektiven neuronalen Nekrosen eine mitotische Stimulation erfolgen, über deren Beginn allerdings noch keine Aussage möglich ist. Wahrscheinlich führen die Teilungsversuche hier ebenfalls zu einer Polyploidisierung.

Die *Gliafaserbildung* zeigt bei selektiven Nekrosen den gleichen zeitlichen Verlauf wie bei den übrigen Nekrosen. Doppelbrechende Zellfortsätze stellen sich erstmals nach 13 Tagen, häufiger nach einem Monat dar. Bei einem Fall sind nach 3 ½monatigem Intervall sogar Rosenthal-Fasern ausgebildet. Über die Häufigkeit des Vorkommens dieser Gebilde läßt sich jedoch gegenwärtig noch nichts aussagen, da die Zahl der Fälle, die länger als 3 ½ Monate überlebt haben, zu klein ist.

Gelegentlich lassen sich in umschriebenen Bezirken *wabige Hohlräume* innerhalb dieser selektiv geschädigten Areale erkennen. Man gewinnt den Eindruck, daß hier auch Einzelzellen des gliösen Parenchymanteils zugrunde gegangen sind (s. a. Cervós-Navarro u. Schneider 1980). Manchmal sind außerdem die perivaskulären Gliascheiden zu weiten Hohlzylindern umgewandelt. Diese spongiöse Umwandlung des Gewebes findet sich erstmals nach 14 Tagen, häufiger nach 28 Tagen. Sie ist sogar in den ältesten Herden noch vorhanden. Eine Defektdeckung scheint nicht zu erfolgen.

Reaktionsformen der Monozyten, Makrophagen bzw. der progressiven Mikrogliazellen

In selektiven neuronalen Nekrosen kommt es wegen der fast vollständigen Strukturerhaltung des Gewebes zur Ausbildung der charakteristischen Stäbchenform dieser Zellgruppe. Die Zellkerne sind oft stark elongiert, wobei ihre Achse gerade, U-förmig gebogen oder korkenzieherartig gewunden verläuft. Sie erscheinen z. T. sehr dicht, fast pyknotisch, z. T. zeigen sie bei erhaltener Form eine Kernvergrößerung und -aufhellung. Auch das Zytoplasma ist i. allg. bipolar, gelegentlich auch verzweigt.

Während im Axotomiemodellversuch mit retrograder Degeneration des Perikaryons die *hämatogene Herkunft der Stäbchenzellen* und ihre mitotische Vermehrung am Ort der Läsion trotz einzelner gegenteiliger Ergebnisse (u. a. Stenwig 1972) weitgehend gesichert ist (Barron et al. 1974; Matthews 1974 –

elektronenmikroskopisch; Adrian u. Smotherman 1970; Fujita u. Kitamura 1975; Young 1977; Kitamura 1980 – autoradiographisch), lassen sich bei selektiven neuronalen Nekrosen gegenwärtig nur Vermutungen anstellen. Eine Abstammung von ortsständigen Mikrogliazellen erscheint eher unwahrscheinlich (Oehmichen 1978). Demgegenüber bestehen topographisch Beziehungen zu den hämatogenen Stäbchenzellen der Infarkte mit schwereren Gewebsschäden, in deren Randgebieten selektive neuronale Nekrosen vorkommen. Weiterhin entspricht dieser Zelltyp morphologisch wie auch in seiner Anordnung den Stäbchenzellinfiltraten bei Virusenzephalitiden, deren ebenfalls hämatogene Abkunft experimentell nachgewiesen werden konnte (Übersicht bei Kitamura 1980).

Die *Invasion von Stäbchenzellen* in den Bereich der selektiven Nekrose, also eine Zunahme dieser Zellart gegenüber ungeschädigten Gewebspartien, erfolgt nicht schlagartig, sondern sehr allmählich, wie es dem geringen Umfang des zugrunde gehenden Gewebsanteils entspricht. Eine eindeutige Vermehrung dieser Zellen findet sich im vorliegenden Material frühestens nach 62 h. In anderen Fällen ist dagegen eine Zunahme bis zu Intervallen von 11 Tagen noch nicht erkennbar. Besonders klar lassen sich die Verhältnisse in der Kleinhirnrinde übersehen, wo in der Molekularschicht wegen des geringen Zellbestands ein vermehrtes Auftreten dieser Zellart in Form des „Gliastrauchwerks" (Spielmeyer 1922) leicht festzustellen ist (Abb. 21). Das Einwandern der Stäbchenzellen ist hier frühestens nach 5 Tagen, regelmäßig aber erst nach 9 Tagen sichtbar.

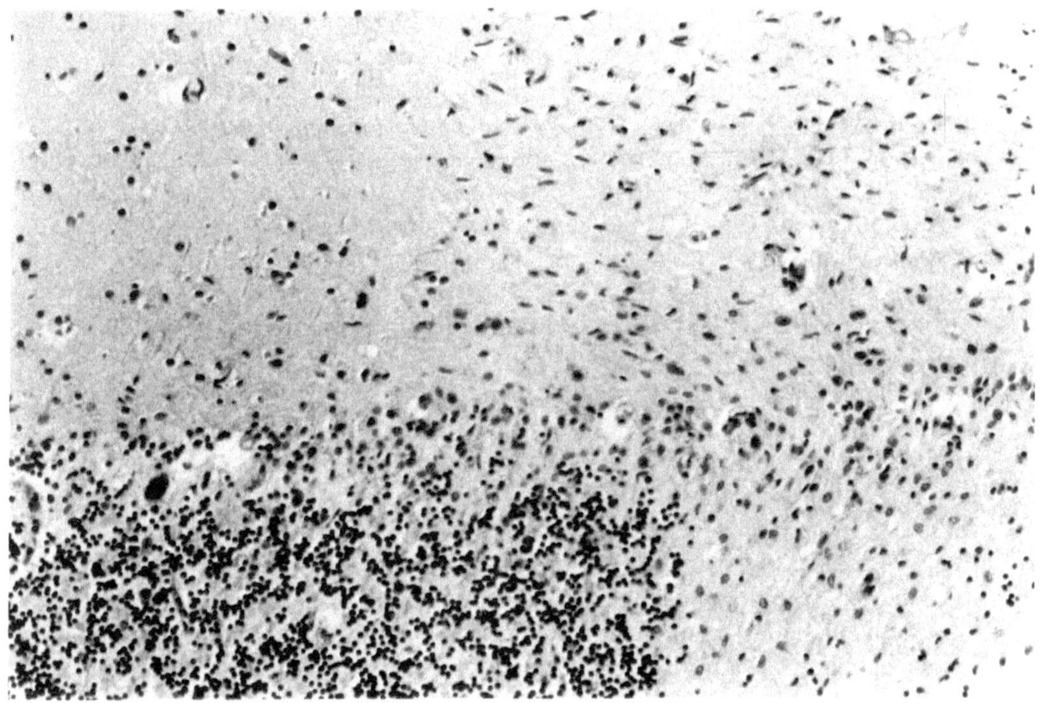

Abb. 21. Gliastrauchwerk in der Kleinhirnrinde. Im linken Bildteil normale Verhältnisse; in der rechten Bildhälfte Verlust der Purkinje- und Körnerzellen, verbunden mit Vermehrung von Stäbchenzellen entlang den dendritischen Verzweigungen der untergegangenen Purkinje-Zellen. Intervall unbekannt. (HE, x 190)

Nach den wenigen Mitteilungen im Schrifttum geht die Zellzunahme durch Stäbchenzellen in den verschiedenen Grisea gleichzeitig vonstatten. Ihr Beginn wird angegeben mit: 4 Tagen (Helfand 1939; Steegmann 1968), 3 Tagen (Scholz 1951; Neubuerger 1954) und 2 Tagen (Doerr u. Ule 1970). Kolkmann (1967) hob ausdrücklich ihr Fehlen nach 2 Tagen hervor.

Zu erwähnen ist ferner der in einer Übersichtsarbeit von Jacob (1963) angegebene Beginn der Stäbchenzellvermehrung mit Strauchwerkbildung nach bereits 14 h. Hier liegt aber sicher ein anderes Phänomen zugrunde, das nur in speziellen Imprägnationspräparaten klar hervortritt, nämlich die initiale Zellvergrößerung der auch in der normalen grauen Substanz vorhandenen Stäbchenzellen. Ihren Beginn konnte Neubuerger (1954) mit diesen Methoden nach 18 h feststellen. Nach anderen Autoren treten erste reaktive Veränderungen nach 14 h auf (Übersicht bei Steegmann 1968). Es ist leicht einzusehen, daß durch eine selektive Darstellung dieser vergrößerten Zellen samt ihren verzweigten Fortsätzen der Eindruck eines vermehrten Zellgehalts entstehen kann, ohne daß tatsächlich eine größere Menge an Zellindividuen vorliegt.

Wir betrachten daher den eigenen Wert von 2 ½ Tagen für das Einsetzen der echten Zellzunahme als den gegenwärtig für den Menschen am besten gesicherten. Er fällt offensichtlich mit dem Zeitpunkt zusammen, in dem in schwerer geschädigten Herden die zweite Phase der Phagozytenvermehrung beginnt (s. S. 52 u. 56).

In diesem Vergleich soll jedoch nicht außer acht gelassen werden, daß im Tierexperiment eine Stäbchenzellvermehrung nach 2 Tagen sichergestellt ist (Colmant 1965). Ob sich aber in diesem Ergebnis nicht eine Beschleunigung der Zellreaktion bei Versuchstieren – wie nach den vorangegangenen Ausführungen (S. 53 u. 54) zu erwarten ist – ausdrückt, muß weiteren Untersuchungen vorbehalten bleiben. Immerhin kommt es auch bei Axotomieexperimenten im zugehörigen Kerngebiet selbst ohne akut eintretende Zellnekrose zur Ansammlung von Stäbchenzellen schon nach 2 Tagen (Übersicht bei Cammermeyer 1970a).

Mitosen von Stäbchenzellen finden sich im eigenen Material in nur 5 Fällen nach Intervallen von 2 ½ – 9 Tagen. Wegen der geringen Zelldichte ist die mitotische Aktivität dieser Zellen in den selektiven Nekrosen aber sicher nicht ganz unbedeutend.

Im Schrifttum wird im Zusammenhang mit der Mikrogliareaktion in selektiven Nekrosen dem Phänomen der *Neuronophagie* (Marinesco 1909) besondere Beachtung geschenkt. Sie ist nach den eigenen Erfahrungen ein nicht häufiges Vorkommnis, wenn man nur typische nekrotaktische Bilder akzeptiert, d. h. eine überzufällige Häufung von 2–3 Stäbchenzellen in enger Lagebeziehung zu einer nekrotischen Ganglienzelle (Abb. 22). Sie können nur in einem Zeitbereich entstehen, in dem einerseits eine genügende Menge von Stäbchenzellen bereits in das Areal eingedrungen ist und andererseits neuronale Reste noch sichtbar sind. Im eigenen Material kommen sie nur bei 2 Fällen nach Intervallen von 7 und 10 Tagen vor.

Die entsprechenden Literaturangaben über das erstmalige Auftreten dieses Abräumvorgangs lassen beträchtliche Schwankungen erkennen, so daß auch hier keine einheitliche Beurteilung unterstellt werden kann: 8–10 Tage (Baggenstoss et al. 1943), 1 Woche (Neubuerger 1954), 4 Tage (Helfand 1939), einige Tage (Scholz

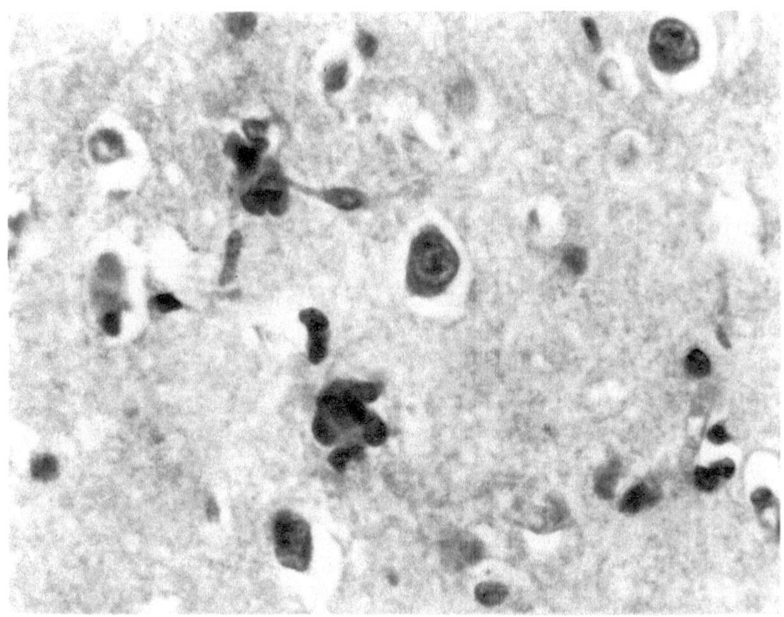

Abb. 22. Neuronophagie. Intervall 10 Tage. (HE, x 530)

1953), 2 Tage (Doerr u. Ule 1970), 18 h (Jacob 1961) und 14 h (Jacob 1963; Steegmann 1968). Für die letzten Angaben gilt wiederum das oben über die selektiven Imprägnationsmethoden Gesagte. Zu berücksichtigen ist auch, daß diese Bilder in den dickeren Zelloidinschnitten möglicherweise eher ins Auge fallen als in den hier benutzten Paraffinschnitten.

Die Intensität der Stäbchenzellzunahme wechselt in verschiedenen Herden gleichen Alters selbst beim selben Fall, ohne daß sich dafür bestimmte Regeln angeben ließen. So ist auch ihr *Abwandern* aus dem gliösen Narbengewebe nur schwer zu fassen. In der eigenen Serie treten die ersten Herde mit nur noch ganz vereinzelten oder fehlenden Stäbchenzellen nach Intervallen von mindestens 70 Tagen auf. Andererseits findet sich eine stärkere Stäbchenzellhäufung noch nach 5 Monaten. Aber bis zum ältesten Fall mit einer Zeitdistanz von 29 Monaten ist dieser Zelltyp meist noch leicht vermehrt vorhanden. Der maximalen Stäbchenzellproliferation läßt sich ein Bereich von 14 Tagen – 2 Monaten zuordnen.

Reaktionsform des Kapillarendothels

Scholz (1952, 1953, 1957b) hat mehrfach darauf hingewiesen, daß der Gefäßapparat bei selektiven Nekrosen reaktionslos bleibt. Dennoch ist bei einigen Fällen des eigenen Untersuchungsguts trotz Erfüllung der übrigen Kriterien für diese Nekroseform eine *Endothelschwellung* erkennbar. Es handelt sich um 3 Fälle mit Überle-

111

benszeiten von 45 h – 10 Tagen. Erweichungsprozesse in benachbarten Regionen können hierbei weitgehend ausgeschlossen werden.

Synopsis

Auch bei diesem Infarkttyp entwickelt sich das typische Bild der neuronalen Nekrose nach einem nur sehr kurzen Intervall von höchstens 6 h, das wahrscheinlich dem bei schwereren Gewebsschäden gleichkommt. Dies läßt sich nicht exakt nachprüfen, weil die Zuordnung so früher Veränderungen zur selektiven neuronalen Nekrose wegen der unzureichenden Latenzzeit für sichere Merkmale des glialen Verhaltens unmöglich ist. Die nekrotischen Ganglienzellen fallen durch eine besonders starke Schrumpfung auf. Sie werden sehr rasch aus dem Gewebe eliminiert. Demgegenüber nehmen Verkalkungen von Ganglienzellen erst danach zu, so daß es sich auch hier nicht um ein postnekrotisches Phänomen handeln kann.

Frühe reaktive Veränderungen der Gliazellen, der Abräumzellen und der Gefäßwandelemente fehlen, auch kommt weder eine Granulozyteneinwanderung noch eine Hyperämie zustande.

Früheste Reaktionen zeigen die Astrozyten mit einer Kernschwellung nach 30 h, und mit einer mäßigen Zellvergrößerung nach 2 ½ Tagen. Auch eine Mitosestimulation ist nachweisbar. Die Gliafaserentwicklung entspricht in ihrem Verlauf der bei anderen lokalen Infarkten. Ab 14 Tagen kann eine Spongiose zur Ausbildung kommen.

Stäbchenzellen als typische Reaktionsform mesodermaler Elemente treten erstmals nach 2 ½ Tagen auf und nehmen nur allmählich zu, wobei auch sie eine lokale mitotische Vermehrung aufweisen.

5 Der ischämische Totalinfarkt des Gehirns

Der Zustand des Hirngewebes ist heute am Patienten mit der Computertomographie direkt beurteilbar. Beim zerebralen Totalinfarkt läßt sich mit dieser Methode zwar wegen des intrakraniellen Zirkulationsstillstands das Fehlen des Kontrastmittelenhancements der Gefäße des Circulus Willisii nachweisen (Kühne u. Arnold 1978; Rangel 1978). Eine allgemeine Reduktion der Attenuationswerte im Hirngewebe entsprechend der ödembedingten Hirnvolumenzunahme bleibt jedoch aus (Rådberg u. Söderlundh 1975). Dies ist darauf zurückzuführen, daß die maximale Volumenvermehrung des ganzen Organs nur etwa 10 % betragen kann im Gegensatz zu lokalisierten Prozessen, bei denen viel höhere Werte erreicht werden (s. S. 11).

Bei der Entnahme des Gehirns fallen nach Lösen der gespannten Dura die Zeichen des erhöhten intrakraniellen Drucks an der Großhirnkonvexität und die ausgeprägten Herniationen auf. Das Ventrikelsystem ist i. allg. schlitzförmig verengt. Nach einer Hirntoddauer von 6 h kann schon eine Dislokation von Kleinhirnpartikeln in den spinalen Subarachnoidalraum vorliegen.

Bei fortgeschrittenen Fällen fällt eine *Verfärbung der Hirnoberfläche und der Dura* auf, wie sie sonst nur bei stark autolytischen Leichen vorkommt. Das Gewebe zeigt einen leicht grauen Farbton mit Nuancen von grünlich bis bräunlich oder rosa. Nach Formalinfixierung verstärkt sich die graue Komponente, so daß das Aussehen dem von Gehirnen exhumierter Leichen ähnelt. Wir finden diese Mißfärbung ab Hirntodzeiten von 44 h mit großer Regelmäßigkeit, was der Angabe von 2 Tagen von Mantz et al. (1965) entspricht.

Etwa gleichzeitig ist eine *Erweichung der Hirnsubstanz* tastbar, die über die Konsistenzminderung eines stark ausgeprägten allgemeinen Ödems hinausgeht. Sie ist ab 45 h feststellbar. Davon sind in besonders hohem Maße Kleinhirn und Hirnschenkel betroffen, die deswegen bei der Entnahme des Gehirns leicht verletzt werden können. Mantz et al. (1965) berichten ebenfalls von normaler Konsistenz bei Intervallen bis zu 18 h und zunehmender Konsistenzabnahme bis zur Zerfließlichkeit nach 6 Tagen.

Veränderungen im Gehirn

Histologisch zeigt sich ab 31 h eine ubiquitäre *Schrumpfung der Gliakerne*, wobei die Größenproportionen zwischen Oligodendrogliazellen und Astrozyten gewahrt bleiben. In ähnlicher Weise bieten die *intravasalen Granulozytenkerne eine vermin-*

derte Anfärbung und verwaschene Konturen regelmäßig nach 34 h, vereinzelt schon nach 21 h. Weiterhin läßt sich an den *Markscheiden eine verminderte Anfärbbarkeit* nach 21 h, vereinzelt schon nach 16 h beobachten.

Vorwiegend in den Venolen und Venen des Gehirns und der Leptomeninx bilden sich fädige oder wolkige *Fibrinausfällungen*. Sie entsprechen postmortalen Gerinnseln im stagnierenden Blut, da sie weder eine zelluläre Reaktion ausgelöst haben noch gefäßobturierend wirken. Mikrozirkulatorisch wirksame hyaline Thromben sind dagegen nur bei 10 % der Fälle vorhanden und immer mit den Primärprozessen erklärbar.

Während diese Veränderungen eine Autolyse des Gehirns bei fehlender Blutzirkulation anzeigen, deren Manifestation mit Schneider (1970) auf 1–2 Tage zu datieren ist, sind andere Phänomene schwieriger zu interpretieren. Dazu gehören v. a. die Befunde der Ganglienzellen, die nach ihrer Lokalisation gegliedert betrachtet werden sollen.

Der durchschnittliche Zustand der *Nervenzellen im Großhirn* ist nach den eigenen Untersuchungen weitgehend mit dem im oberen Hirnstamm identisch. Das typische Bild der neuronalen Nekrose ist in diesen Regionen zwar nicht selten vorhanden. Es kommt aber in allen Zeitintervallen vor und ist oft auf das Geschehen vor der Durchblutungsblockade zurückzuführen. Meist beträgt sein Anteil an der neuronalen Gesamtpopulation weniger als etwa 5 %. Nur bei 20 Fällen mit schon klinisch festgestellter primär schwerer hypoxydotischer Hirnschädigung sind nahezu alle Ganglienzellen betroffen. Da bei diesen Fällen eine Assoziation mit längeren Hirntodintervallen zu erkennen ist, kann eine Beurteilung der Nervenzellveränderungen beim zerebralen Totalinfarkt nur an einem Material durchgeführt werden, bei dem primäre Diffusschäden extrakranieller Ursache oder nekrotisierende Enzephalitiden ausgeschlossen sind und das von der Primärläsion entfernte Areale umfaßt. In dem so bereinigten Kollektiv (Tabelle 13) nehmen Ganglienzellausfälle erst nach > 48 h signifikant zu (p < 0,005). Dabei handelt es sich sowohl um die typische „ischämische Zellveränderung" als auch um deren Frühformen mit nur schwach Eosin-färbbarem Zytoplasma bei oft auffällig geringer Zell- und Kernschrumpfung. Sie kommen z. T. gemeinsam in diffuser Verteilung vor. Die Zunahme betrifft dabei aber nicht nur die Fallinzidenz. Während Fälle mit fast totalem Ausfall der Ganglienzellen anfangs nur ganz vereinzelt vorkommen, liegt dieser Befund nach Intervallen von > 48 h bei 5 von 12 Fällen vor. Dies entspricht der Beobachtung von Nedey et al. (1974), die bei ihren Fällen, die mindestens 22 h das typische klinische Bild geboten hatten, viel schwerere Rindenschädigungen fanden als bei kürzeren Zeiten. Gleiche Befunde wurden von anderen Autoren berichtet (Walker et al. 1975; Lyudkovskaya u. Popova 1978; Pearson et al. 1978; Walker 1978, 1981) und als ein Reifungsphänomen angesehen. Das eigene, bereinigte und mit dem klinischen Verlauf genauer korrelierte Untersuchungsgut zeigt, daß diese Schwelle tatsächlich aber erst nach frühestens 2 Tagen überschritten wird. Die bis zu diesem Zeitpunkt in gleichbleibend niedriger Frequenz vorkommenden einzelnen neuronalen Nekrosen müssen somit schon vor dem Eintritt des zerebralen Zirkulationsstillstands entstanden sein, z. B. als sekundäre angiospastische Durchblutungsstörungen nach Aneurysmaruptur oder während der eventuell prolongierten Einklemmungsphase. Erst nach mehr als 2 Tagen macht sich, offenbar als Folge des Totalinfarkts, eine zunehmende Nekrose der Ganglienzellen bemerkbar.

Tabelle 13. Häufigkeit von Fällen mit neuronalen Nekrosen, aufgegliedert nach Lokalisation und Dauer des Hirntodsyndroms; ausgeschlossen sind offensichtlich initial entstandene Schäden. (*GH* Großhirn, *MO* Medulla oblongata, $C_{1,2}$ Halsmark oberhalb der Demarkierungszone)

Zeitintervall	GH	MO	$C_{1,2}$
1– 6 h	7/ 27 = 26 %	7/ 22 = 32 %	1/14 = 7 %
7–12 h	11/ 35 = 31 %	12/ 32 = 38 %	6/24 = 25 %
13–24 h	19/ 47 = 40 %	24/ 39 = 62 %	9/24 = 38 %
25–48 h	14/ 29 = 48 %	23/ 23 = 100 %	12/16 = 75 %
>48 h	10/ 12 = 83 %	10/ 10 = 100 %	4/ 7 = 57 %
Gesamt	61/150 = 41 %	76/126 = 60 %	32/85 = 38 %

Bei den übrigen 59 % der Fälle ohne primäre Diffusschäden des Gehirns (s. Tabelle 13) zeigen die kortikalen Neurone keine Anzeichen einer Ischämiewirkung, sondern entweder gar keine Abweichungen vom Äquivalentbild, eine Tigrolyse oder die „schwere Zellveränderung" Spielmeyers, also unspezifische Bilder, die als agonal entstandene bei der Untersuchung auch nichtneurologischer Fälle geläufig sind. Dieser Zustand, der alle Neurone betrifft, ist bis zu 53 h nach Eintritt des Totalinfarkts verfolgbar. Erst ab 2½ Tagen erkennt man bei einem großen Teil der Ganglienzellen eine zunehmende Nekrotisierung. Aber selbst nach längeren Intervallen finden sich in größerer oder schließlich nur noch geringer Zahl unveränderte Ganglienzellen. In Abb. 23 sind dafür einige Beispiele gegeben. Diese allmähliche Wandlung muß mit der Dauer der Zirkulationsunterbrechung in Zusammenhang gebracht werden. Die Veränderung entspricht der langsam stärkere Grade annehmenden postmortalen Autolyse des Gewebes, die ja in diesen Fällen bei Körpertemperatur abläuft. Ob sich hierin schon Anzeichen einer beginnenden, allerdings frustranen Rezirkulation aufgrund eines abnehmenden intrakraniellen Drucks bemerkbar machen (s. S. 119), muß immerhin zusätzlich erwogen werden[1].

Der Zustand der Ganglienzellen bleibt also mit Abbruch des Blutstroms lange Zeit unverändert erhalten, obwohl die Zellen natürlich nicht mehr als lebend betrachtet werden können. Das Bild der Zellnekrose kommt trotz der Ischämie bis mindestens 53 h nicht zur Ausbildung, obwohl die Manifestationszeit lange überschritten ist. Im Gegenteil, die totale Sperre der Durchblutung verhindert offensichtlich ihr Zustandekommen.

Analoge Beobachtungen sind aus der experimentellen Forschung bekannt. So bleibt während der kompletten Zirkulationsblockade der Ganglienzellzustand weitgehend unverändert bestehen. Erst bei Wiederdurchblutung geht die Destruk-

---

1 Eine detaillierte Stellungnahme zu dieser Frage befindet sich in Vorbereitung

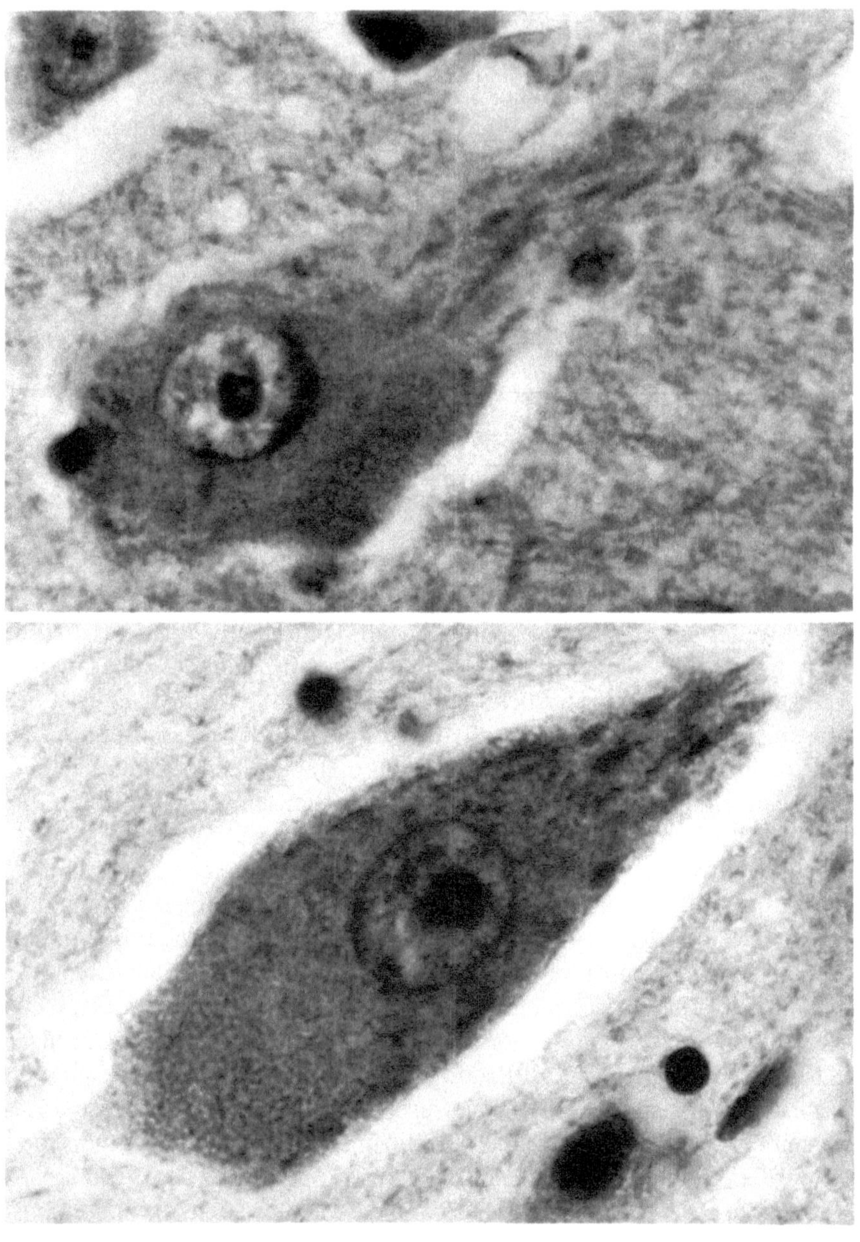

Abb. 23. Gut erhaltene Betz-Riesenpyramidenzellen des Gyrus praecentralis nach einer Dauer des Hirntodsyndroms von 21 h *(oben)* und 65 h *(unten)*. (HE, x 1270)

tion vonstatten (Arsénio-Nunes et al. 1973; Hossmann u. Kleihues 1973; Kalimo et al. 1977). Selbst in manchen lokalen Infarkten tritt die Nekrophanerose im Zentrum verzögert auf (s. S. 31). Damit besteht die gleiche Situation, die die üblichen Leichenveränderungen von den Vorgängen im Rand lokaler Infarkte unterscheidet. Es handelt sich um einen der postmortalen Autolyse vergleichbaren Zustand, wie schon Girard et al. (1963) sowie Kramer (1963) hervorgehoben haben, und nicht um eine Nekrose.

Demgegenüber sprechen Lindenberg (1971) und Kjeldsberg (1972) die Vorgänge als „morphotropische Nekrobiose" an. Nach der Definition Lindenbergs (1956, 1963) ist darunter eine nach kurzer vorangegangener Anoxie an den Ganglienzellen sich abspielende, rasche Umwandlung des Zellbildes in den Typ der „ischämischen Zellveränderung" zu verstehen, wobei das Gehirn als ganzes mit einer starken azidotischen Volumenvergrößerung reagiert. Während an der Hirnschwellung und der durch Milchsäurenreicherung hervorgerufenen Gewebsazidose beim Totalinfarkt kein Zweifel besteht, kann eine kurzfristige Gestaltveränderung in Übereinstimmung mit den meisten Autoren nicht nachgewiesen werden. Der Begriff ist beim ischämischen Totalinfarkt des Gehirns daher nicht anwendbar.

Eine besondere Beachtung erfordern die *infratentoriellen Ganglienzellveränderungen* wegen der eigenen arteriellen Zuflüsse des Gebiets. Nach Ausschluß primär hypoxydotischer Schäden des gesamten Gehirns und infratentorieller Prozesse finden sich in 60% der Fälle diffus verteilte Ganglienzellnekrosen in der Medulla oblongata, z.T. in einer Menge, die zu der Geringfügigkeit in supratentoriellen Hirnabschnitten in krassem Gegensatz steht. Darunter befinden sich Fälle, bei denen in Großhirn, Stammganglien und Kleinhirn neuronale Ausfälle nirgends festzustellen sind. Auch in Pons und Kleinhirn lassen sich die Nekrosen i. allg. nur in geringer Zahl beobachten. Ferner besteht auch keine Beziehung zu den sekundären Brückenblutungen. In einer zweiten, weiter kaudal gelegenen Schnittebene der Medulla ist ebenfalls ein gleichzeitiges Fehlen der neuronalen Ausfälle feststellbar. Und schließlich ist sogar die Häufigkeit von Nervenzellnekrosen nahe der Infarktgrenze in den ersten beiden Halsmarksegmenten vermindert (Tabelle 13). Der Befund nimmt also sowohl nach rostral als auch nach kaudal signifikant (p<0,005) ab und hat seine intensivste Ausprägung in Höhe der unteren Oliven. Die Diskrepanz zu den Schäden im Großhirn haben bisher nur wenige Autoren hervorgehoben (Mohandas u. Chou 1971; Nedey et al. 1974).

Demnach besteht morphologisch bei einem Teil der Fälle eine lokale ischämische Schädigung des unteren Hirnstamms, die keine Beziehung zur Alteration der übrigen Hirnstrukturen erkennen läßt. Die Abnahme der neuronalen Nekrosen zum spinalen Grenzgebiet des Infarkts weist darauf hin, daß die Läsion möglicherweise schon vor der endgültigen Ischämie des Gehirns entstehen kann. Denn in dieser Randzone bestehen wegen der Möglichkeit der Diffusion eher günstige Bedingungen für das Zustandekommen der typischen Ganglienzellveränderung. Es erscheint daher denkbar, daß die Ausbildung der bulbären Veränderung in den kurzen Zeitabschnitt des ansteigenden intrakraniellen Drucks fällt, wobei das Drosseln der Durchblutung bei ausreichender Dauer zwar selektive neuronale Nekrosen, nicht aber schwerere Nekrosen mit Austritt hämatogener Zellen hinterläßt.

Als Erklärung bietet sich die immer wieder gemachte Beobachtung einer Verzögerung im Eintritt des angiographisch darstellbaren Zirkulationsstillstands im Vertebraliskreislauf im Vergleich zum Karotisstromgebiet an (Gros et al. 1959; Heiskanen 1964; Käufer et al. 1969; Frowein u. Pohl 1970; Ingvar 1971; Bücheler u. Käufer 1972 u. a.), deren Deutung allerdings z. T. mit Zurückhaltung beurteilt wird (Arnold 1976). Auch tierexperimentell ist ein Zeitunterschied von etwa 6 h beobachtet worden (Matakas et al. 1973a, b). Die Verhältnisse erscheinen zwar u. a. wegen des knöchernen Tentoriums der Versuchstiere (Katzen) auf den Menschen nicht ohne weiteres übertragbar. Möglicherweise steht aber doch genügend Zeit zur Verfügung (s. S. 120 f.), um bei langsamer zunehmendem infratentoriellem Druck diese Nekrosen beim Menschen zu erzeugen, die supratentoriell nicht mehr manifest werden können.

Auffällig ist demgegenüber aber der in der Tabelle 13 wiedergegebene Häufigkeitsanstieg der medullären Ausfälle. Er kann nur während der totalen Hirnischämie zustande kommen. Als Ursache scheint demnach lediglich eine minimale Kriechströmung im Vertebralisgebiet mit vaskulofugaler Diffusion bei einer reduzierten Druckentwicklung in der hinteren Schädelgrube denkbar. Davon müßte zuerst die Medulla oblongata betroffen werden (s. S. 119). Der Befund ist gegenwärtig noch nicht abschließend zu deuten.

Entzündliche Reaktionen sind bisher noch wenig beachtet worden. Schneider et al. (1967, 1969) beschrieben randständige Ansammlungen von Granulozyten in erweiterten Gefäßen aller Hirnteile als Zeichen der extremen Strömungsverlangsamung. Gelegentlich kommt es aber sogar zum Übertritt von Granulozyten in den Subarachnoidalraum, in die Gefäßscheiden oder ins Parenchym. Dieser Befund ist bisher nur im unteren Hirnstamm beobachtet (Grunnet u. Paulson 1971; Schneider u. Matakas 1973) und als während der Phase des intrakraniellen Druckanstiegs entstanden gedeutet worden.

Die eigenen Untersuchungen erweitern das bisherige Bild insofern, als Leukodiapedesen auch supratentoriell vorkommen, z. T. gleichzeitig, z. T. nur hier, insgesamt bei 15 Fällen und ohne Beziehung zur Ischämiezeit. Der Häufigkeit nach ergibt sich die Reihenfolge: Medulla oblongata > Großhirnrinde, Hemisphärenmark und Stammganglien > Brücke und Kleinhirn. Hier muß es vor Eintritt der totalen Ischämie zu einer extremen Zirkulationsverlangsamung, vielleicht auch im Rahmen rezidivierter Einklemmungen gekommen sein, so daß das Gewebe bereits abgestorben war und daher leukotaktisch wirkte. Der Zustand kann aber andererseits nur kurze Zeit angehalten haben, da Ganglienzellnekrosen noch nicht entstehen konnten. Denn weder deren typische Bilder noch ihre Frühformen treten in ausreichender Häufung hiermit kombiniert auf.

Von diesen offensichtlich präischämischen Mikrozirkulationsstörungen mit diskreten entzündlichen Reaktionen müssen Veränderungen abgegrenzt werden, die von Fuchs u. Schneider (1975, 1978) bei einer medikamentös erzeugten Hypertonie mit kurzfristiger Wiederdurchblutung des zerebralen Totalinfarkts beschrieben worden sind. Dabei entsteht eine massive granulozytäre Invasion der Hirnoberflächen, verbunden mit einer Meningitis, mit vollständiger Nekrose des Parenchyms und Rupturen von intrazerebralen Arteriolen und kleinen Arterien.

Diese oberflächlichen hämorrhagischen Nekrosen mit ihrer ausgeprägten entzündlichen Komponente treten im eigenen Untersuchungsgut – abgesehen von einem Fall nach einer Entlastungspunktion – nur nach langen Intervallen auf, und zwar unabhängig vom Vorkommen intermittierender Blutdruckspitzen, wie die Überprüfung der Krankenblätter gezeigt hat. Die Veränderungen können daher nur als Folge eines allmählich abnehmenden intrakraniellen Drucks mit der Möglichkeit einer gewissen Rezirkulation interpretiert werden. Bei 2 Fällen mit Intervallen von 4 Tagen sind sie nur infratentoriell vorhanden, nach mehr als 4 Tagen außerdem auch supratentoriell. Insgesamt ist dieser Befund bei 6 von 8 Fällen nach mindestens 4tägiger Dauer des Hirntodsyndroms, also mit einer gewissen Regelmäßigkeit, festzustellen.

Bei zunehmender Dauer des Totalinfarkts ist daher mit dem Auftreten von Kriechströmungen in wohl größeren arteriellen Gefäßen zu rechnen, obwohl ein venöser Abfluß aus dem Schädel bei thrombotischem Verschluß der Sinus und Venen schwer vorstellbar ist. Eine andere Erklärung erscheint aber kaum möglich. Zuerst setzt der intravasale Bluttransport wahrscheinlich im Vertebralisbereich ein und verursacht hier die schon relativ früh zunehmenden bulbären neuronalen Veränderungen. Die Fortbewegung des Blutes wird aber in diesem Stadium nicht nur in anschließenden Abschnitten größerer Arterien, sondern auch im Kapillargebiet gestoppt, denn die Veränderungen in den benachbarten Hirnarealen stehen deutlich zurück. In einer späteren Phase des nachlassenden intrakraniellen Drucks beginnt die „Rezirkulation" mit ihren charakteristischen entzündlichen Veränderungen an der gleichen Stelle und greift schließlich auf die supratentoriellen Hirnteile über.

Die ungewöhnliche Beobachtung eines mehr als 2 Monate lang bestehenden Hirntodsyndroms von Parisi et al. (1982) bestätigt diese Deutung. Hierbei fanden sich rekanalisierte Gefäßthrombosen mit einer phagozytären Abräumreaktion an der Hirnoberfläche bei Totalnekrose des Gehirns. Dieser Befund kann nur durch eine erneute Blutversorgung meningialer Gefäße zustande kommen. Voraussetzung dafür ist die Reduktion des hohen intrakraniellen Drucks.

Am Gehirn müssen also nach der Zeit des Auftretens folgende Veränderungen unterschieden werden, die sich erst durch chronologische Betrachtung deuten lassen: 1) Die primären Läsionen und ihre unmittelbaren Folgen, wie sie bei nichtreanimierten Fällen bekannt sind. Dazu gehören z. T. auch die wegen der relativ spät einsetzenden glialen und mesodermalen Reaktionen schwer von terminalen Schäden zu differenzierenden selektiven Nekrosen. 2) Intermediäre Veränderungen, die in der Zwischenzeit oder wahrscheinlicher in der Endphase der Einklemmung entstehen, wie die Frühformen der neuronalen Nekrose im Kortex und peristatische Erscheinungen mit Granulozytendiapedese. Und 3) der der Ischämiephase zuzuordnende Zustand, der mit dem lange konservierten terminalen Gewebsbild verbunden ist. Erst allmählich machen sich hier teils autolytische Veränderungen, teils Veränderungen, die Folge des langsam wieder absinkenden intrakraniellen Drucks sind, bemerkbar.

Veränderungen in den Demarkierungszonen

Das Randgebiet des Totalinfarkts ist im Halsmark und im N. opticus zu untersuchen. Es läßt sich am besten an Längsschnitten beurteilen. Hier ist die morphologische Diagnose des Hirntodes mit größerer Sicherheit möglich.

Wie in umschriebenen Infarkten kommt es hier zu einer sehr frühzeitigen *Verminderung der Markscheidenanfärbbarkeit* (Abb. 24 u. 25). Im N. opticus tritt sie regelmäßig schon nach 8stündiger Dauer des Hirntodsyndroms auf, worauf wir bereits hingewiesen haben (Schröder 1978). Dabei fällt auf, daß die Stärke der Abblassung hinter der in den lokalen Infarkten weit zurückbleibt (Abb. 26) und oft nur eben sichtbar ist. Auch die sonst bei Infarkten charakteristische Lückenzone ist nur angedeutet. Erstmals wird sie nach 12–16 h beobachtbar.

Im Halsmark beginnt die Verminderung der Farbstoffaufnahme ebenfalls nach 8 h, fehlt aber bei 6 von 26 Fällen mit Intervallen von 8 bis 14 h. Diese auffällige Differenz zum N. opticus bei einem Teil der Fälle, auch wenn nicht immer beide Marginalzonen untersucht werden konnten (Tabelle 14), kann seine Erklärung nur in

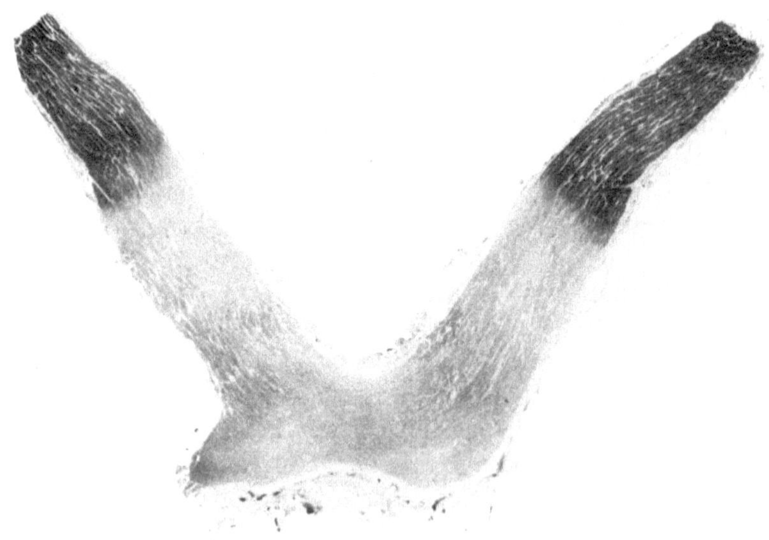

Abb. 24. Horizontalschnitt durch Chiasma und beide Nn. optici mit Demarkierung im kanalikulären Abschnitt durch verminderte Markscheidenfärbbarkeit. Hirntoddauer 45 h. (Luxol Fast-Blue/Kernechtrot, x 2,6)

120

einem späteren Eintritt der Zirkulationsunterbrechung im infratentoriellen Bereich im Vergleich mit dem Karotisversorgungsgebiet finden. Der Zeitunterschied würde demnach bis zu 6 h betragen können. Außerdem besteht bei 2 weiteren Fällen, die bis zuletzt noch Spontanatmung gezeigt hatten, bereits eine Demarkierung im N. opticus. Hier muß also supratentoriell der Zirkulationsstillstand dem funktionellen Totalausfall in der Medulla etwa 8 h vorangegangen sein.

Gleichzeitig läßt sich an den Longitudinalschnitten eine sprunghafte *Abnahme der Kerngröße* der Gliazellen im zu erwartenden Grenzgebiet beobachten (Abb. 27). Im N. opticus finden sich diese frühen Zeichen der Glianekrose vereinzelt schon ab 5 h, regelmäßig ab 8 h, d. h. auch bei Fällen, die noch keine Veränderungen an den Markscheiden zeigen. Der Befund tritt also zur gleichen Zeit wie bei lokalen Durchblutungsstörungen ein (s. S. 28).

Ganglienzellnekrosen im Vorderhorn des Zervikalmarkinfarktgebiets sind dagegen in Längs- wie auch in Querschnitten nicht mit derartiger Konstanz festzustellen. Sie finden sich in den ersten 24 h nur bei ¼ der Fälle (Tab. 13) und selbst nach

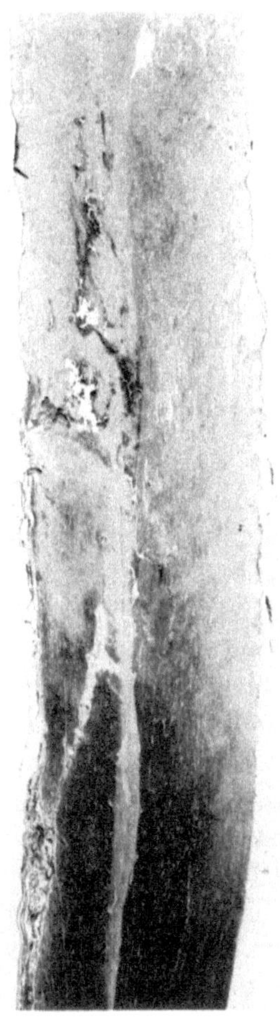

Abb. 25. Median-sagittaler Längsschnitt durch das obere Rückenmark mit Demarkierung in Höhe des Segments C$_3$ durch verminderte Markscheidenfärbbarkeit. Daneben einzelne Blutungen in Umgebung der vorderen Fissur und des Zentralkanals. Hirntoddauer 65 h. (Luxol Fast-Blue/Kernechtrot, x 3,8)

Tabelle 14. Verminderte Markscheidenfärbbarkeit (+) in den Randzonen des zerebralen Totalinfarkts in den ersten 14 h nach Eintritt des Hirntodes. Befunde an Längsschnitten bei 25 Fällen, bei denen beide Regionen untersucht werden konnten

Intervall [h]	N. opticus	Oberes Halsmark
3	–	–
3,5	–	–
3,5	–	–
4	–	–
4	–	–
5	–	–
5	–	–
6	–	–
6	–	–
7,5	–	–
8	+	+
8	+	+
8	+	–
9	+	–
9	+	+
10	+	+
10	+	+
12	+	+
12	+	+
12	+	+
13	+	+
13	+	+
14	+	+
14	+	+
14	+	–

mehr als 24 h bei nur ⅔ der Beobachtungen. Der totale Abschluß von der Blutzirkulation verhindert offenbar sogar in diesem Grenzgebiet lange die neuronale Nekrose, obwohl Gliapyknose und Markscheidenabblassung sich ausbilden können, wenn auch mit z. T. verminderter Intensität.

Während die Nekrophanerose, soweit sie sich hier realisiert, in beiden Demarkierungszonen einen übereinstimmenden Verlauf nimmt, zeigen die morphologisch sichtbaren *Störungen der Mikrozirkulation* selbst deutliche Unterschiede. Sie sind im Schrifttum bisher nicht vergleichend bearbeitet worden. Diapedetische Blutungen kommen im Nekrosegebiet des Halsmarks mit 33 % signifikant häufiger (p<0,001) als in dem des N. opticus mit nur 7 % vor. In den obersten Zervikalsegmenten finden wir sie nach Intervallen von mehr als 30 h bei 17 von 28 Fällen, während sie Schneider u. Matakas (1971) sogar bei 11 von 15 Fällen des gleichen Zeitabschnitts beschrieben haben. Ihre Häufigkeit nimmt also nach sehr langer Dauer des Syndroms zu. Dies ist dagegen im N. opticus nicht festzustellen. Mikrothromben, die nicht gleichzeitig auch im Gehirn vorliegen und daher nach der intrakraniellen Zirkulationsunterbrechung entstanden sein können, finden sich ausschließlich im spinalen Demarkationsgebiet. Erstmals liegen sie nach 13stündigem Intervall vor, insgesamt bei 13 % der Fälle. Auch ihre Häufigkeit nimmt zu.

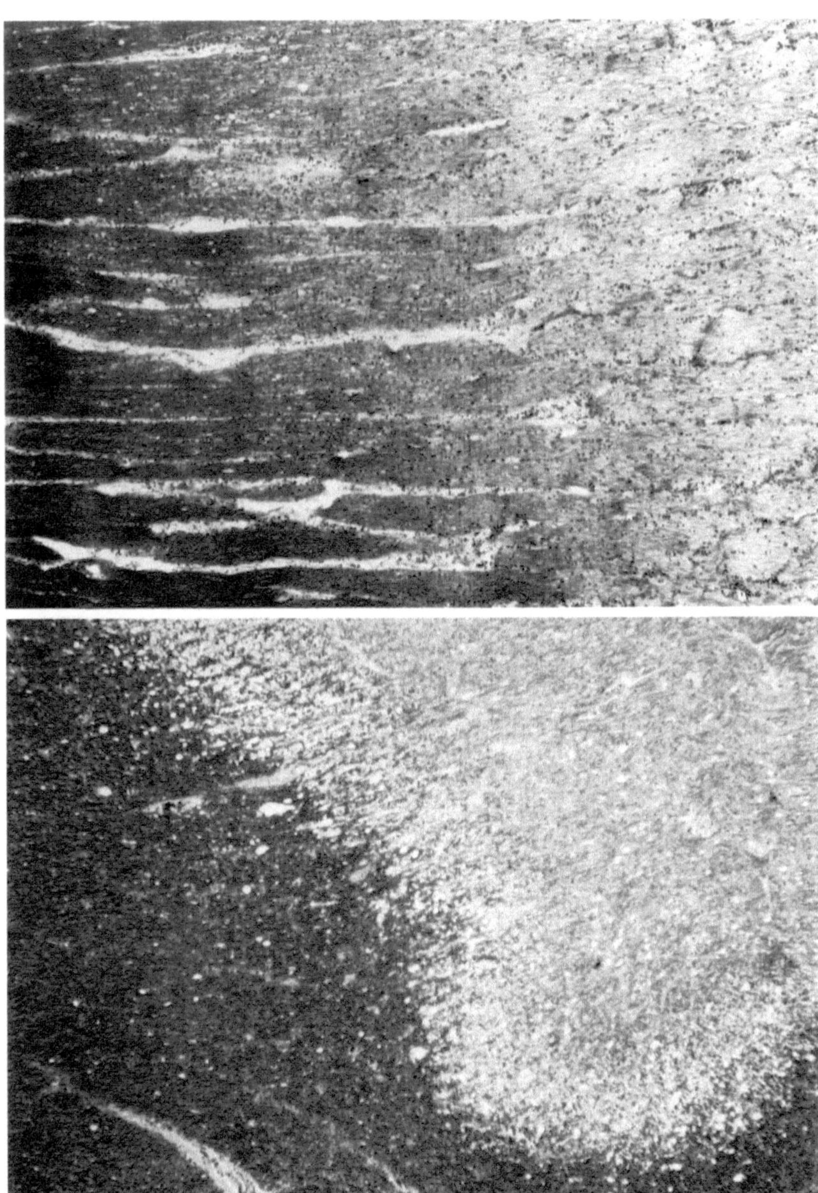

Abb. 26. Vergleich des Infarktrandes in N. opticus nach 51stündigem Hirntodsyndrom *(oben)* mit einem umschriebenen Infarkt des Chiasma opticum nach 57-h-Intervall *(unten)*. Im Gegensatz zum Lokalinfarkt ist die Abgrenzung beim Totalinfarkt des Gehirns ganz unscharf und die Abnahme der Markscheidenfärbbarkeit weniger ausgeprägt. (Luxol Fast-Blue/Kernechtrot, × 55)

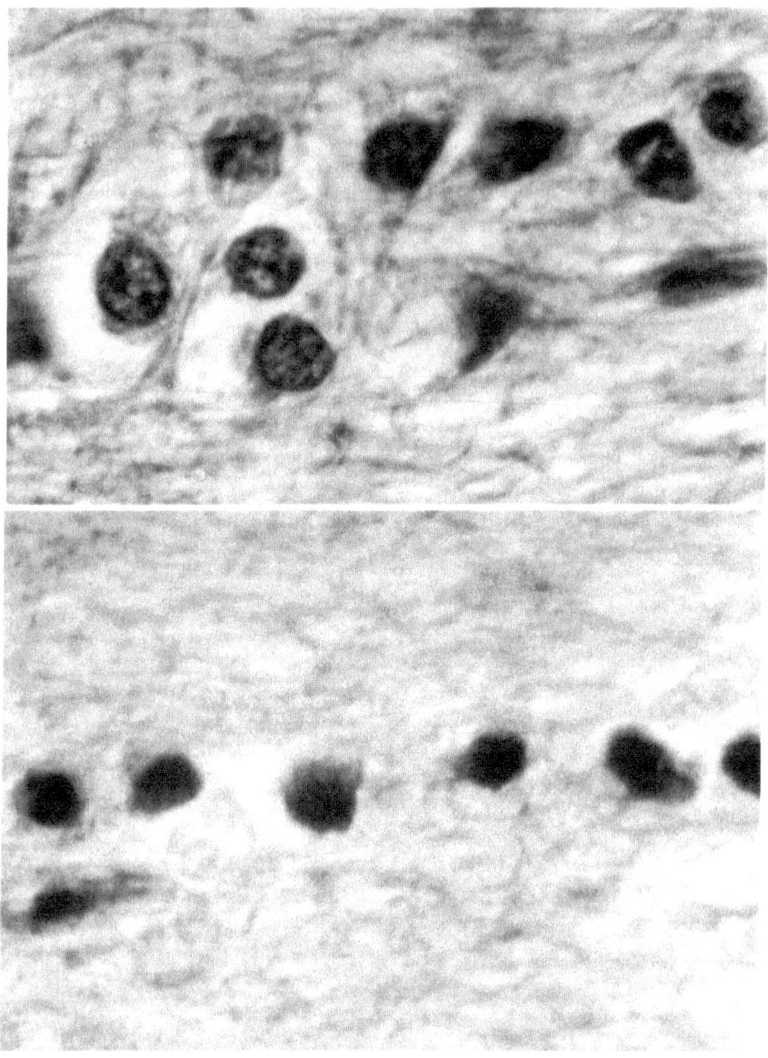

Abb. 27. Normale Gliakerngröße im orbitalen Teil *(oben)* und pyknotische Kerne im intrakanalikulären Teil des N. opticus *(unten)* beim Totalinfarkt. Hirntoddauer 51 h. (HE, x 1600)

Spärlich fällt in beiden Lokalisationen der *Übertritt von Granulozyten* in das infarzierte Gewebe aus. Er ist frühestens nach einem Ischämieintervall von 12 h zu beobachten, also mit erheblicher Verspätung gegenüber lokalen Infarkten (s. S. 45 f.). Etwas häufiger kommt das Bild erst nach Intervallen von mehr als 24 h vor, in der spinalen Nekrose bei 24 % der Fälle, im Optikusgebiet bei 13 %. Schneider et al (1969) haben Granulozytenextravasate in den Zervikalmarknekrosen ebenfalls nur bei 3 von 10 Fällen gesehen, bei denen der Hirntod mehr als 30 h bestanden hatte. Die Zellinvasion erfolgt bei diesen langen Intervallen vorwiegend von der Pia mater aus. Die Venen über dem Infarktbereich zeigen eine z. T. sehr lebhafte Leukodiapedese, die auch in tieferen Segmenten vielfach erkennbar ist und zu einer milden, nach kaudal abnehmenden Meningitis führt. Diese angiitischen Veränderungen in der spinalen Infarktrandzone sind ebenfalls frühestens nach 12stündigem Bestehen der Hirntodzeichen zu beobachten. Auch ihre Häufigkeit nimmt zu, so daß sie nach mehr als 24 h bei 47% der Fälle festzustellen sind. Demgegenüber haben Schneider u. Matakas (1971) in ihrem Material mit Ischämiezeiten von über 30 h diese entzündlichen Gefäßwandveränderungen nur bei 4 von 15 Fällen (27%) beobachtet. Trotz der abweichenden Frequenz zeigen die Untersuchungen übereinstimmend eine auffällig sehr späte granulozytäre Reaktion der Meningen, die auch nur bei einem Teil der Fälle ein wesentliches Ausmaß annimmt. Bei der Untersuchung des entsprechenden Optikusbezirks vermißt man dagegen eine derartige meningiale Reaktion vollkommen.

In die Halsmarknekrose wandern erste Makrophagen nach 38 h von der Pia mater her ein. Dies läßt sich allerdings wiederum nur bei einem Teil der Fälle beobachten. Das Endothel anliegender Kapillaren zeigt ab 69 h häufig eine Schwellung. Demgegenüber stellt sich die astrozytäre Reaktion nur schwach dar, auch Axonschwellungen sind nur selten zu sehen und erreichen kaum größere Ausmaße. Im N. opticus fehlen alle diese reaktiven Veränderungen, insbesondere ist bis zu 6 Tagen kein Eindringen von Makrophagen zu erkennen.

Die Unterschiede in den beiden Marginalzonen lassen sich wahrscheinlich wie folgt deuten. Während über dem nekrotischen Rückenmark zwar die arterielle Durchblutung offenbar vollständig sistiert, was auch in gelegentlichen Arterienthrombosen zum Ausdruck kommt und Anastomosen der von kaudal herantretenden Endäste der Segmentalarterien nicht wirksam werden, bleiben die Venen über diesem Gebiet weiter durchblutet wie im übrigen Rückenmark auch. Denn das obere Halsmark ist durch die Abdichtung des Schädelinnenraums im Foramen occipitale magnum durch die prolabierten Kleinhirntonsillen zwar der arteriellen Zuflüsse beraubt, aber nicht dem vollen Druck des intrakraniellen Raums ausgesetzt. So wurden, bei allerdings bisher nur wenigen Fällen im spinalen Subarachnoidalraum, Drucke von umgerechnet nur 11–16 mm HgC ≈ 1,47–3,47 kPa) gemessen (Gros et al. 1959; Mantz et al. 1965; Herrick u. Agamanolis 1975). Ein hoher Druckgradient dürfte daher an der etwa 1 cm unter der Schädelbasis liegenden Demarkierungslinie nicht bestehen. Ganz andere Verhältnisse sind jedoch im N. opticus zu erwarten, wo auf einer Distanz von nur wenigen Millimetern der hohe intrakranielle Druck auf den üblichen Gewebsdruck der Orbita abfällt. So ist sicher im Optikus die Sperre der Durchblutung viel vollständiger, zumal auch die meningialen Gefäße im knöchernen Kanal des Sehnerven komprimiert werden. Hämatogenen Reaktionen stehen hier große Druckunterschiede entgegen. Im Halsmark sind dagegen geringfügige Blutbewegungen zumindest in der Leptomeninx, vielleicht auch mit retrograder Fließrichtung denkbar, die zu Blutungen, intravasaler Gerinnung und Leukodiapedese bei einem Teil der Fälle Anlaß geben können, ohne allerdings das Bild der Nervenzellnekrose hervorzurufen. Insgesamt ist Schneider et al. (1969) zuzustimmen, daß die hämatogenen Erscheinungen an der spinalen Infarktgrenze sehr protrahiert ablaufen. Dies kann seine Ursache z. T. in dem nicht ausreichenden Allgemeinkreislauf haben. Im Optikus ist aber das vollständige Fehlen einer Reaktion des angrenzenden erhaltenen Gewebes bis zu 6 Tagen hiermit nicht zu erklären. Es scheint, daß die ungewöhnlichen Druckverhältnisse den wesentlichen pathologischen Faktor bilden, der einer Zellemigration entgegenwirkt.

Synopsis

Obwohl sich in den Randzonen zum extrakraniellen Blutstromgebiet schon sehr frühzeitig durch Demarkierungsphänomene auch morphologisch der ischämische Totalinfarkt des Gehirns bei Fällen mit dem klinischen Syndrom des Hirntodes nachweisen läßt, bilden sich zunächst nur unspezifische Veränderungen im Gehirn aus, die einem autolytischen Zustand entsprechen. So zeigen die Ganglienzellen der Großhirnrinde erst nach 2 ½ Tagen zunehmend eine Nekrose. Diese lange Latenzzeit ist analog der beträchtlichen Verzögerung der Nekrophanerose in manchen lokalen Infarkten mit vollständigem Gewebsuntergang. Gerade der komplette Abschluß von der Blutversorgung verhindert lange die Entwicklung der Nekrose, obwohl am Zell- und Gewebstod kein Zweifel besteht.

Hier läßt sich ein Unterschied zwischen dem größten Teil des Gehirns und der Medulla oblongata feststellen, wo Nekrosen schon nach 12 h auffällig zunehmen.

Dieser infratentorielle Bezirk zeichnet sich aber auch dadurch aus, daß hier nach etwa 4 Tagen entzündliche Reaktionen beginnen, die später auch supratentoriell auftreten. Sie werden von Rupturblutungen aus kleineren nekrotischen Gefäßen begleitet. Später kann offensichtlich auch eine Makrophagenabräumtätigkeit zustande kommen. Die Befunde deuten darauf hin, daß bei langdauerndem Hirntod eine minimale Wiederdurchströmung einiger Gefäßabschnitte offenbar aufgrund eines dann abnehmenden intrakraniellen Drucks erfolgt.

Der Totalinfarkt wird morphologisch nach einer Dauer von 8 h faßbar, nämlich in den Grenzzonen des N. opticus und des oberen Halsmarks. In den beiden Regionen bestehen jedoch deutliche Unterschiede. Sie weisen auf eine teilweise verzögerte und möglicherweise verringerte Druckentwicklung am unteren Schädelausgang hin, so daß sich hier Phänomene einer reduzierten Mikrozirkulation entwickeln können.

6 Schlußbetrachtung

Ziel der vorliegenden Untersuchung war ein Herausarbeiten möglichst exakter Daten zur Latenzzeit vieler postischämischer Einzelphänomene und der Vergleich der morphologischen Veränderungen in ihrer zeitlichen Entwicklung unter den Bedingungen von 3 verschiedenen Infarkttypen: 1) Infarkte mit Übergang in vollständige und unvollständige Nekrose sowie mit unterschiedlichem Blutungsanteil, 2) Infarkte mit Übergang in selektive neuronale Nekrosen und 3) zerebrale Totalinfarkte. In diesem abschließenden Kapitel sollen zunächst die eventuellen äußeren Einflußfaktoren und ihre möglichen Auswirkungen auf die Untersuchungsergebnisse erörtert werden. Weiterhin sind die pathogenetischen Bedingungen, die die 3 Zustände charakterisieren mit den daraus resultierenden unterschiedlichen Verhaltensweisen der Zellarten in ihren chronologischen Beziehungen zu betrachten.

Die Untersuchung beruht auf der schon von Spielmeyer (1922) herausgestellten Erkenntnis, daß Nekrose und reaktive Veränderungen im zentralnervösen Gewebe einen von der speziellen Ätiologie weitgehend unbeeinflußten, monotonen Verlauf nehmen, wenn man von erregerbedingten, herdförmigen Läsionen absieht. Das jeweilige Gewebsbild hängt mit individueller Variabilität in erster Linie von der verstrichenen Zeit ab.

Die uniforme Reaktionsweise innerhalb einer Infarktform läßt sich rückblikkend auch an Hand des eigenen Materials bestätigen, besonders bei Betrachtung des umfangreichen Untersuchungsguts mit umschriebenen vollständigen und unvollständigen Nekrosen. Dieses aus spontan und traumatisch entstandenen Läsionen zusammengesetzte Untersuchungsgut zeigt außerdem viele sehr gute Übereinstimmungen mit den Daten der rein traumatischen Fälle von Oehmichen u. Raff (1980).

So kommt auch dem Lebensalter als einem der möglichen *allgemeinen extrazerebralen Einflußfaktoren* sicher keine Bedeutung zu, soweit die Beobachtungen auf die Veränderungen am ausgereiften Gehirn beschränkt bleiben. Im noch nicht myelinisierten Zustand ist allerdings mit Besonderheiten zu rechnen (Spatz 1921). Auch Tanner (1951) hielt aufgrund seines – jedoch wesentlich kleineren – Untersuchungsguts einen allenfalls nur geringen Einfluß des Alters sowie des reduzierten Allgemeinzustands für möglich. Letzterer ist in der eigenen Fallserie nicht gesondert berücksichtigt worden. Doch kann man voraussetzen, daß sich die meisten Patienten mit frischeren Veränderungen in einem schweren Krankheitszustand befunden hatten.

Die Beeinflussung reparativer Vorgänge durch den Allgemeinzustand ist besser von Hautwunden bekannt, bei denen sie sich in der veränderten Reaktionsintensität der Fibroblasten, Kapillaren und der Kollagenfaserbildung äußert (Frick 1954). Gerade die mesenchymalen Elemente zeigen aber im Gehirn im Vergleich mit anderen Organen eine nur schwache und verzögerte Reaktion. Da dieser organspezifische Unterschied offensichtlich auch bei einigen für den Allgemeinzustand ziemlich unbedeutenden experimentellen Verletzungen bei Versuchstieren und bei menschlichen Punktionswunden besteht, scheint die Schwere des Krankheitsbildes keine wesentliche Modifikation des Reaktionsablaufs zu bedingen.

In letzter Zeit ergaben sich Hinweise auf eine beeinträchtigte Funktionsfähigkeit der peripheren Granulozyten nach Hirntraumen, die mit der Schwere der Hirnschädigung parallel geht (van Woerkom et al. 1973). Die eigenen Befunde lassen jedoch keine Beziehung der Granulozytenemigration zur Infarktgröße erkennen, die von der Ausdehnung fast einer gesamten Großhirnhemisphäre bis zu Punktionskanälen reicht. Allerdings ist dabei auch zu bedenken, daß die Funktion der ausgetretenen Zellen nicht unbedingt mit der der Gesamtpopulation des peripheren Blutes identisch sein muß. Wahrscheinlich können nur voll reaktionsfähige Zellen emigrieren.

Eher könnten sich derartige Störungen beim Totalinfarkt des Gehirns auswirken, wo leukozytäre Reaktionen – jedenfalls im Bereich des ZNS – nach eigenen Befunden retardiert erscheinen. Genauere Untersuchungen hierzu sind u. W. bisher kaum mitgeteilt worden. Im Blutbild zeigt sich aber eher eine Tendenz zur Leukozytose bei unauffälligem Knochenmarksbefund (Messerschmitt et al. 1974). Bei diesem Infarkttyp ist aber auch eine eventuelle Auswirkung der gleichzeitig mit dem Hirntodsyndrom vielfach bestehenden Hypotonie des Körperkreislaufs denkbar, die die Emigrationsfähigkeit von Leukozyten einschränken könnte (Schneider et al. 1969). Bei anderen Fällen läßt sich jedoch der Kreislauf stabil halten, so daß diese Erklärungsmöglichkeit weitgehend entfällt. Gegen eine grundlegende Störung der leukozytären Diapedesefähigkeit in diesem Zustand spricht aber auch die ausgeprägte entzündliche Reaktion auf den mehrere Tage alten Totalinfarkt bei wieder nachlassendem intrakraniellen Druck. Die nahezu fehlende zelluläre Reaktion sogar in den Randgebieten des intrakraniellen Versorgungsgebiets in den ersten 2 Tagen muß daher andere Ursachen haben.

Andere Einflüsse könnten durch die medikamentöse Behandlung entstehen, die wiederum an Hautwunden genauer untersucht worden sind (u. a. Lindner 1962). Auch hier steht die veränderte Kollagenbildung ganz im Vordergrund. Sie dürfte aus den oben genannten Gründen bei Nekrosen des ZNS kaum Bedeutung haben. Beachtenswert ist aber möglicherweise u. a. die Wirkung von Kortikosteroiden, die auch am Gehirn experimentell genauer untersucht worden ist (u. a. Field 1957; Stoltenburg-Didinger u. Hager 1975). Dabei zeigte sich v. a. eine Hemmung der Makrophagendifferenzierung und eine verzögerte Digestion des aufgenommenen Materials sowie eine verminderte Reaktivität auch der Astrozyten. Im eigenen Untersuchungsgut dürften derartige Auswirkungen jedoch kaum in Betracht kom-

128

men, da es hauptsächlich aus zurückliegenden Jahren stammt, in denen hochdosierte Steroidgaben zur Hirnödembehandlung noch nicht breitere Anwendung gefunden hatten. Auch eine zytostatische Therapie war in den bearbeiteten Fällen nur sehr selten vorausgegangen. Über den Effekt anderer Medikamente auf zerebrale Nekrosen ist u. W. noch nichts bekannt.

Zusammenfassend läßt sich daher das vorliegende Material der 3 Infarktarten als weitgehend frei von zusätzlichen Einwirkungen und jede Gruppe als in sich homogen betrachten. Daher kann die Zeitdauer seit Entstehen der Läsion bei geringen individuellen Schwankungen als praktisch einzige und bestimmende Variable für das jeweilige Gewebsbild angesehen werden, wie es von anderen Autoren immer wieder betont worden ist.

So können die verschiedenen Infarkttypen im zeitlichen Längsschnitt hinsichtlich ihrer feineren Morphologie verglichen werden. Hierbei zeigen sich Abweichungen der stereotypen Reaktionsweisen, die bisher z. T. noch wenig Beachtung gefunden haben. Ihre Ursachen liegen jedoch nicht, wie man erwarten könnte, in der Ätiopathogenese der Mangelsituation – z. B. Embolie oder Trauma –, sondern in Besonderheiten, die mit dem Eintritt des Infarkts unmittelbar entstehen – z. B. der Blutungsanteil oder im Falle des Totalinfarkts die zur kompletten Ischämie führende intrakranielle Drucksteigerung. Diese für die 3 Infarktarten *typischen pathogenetischen Bedingungen* sind mit ihren geweblichen Folgen in Abb. 28 schematisch zusammengefaßt.

Beim Infarkt mit kompletter Nekrose aller Gewebselemente (Typ A) bleibt i. allg. mindestens einige Stunden lang in peripheren Gefäßen über Anastomosen noch eine peristatische Restdurchblutung erhalten. Aus diesen Gefäßen und denen der erhalten gebliebenen Umgebung kommt es zur Exsudation von Flüssigkeit und zum Übertritt von Blutzellen in die beginnende Nekrose, d. h. zu einer entzündlichen Reaktion. Andererseits kann durch die Spülwirkung der Randzirkulation eine erhebliche Diffusion aus dem Infarkt hinaus resultieren, die zum Abtransport löslicher Substanzen, welche sich durch den Zerfallsprozeß bilden, führt. Die Nekrose wird schließlich durch hämatogene Makrophagen abgeräumt, wobei eine Pseudozyste entsteht. Bei inkompletten Nekrosen bilden sich die gleichen exsudativen Phänomene aus, die jedoch im Unterschied zu Herden mit vollständigem Gewebsuntergang nicht nur im Rand, sondern im gesamten Infarktareal zu finden sind. In dem entstehenden Gewebsdefekt bleibt hierbei das Gefäßnetz erhalten.

In selektiven neuronalen Nekrosen (Typ B) als der leichtesten Schädigungsform fehlen entzündliche Reaktionen, da die Mikrozirkulation nicht anhaltend gestört ist. Nur in geringer Zahl und zeitlich sehr protrahiert kommt es wahrscheinlich zum Austritt von Monozyten aus den Kapillaren. Diese passen sich an die vorhandenen Gewebsstrukturen an und wandeln sich dabei zu Stäbchenzellen um, welche die Abräumung besorgen. Die Defektdeckung erfolgt dann durch hypertrophierte Astrozyten.

Beiden Läsionstypen, A und B, ist die Herdförmigkeit gemeinsam. Dies gilt selbst für schwerste Hirnschäden nach längerdauerndem Herzstillstand, da hierbei

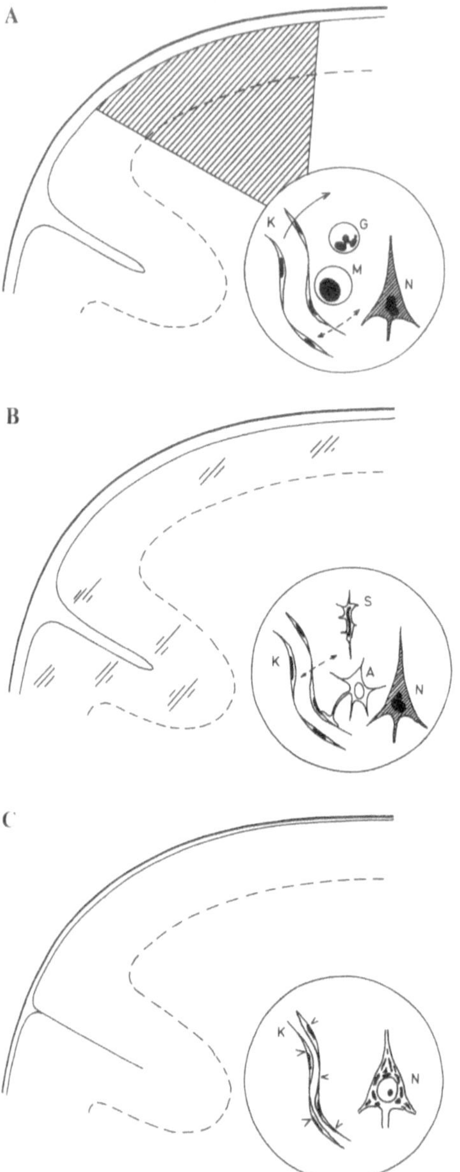

Abb. 28. Schematische Darstellung der pathogenetisch wichtigen Faktoren für die Veränderungen in lokalen Infarkten mit Übergang in vollständige oder unvollständige Nekrose (**A**) bzw. in selektive neuronale Nekrose (**B**) und im ischämischen Totalinfarkt des Gehirns (**C**). **A** Peristase im Bereich der Endstrombahn *(K)* mit Austritt von Exsudat *(Pfeil)*, Granulozyten *(G)* und Monozyten *(M)*. Nekrose des Parenchyms, stellvertretend dargestellt durch die Nekrose der Nervenzelle *(N)*. **B** Selektive neuronale Nekrose *(N)* mit Anhäufung von Stäbchenzellen *(S)* mit hypertrophischer Reaktion der Astrozyten *(A)*. **C** Komplette Ischämie des Gehirns durch Druckanstieg *(Winkel)* im Schädelinnenraum. Ausbleiben morphologischer Veränderungen, insbesondere auch an den Ganglienzellen *(N)*

nahezu das gesamte Gefäßnetz und sogar größere Teile des Parenchyms erhalten bleiben. Offensichtlich können Fälle mit noch längerer Dauer der Asystolie entweder wegen der gleichzeitigen ischämischen Schädigung anderer Organe, besonders des Herzens, nicht mehr reanimiert werden oder es kommt zum zerebralen Kreislaufstillstand durch ein sekundär auftretendes Hirnödem bzw. zum Exitus noch bevor die Schäden als Nekrose morphologisch manifest werden können. So kann zwar nach Herzstillstand ein nahezu vollständiger Ausfall der Ganglienzellen des

Gehirns gefunden werden, nicht jedoch eine Totalnekrose des Organs, die alle Gewebselemente betrifft.

Von diesen, immer lokalisiert bleibenden Läsionen streng zu trennen ist der Untergang sämtlicher Zellelemente im dritten Infarkttyp (Typ C in Abb. 28), dem Organinfarkt. Hier besteht komplette Ischämie im gesamten Gehirn aufgrund intrakranieller Hypertension. In diesem Zustand verhindert die Stagnation des Blutes und der hohe innergewebliche Druck jegliche exsudativen Erscheinungen wie auch einen Abtransport löslicher Degradationsprodukte. Gefäßwandzellen wie Blutzellen sterben mit dem Parenchym ab.

Ohne auf Details der Untersuchungsergebnisse noch einmal einzugehen, sollen in Ergänzung zur Betrachtungsweise der vorigen Kapitel die wesentlichen Differenzen im Verhalten der einzelnen Gewebselemente bei diesen 3 Läsionstypen herausgestellt werden.

Spielmeyers „ischämische Zellveränderung" der *Nervenzellen* als neuronale Koagulationsnekrose stellt sich in vollständigen und unvollständigen wie auch in selektiven Nekrosen nach einer praktisch gleich langen Manifestationszeit ein. Im Zentrum kompletter Nekrosen kann es aber gelegentlich auch zu einer Verlängerung dieses Zeitintervalls kommen, wenn offensichtlich eine Restdurchblutung und eine minimale Diffusion nicht mehr gewährleistet sind. Diese Bedingungen sind beim dissoziierten Hirntod mit Regelmäßigkeit und in extremem Maße vorhanden, da der hohe intrakranielle Druck zur kompletten Ischämie führt und der Druckgradient selbst in den Grenzzonen eine Diffussion in das infarzierte Areal hinein verhindert. Hierin muß der Grund für das merkwürdige Verhalten der Zellelemente im Totalinfarkt gesehen werden. So bleibt das Ganglienzellbild tagelang unverändert. Hier entspricht das Verhalten der Nervenzellen also ganz dem, wie es sich an jeder Leiche mit der Zeit erkennen läßt und daher nicht als Nekrose – d. h. intravitales Sichtbarwerden des Zelltodes nach einer bestimmten, von der Zellart abhängigen Zeit – bezeichnet werden kann. Allgemein gesagt, ist die nach dem Tod des Organismus über längere Zeit nur wenig veränderte Morphologie ja überhaupt die Voraussetzung dafür, daß aus dem postmortalen Bild auf intravitale Prozesse – u. a. Zirkulationsstörungen – rückgeschlossen werden kann. Den Unterschied zwischen diesen Zuständen im lokalen Infarkt einerseits und im Totalinfarkt andererseits erläutert hinsichtlich der zeitlichen Beziehungen Abb. 29. Die den postmortal-autolytischen Erscheinungen gleichenden Zellveränderungen können zwar – wie im Schema nur angedeutet werden kann – im Endzustand von manchen intravital-nekrotischen nicht sicher differenziert werden, müssen aber aufgrund der zeitlich ganz unterschiedlichen Entwicklung als verschiedene Phänomene betrachtet werden. Bei mehr als 3 Tage langer Hirntoddauer können schließlich Rezirkulationserscheinungen hinzukommen, die die Ischämiesituation wieder verändern. Beim ischämischen Totalinfarkt kommt es also im Gegensatz zu umschriebenen Infarkten nicht zur Ausbildung der neuronalen Nekrose, weder im Zentrum noch im Randgebiet des ischämischen Bezirks, obwohl mit Sicherheit der Tod aller Zellelemente vorliegt.

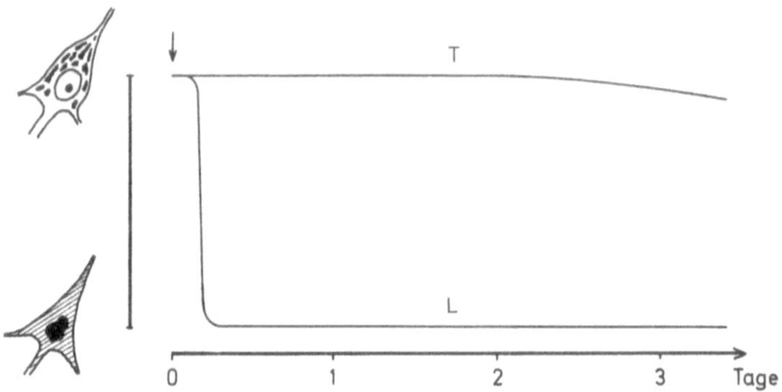

Abb. 29. Zeitliche Abhängigkeit des Übergangs vom normalen Ganglienzellbild *(oben)* zur Form der „ischämischen Zellveränderung" *(unten)* im lokalen Infarkt *(L)* und im Totalinfarkt *(T)* des Gehirns nach Eintritt des Zelltodes *(Pfeil)*

Aus der vergleichenden zeitlichen Analyse läßt sich ableiten, daß die Ausbildung der neuronalen Koagulationsnekrose von einer erhaltenen Blutzirkulation in der Umgebung abhängig ist, wie es u. W. in dieser Form bisher nur von Vanderhaeghen u. Logan (1971) betont worden ist. Das Gewebe ist aus sich heraus nicht fähig, dies Bild zu entwickeln. Wegen den Fehlens beim Totalinfarkt selbst in den Grenzgebieten zur erhaltenen extrakraniellen Zirkulation und des hier bestehenden Druckgefälles kann weiterhin diese Abhängigkeit auf eine in den Infarkt hinein gerichtete Exsudation eingeengt werden. Demgegenüber kann das Herauslösen und der Abtransport von Substanzen, d. h. ein Spüleffekt, für die Entstehung der Nervenzellnekrose keine wesentliche Bedeutung haben, da diese Bedingung im Randbezirk durch das Druckgefälle begünstigt wird. Die Deutung stimmt mit den Vorstellungen anderer Autoren über die Nekroseentstehung in den verschiedenen Organen (Übersicht bei Majno et al. 1960) überein. Die Mechanismen, die nach einer Latenzzeit zu dieser Zelldenaturierung führen, sind jedoch noch immer unbekannt. Eine wichtige Rolle scheint dabei dem Einstrom von Ca-Ionen im Zusammenhang mit enzymatischen Vorgängen zuzukommen (s. S. 12). Hinweisend auf das Beispiel der selektiven neuronalen Nekrose kann noch hinzugefügt werden, daß jedenfalls eine Mitwirkung zellulärer, aus dem Blut stammender Faktoren ausgeschlossen werden kann.

Die außerordentliche Abhängigkeit von Umgebungsfaktoren – und eben nicht allein von innerzellulären Störungen – läßt es wenig wahrscheinlich erscheinen, daß die mit und nach dem Zelltod vorkommenden feinstrukturellen Zellalterationen nach einem einzigen, für alle Zellarten einheitlichen Schema ablaufen, wie es von mehreren Autoren hypothetisch vertreten wird (u. a. Trump et al. 1973; Wyllie 1981). Auch das reziproke Hydratationsverhalten zugrundegehender Astrozyten und Ganglienzellen läßt sich damit nicht vereinbaren. Hier liegt noch ein weites Betätigungsfeld für klärende Untersuchungen vor uns.

132

Unabhängig vom Vorkommen der Ganglienzellnekrose entwickeln sich die Pyknose von *Gliazellkernen* und die verminderte Anfärbbarkeit von *Markscheiden* in umschriebenen Infarkten und in den Optikus- und Rückenmarkgrenzzonen beim Hirntod, und zwar nach etwa gleichlangem Intervall. In den Randbezirken des Totalinfarkts können die Gliazellen jedoch nicht die agonalen Schwellungserscheinungen ausbilden, desgleichen fehlen hier ein wesentliches Fortschreiten der mangelnden Markscheidenfärbbarkeit und die Entwicklung des Lückenfeldes. Im „Zentrum" des Totalinfarkts, im Großhirnmark, zeigen sich außerdem ähnliche Erscheinungen wiederum erst viel später im Zusammenhang mit der allmählich wirksam werdenden Autolyse.

Zum Übertritt von *Granulozyten* kommt es bei selektiven neuronalen Nekrosen nicht, bei hämorrhagischen Infarkten und Blutungen dagegen schon sehr früh und zahlreich. Bei anämischen Infarkten, besonders mit unvollständigen Nekrosen ist ihre Menge deutlich geringer. Die Emigration verläuft im Bereich der Nekrose selbst wie in den Meningen dabei ausgesprochen phasenhaft und endet mit dem Tod dieser Zellen an ihrem Wirkungsort. Ganz andere Verhältnisse finden wir beim Totalinfarkt des Gehirns vor. Während innerhalb des Gehirns wegen des Zirkulationsstillstands keine zellulären Reaktionen zu erwarten sind, treten sie auch in der Grenzzone des Rückenmarks i. allg. nur spärlich und erst sehr spät in Erscheinung bzw. fehlen nahezu im Demarkierungsareal des Optikus. Die Ursache dieser auffälligen Differenz dürfte vor allem in dem bestehenden unterschiedlichen Druckgradienten liegen, der die Emigration behindert. Erst nach mehreren Tagen, bei nachlassendem intrakraniellen Druck entwickelt sich, zusammen mit einer frustranen Wiederdurchblutung einzelner Gefäßabschnitte, eine massive leukozytäre Invasion des zugrunde gegangenen Parenchyms.

Auch der Austritt *monozytärer Phagozyten* aus den Gefäßen zeigt deutliche Unterschiede je nach der Art des Infarkts. In den ersten Tagen ist diese Zellart bei hämorrhagischen Nekrosen in größerer Menge zu finden als bei den anämischen. Bei selektiven Nekrosen tritt sie erst etwas später – als Stäbchenzelle – in Erscheinung. Beim Totalinfarkt lassen sich Makrophagen nur im Bereich des demarkierten Rückenmarks feststellen, und zwar mit erheblicher Verzögerung gegenüber anderen vollständigen Nekrosen. Im Grenzgebiet des Optikus fehlen sie sogar ganz. Dies entspricht weitgehend dem Verhalten der Granulozyten.

Lymphozyten und Plasmazellen kommen nur bei umschriebenen vollständigen und unvollständigen Nekrosen vor, nicht bei selektiven neuronalen Nekrosen. Plasmazellen zeigen dabei zu Blutungen eine besondere Beziehung, deren Ursache noch nicht bekannt ist. Beim Hirntodsyndrom ist die Zeitdauer zu kurz, um das Auftreten dieser Zellen erwarten zu können.

Auch hinsichtlich der *Kollagenfaserbildung* läßt sich eine unterschiedliche Reaktionsweise im Gebiet herdförmiger Läsionen mit einer größeren Fasermenge um Blutungsherde erkennen, während in selektiven Nekrosen und wegen des kurzen Zeitintervalls auch beim Totalinfarkt die Fasern nicht zur Entwicklung kommen.

Im Gegensatz zu den bisher besprochenen Veränderungen zeigt bei herdförmigen Infarkten die Reaktion der *Astrozyten* einen relativ einheitlichen Verlauf, wenn man von der frühen Ödemphase absieht, die bei selektiven neuronalen Nekrosen nicht entwickelt wird. Im Randgebiet des Totalinfarkts fehlen dagegen die charakteristischen Veränderungen, obwohl die Zeitdauer an sich für die Manifestation ausreichen müßte. Hierbei ist ergänzend zu bemerken, daß auch die sonst bereits nach wenigen Stunden sichtbaren Axonanschwellungen ebenfalls nicht zur Entwicklung kommen. Eine Erklärung kann z. Z. noch nicht gegeben werden, obwohl die zu erwartenden Veränderungen außerhalb des Infarkts lokalisiert wären, wo annähernd normale Druck- und Durchblutungsverhältnisse vorliegen.

Die morphologischen Eigenheiten des Totalinfarkts bedürfen weiterer intensiver Untersuchung, da einige Phänomene in ihrer Deutung und zeitlichen Zuordnung noch ungenügend geklärt sind. Ihre Erkennung wird durch die Primärschäden, die sich vor dem Eintritt des Zirkulationsstillstands auswirken, außerordentlich erschwert. Nur die genaue zeitliche Analyse eines größeren Untersuchungsguts ermöglicht ein Herausarbeiten der Charakteristika in der morphologischen Entwicklung gegenüber umschriebenen Infarkten.

Der Totalinfarkt des Gehirns stellt allerdings eine noch relativ neue, erst mit den erweiterten Möglichkeiten der Intensivmedizin aufgetretene pathologisch-anatomische Veränderung dar. Aber auch die seit dem Ende des letzten Jahrhunderts ausgiebig bearbeiteten Herdläsionen bieten noch kein abgeschlossenes Bild. Die hier vorgelegten Daten können so u. a. als Bezugspunkte für weiterführende chronologische und pathogenetische Untersuchungen dienen.

7 Zusammenfassung

Trotz des großen Umfangs der Literatur über die unterschiedlichen Formen der zerebralen Ischämie ist die zeitliche Zuordnung der morphologischen Folgeerscheinungen von Durchblutungsstörungen beim Menschen bisher immer noch ungenügend untersucht. Für das Auftreten mancher Phänomene liegen zwar bereits gut übereinstimmende Zeitangaben vor. Die ganz überwiegende Zahl der Veränderungen ist jedoch noch recht ungenau datiert, z. T. fehlen sogar entsprechende Untersuchungen. Die Kenntnis dieser chronologisch-morphologischen Beziehungen ist aber eine wesentliche Voraussetzung für alle gezielten geweblichen Infarktuntersuchungen, unabhängig von der jeweils angewandten speziellen Methodik. Sie trägt zum Verständnis der Reaktionsweisen der verschiedenen Zellarten entscheidend bei und ermöglicht nicht zuletzt eine Verbesserung der histologischen Diagnostik und der Sicherheit gutachtlicher Bewertungen.

Ziel der vorliegenden Untersuchung war die Herausarbeitung möglichst präziser Zeitwerte für das Auftreten der einzelnen morphologischen Veränderungen beim Menschen und ggf. auch für deren Verschwinden, und zwar vergleichend unter den verschiedenen Bedingungen mehrerer Infarktarten. Hier sind als Folgezustände lokaler Minderdurchblutung 1) Infarkte mit Übergang in komplette oder inkomplette Nekrose (eingeschlossen die sekundäre Faserdegeneration) und 2) die selektive neuronale Nekrose sowie als globale Zirkulationsstörung 3) der Totalinfarkt des Gehirns mit dem klinischen Bild des dissoziierten Hirntodes untersucht worden.

Die Ergebnisse basieren auf der Auswertung einer relativ großen Fallserie aus dem laufenden Obduktionsgut. Sie wurden mit den teilweise weit verstreuten Daten aus dem Schrifttum verglichen und einer kritischen Wertung unterzogen.

Bei Abwägung der möglichen Einflußfaktoren zeigt sich in Übereinstimmung mit der Literatur, daß in dem untersuchten Material der Ätiologie der Läsionen, dem Lebensalter, dem Allgemeinzustand und der medikamentösen Behandlung keine wesentliche Bedeutung zukommt. Die geweblichen Veränderungen laufen vielmehr trotz der heterogenen Zusammensetzung des Untersuchungsguts innerhalb des jeweiligen Infarkttyps praktisch stereotyp ab. Ihre Entwicklung ist durch den beim Beginn der Schädigung vorliegenden Gewebszustand vorgezeichnet und nur noch von der Zeit abhängig. Die zu vergleichenden Arten von Infarkten lassen sich daher durch unterschiedliche innergewebliche Faktoren charakterisieren, die das Schadensmuster der Infarkte bereits vom Initialstadium an prägen und den gesamten weiteren Verlauf gesetzartig bestimmen.

Unter den Befunden sollen die folgenden hervorgehoben werden:

1. Bei *umschriebenen Infarkten mit vollständiger oder unvollständiger Nekrose* zeigen sich die frühesten Veränderungen bereits nach 2 h am Neuropil der grauen Substanz in Form einer hydropischen Schwellung der Astrozytenfortsätze. Die Kernpykose der Gliazellen als Zeichen des Zelltodes tritt nach 5–7 h ein. Der Beginn der Koagulationsnekrose von Ganglienzellen kann auf 4–5 h datiert werden, während die bisher vorliegenden Angaben zwischen 0,5 und 15 h schwanken. Die erheblichen Differenzen lassen sich z. T. auf andere histologische Methoden zurückführen, z.T. aber auf Unterschiede zwischen Herdzentrum und -peripherie. Zur Ausbildung des typischen Bildes ist eine Restzirkulation und Diffusion notwendig, die im Herdzentrum fehlen kann, so daß hier die Zytoplasmagerinnung erst später einsetzt. Gefäßwandnekrosen sind nach etwa 12 h, d. h. erst relativ spät sichtbar.

Extravasate von Granulozyten im Rahmen der Peristase sind schon nach 2 h, d. h. noch vor Eintritt der Nekrose feststellbar und erreichen nach 10–24 h ihren Höhepunkt. Die Zellen zerfallen sehr rasch durch fettige Degeneration. Gleichzeitig kann sich bei oberflächlich gelegenen Herden eine aseptische fokale Begleitmeningitis entwickeln.

Hämatogene Phagozyten sind in der Nekrose erstmals nach 7 h anzutreffen. Ihre Menge nimmt anfangs bei Fehlen von Mitosen außerordentlich rasch zu. Mitotische Teilungen kommen erst nach 2 ½ Tagen vor und erreichen ihre größte Häufigkeit nach 3–6 Tagen. Die ersten Gitterzellen (nach 22 h) enhalten noch keine Fettsubstanzen in ihren Vakuolen. Die Fettspeicherung wird in ihnen erst nach 40 h nachweisbar. Auch die Aufnahme von Markscheidenfragmenten und die Bildung von Lipopigmenten beginnt erst zu dieser Zeit. Die Phagozytose von Erythrozyten setzt nach 38 h ein, während das intrazellulär gebildete Hämosiderin erst nach 3 Tagen histochemisch nachweisbar ist.

Reaktive Veränderungen der erhaltenen neuronalen Elemente finden sich in Form lokaler Axonanschwellungen schon nach 5 h und als retrograde Reaktion des Perikaryons nach etwa 24 h.

Die vielfältigsten Formvariationen zeigen die Astrozyten der Infarktumgebung, die bereits nach 2 h das Bild der „amöboiden Glia" entwickeln. Auch sie bilden Mitosen (ab 2 ½ Tagen), die jedoch nicht zur Zellteilung, sondern zu Zellen mit höherem DNS-Gehalt führen. Hämosiderin läßt sich in Blutungsumgebung im Gegensatz zu den Makrophagen in ihnen erst ab 10 Tagen nachweisen. Eine wesentliche Gliafaserbildung beginnt erst nach 1–3 Monaten.

Im Vergleich zum Infarkt selbst laufen die Abbauvorgänge der sekundären Degeneration der distalen Faserabschnitte nur sehr langsam ab. Sie entwickeln sich im gesamten Faserverlauf gleichzeitig. Im hier untersuchten Tractus corticospinalis dringen erste phagozytotisch aktive Zellen ab 5 Tagen in die veränderten Markscheiden ein. Eine wesentliche Zunahme dieser Zellen ist aber erst nach mehreren Wochen festzustellen. Auch die intrazelluläre Bildung von Neutralfetten erfolgt sehr langsam. So ergibt sich eine Verminderung des Markscheidengehalts erst nach 2 Monaten. Auch die Astrozyten reagieren hier nur gering und verzögert.

136

Im Vergleich mit anderen Organen ist in Läsionen des ZNS eine Verminderung und Retardierung der mesenchymalen Reaktion (Kollagenbildung und Gefäßproliferation) auffällig.

Ferner läßt sich gegenüber experimentellen Hirnläsionen bei mehreren Tierspezies beim Menschen eine Verlangsamung der Phagozytoseprozesse und der Vermehrung der Makrophagen feststellen, die von nicht unbeträchtlichem Ausmaß ist. Auch die Endothelreaktionen sowie die Proliferation der Astrozyten weisen zeitlich Abweichungen auf.

2. In *selektiven neuronalen Nekrosen* kommen Ganglienzelluntergänge wahrscheinlich zur gleichen Zeit zur Ausbildung wie in anderen umschriebenen Infarkten. Erste reaktive Veränderungen sind an den Astrozyten, und zwar erst nach 30 h erkennbar, da eine frühe Ödemphase fehlt. Die Invasion von Stäbchenzellen als einziger Abräumzellart beginnt nach 2 ½–11 Tagen mit großer Variabilität.

3. Beim *Totalinfarkt des Gehirns* wird im Großhirn die Entwicklung der Ganglienzellnekrose, d. h. das Sichtbarwerden des Zelltodes durch Protoplasmadenaturierung durch die vollständige Ischämie verhindert. Die Ganglienzellen zeigen erst mit fortschreitender Autolyse nach 2 ½ Tagen zunehmend Veränderungen, wie sie auch von Spätsektionen her bekannt sind. Trotz des Fehlens der Nekrose muß hier der Begriff des Infarkts beibehalten werden, da der Zelltod mit Sicherheit vorausgesetzt werden kann. Der Tod des gesamten Hirngewebes zeigt sich auch morphologisch durch Demarkierungsreaktionen in den Grenzgebieten der intrakraniellen Blutversorgung im oberen Halsmark und im N. opticus. Sie sind schon nach 8stündigem Hirntodsyndrom mit Regelmäßigkeit feststellbar. Dabei ist die Reaktion hämatogener Zellen selbst an diesen Stellen außerordentlich gehemmt. Wahrscheinlich wirkt der erhöhte Gewebsdruck der Emigration entgegen. Aber auch axonale und astrozytäre reaktive Veränderungen treten kaum in Erscheinung. Die Befunde lassen ferner eine teilweise verzögerte infratentorielle Druckentwicklung erkennen, wie sie auch klinisch immer wieder beobachtet worden ist.

Ab 4 Tagen treten zunehmend hämorrhagisch-entzündliche Reaktionen an der Hirnoberfläche auf, die auf eine frustrane Wiederdurchströmung einzelner Gefäßbezirke hinweisen. Diese ist aber nur möglich aufgrund einer sekundären Abnahme des hohen intrakraniellen Drucks. Die Veränderungen dürfen nicht mit einer erregerbedingten Meningoenzephalitis verwechselt werden.

Mit der Ausweitung der intensivmedizinischen Therapie hat sich das Spektrum pathomorphologischer Veränderungen auch und gerade am ZNS gewandelt. Schwere Schäden werden nicht nur länger überlebt, sondern bilden sich erst sekundär trotz dieser Maßnahmen aus. Auch das früher unbekannte Hirntodsyndrom tritt häufig in Erscheinung. Die morphologische Analyse gerade dieser Fälle, bei denen sich viele, zu verschiedenen Zeiten entstandene gewebliche Läsionen überlagern, setzt eine besondere Detailkenntnis voraus, zu der die vorliegende Arbeit beitragen soll.

8 Literatur

Adams RD (1958) Implications of the biology of the neuroglia and microglia cells for clinical neuropathology. In: Windle WF (ed) Biology of Neuroglia. Thomas, Springfield, Ill. pp 245–287

Adams RD, Sidman RL (1968) Introduction to Neuropathology. Mc Graw-Hill, New York Toronto Sydney London

Adler A (1899) Die pathologische Anatomie der Grosshirnverletzungen in gerichtsärztlicher Hinsicht. Vierteljahresschr Gerichtl Med 17 [Suppl I]: 1–53

Adrian EK (1968) Cell division in injured spinal cord. Am J Anat 123:501–520

Adrian EK, Smothermon RD (1970) Leucocytic infiltration into the hypoglossal nucleus following injury to the hypoglossal nerve. Anat Rec 166:99–116

Adrian EK, Williams MG (1974) Cell proliferation in injured spinal cord. An electron microscopic study. J Comp Neurol 151:1–24

Agardh C-D, Kalimo H, Olsson Y, Siesjö BK (1980) Hypoglycemic brain injury. I. Metabolic and light microscopic findings in rat cerebral cortex during profound insulin-induced hypoglycemia and in the recovery period following glucose administration. Acta Neuropathol (Berl) 50:31–41

Allgöwer M, Hulliger L (1960) Origin of fibroblasts from mononuclear blood cells: A study of in vitro formation of the collagen precursor, hydroxyproline, in buffy coat cultures. Surgery 47:603–610

Alpers BJ, Forster FM (1945) The reparative processes in subarachnoid hemorrhage. J Neuropathol Exp Neurol 4:262–268

Altman J (1962a) Autoradiographic study of degenerative and regenerative proliferation of neuroglia cells with tritiated thymidine. Exp Neurol 5:302–318

Altmann J (1962b) Are new neurons formed in the brains of adult mammals? Science 135:1127–1128

Altman H-W, Haubrich J (1965) Über hepatozelluläre Mitosestörungen und Kerneinschlüsse nach wiederholten Colchicingaben. Zugleich ein Beitrag zum Problem der nuklearen Plasmainklusionen. Beitr Pathol Anat 131:355–394

Alzheimer A (1910) Beiträge zur Kenntnis der pathologischen Neuroglia und ihrer Beziehungen zu den Abbauvorgängen im Nervengewebe. Nissl-Alzheimers Histol Histopatholog Arb Grosshirnrinde 3:401–554

Amorim M (1934) Das Vorkommen krystallinischer Lipoide in den Körnchenzellen und deren histochemische Unterscheidung. Z Gesamte Neurol Psychat 151:171–191

Anderson WAD (1971) Pathology, 6th edn. Vol 2. Mosby, St. Louis

Anzil AP, Herrlinger H, Blinzinger K, Kronski D (1974) Intraneuritic corpora amylacea. Demonstration in orbital cortex of elderly subjects by means of early postmortem brain sampling and electron microscopy. Virchows Arch A [Pathol Anat] 364: 297–301

Arnold H (1976) Hirntod. Nervenarzt 47:529–537

Arsénio-Nunes ML, Hossmann KA, Farkas-Bargeton E (1973) Ultrastructural and histochemical investigation of the cerebral cortex of cat during and after complete ischemia. Acta Neuropathol (Berl) 26:329–344

Åström KE, Webster HF de, Arnason BGW (1969) Early lesions in experimental allergic neuritis (EAN). A phase, light and electron microscopic study. J Neuropathol Exp Neurol 28:172–173

Baggenstoss AH, Kernohan JW, Drapiewski JF (1943) The healing process in wounds of the brain. Am J Clin Pathol 13:333–348

Balslev-Jørgensen P, Heilbrun MP, Boysen G, Rosenklint A, Jørgensen EO (1972) Cerebral perfusion pressure correlated with regional cerebral blood flow, EEG and aortocervical arteriography in patients with severe brain disorders progressing to brain death. Eur Neurol 8:207–212

Balslev-Jørgensen P, Jørgensen EO, Rosenklint A (1973) Brain death pathogenesis and diagnosis. Acta Neurol Scand 49:355–367

Banerjee AK (1980) Incidental phagocytosis of corpora amylacea. Arch Pathol Lab Med 104:612

Barka T, Anderson PJ (1963) Histochemistry: Theory, Practice, and Bibliography. Hoeber Med Div, Harper & Row, New York Evanston London

Barron KD, Means ED, Larsen E (1973) Ultrastructure of retrograde degeneration in thalamus of rat. 1. Neuronal somata and dendrites. J Neuropathol Exp Neurol 32:218–244

Barron KD, Means ED, Feng T, Harris H (1974) Ultrastructure of retrograde degeneration in thalamus of rat. 2. Changes in vascular elements and transvascular migration of leukocytes. Exp Mol Pathol 20:344–362

Becker H (1952) Retrograde und transneuronale Degeneration der Neurone. Adak Wiss Lit Mainz, Abh Math Naturwiss Kl 10:651–811

Benecke G (1972) Altersbestimmung von Verletzungen innerer Organe. Z Rechtsmed 71:1–16

Berg S (1972) Die Altersbestimmung von Hautverletzungen. Z Rechtsmed 70:121–135

Bergström M, Ericson K, Levander B, Svendsen P, Larsson S (1977) Variation with time of the attenuation values of intracranial hematomas. J Comput Assist Tomogr 1:57–63

Bertrand I, Lhermitte F, Antoine B, Ducrot H (1959) Nécroses massives du système nerveux central dans une survie artificielle. Rev Neurol (Paris) 101:101–115

Bessis M (1974) Necrotaxis. Chemotaxis towards an injured cell. Antiobiot Chemother 19:369–381

Bignami A, Ralston III HJ (1969) The cellular reaction to Wallerian degeneration in the central nervous system of the cat. Brain Res 13:444–461

Blakemore WF (1971) The ultrastructural appearance of astrocytes following thermal lesions of the rat cortex. J Neurol Sci 12:319–332

Blakemore WF (1972) Microglial reactions following thermal necrosis of the rat cortex: An electron microscope study. Acta Neuropathol (Berl) 21:11–22

Blinzinger K (1968) Elektronenmikroskopische Beobachtungen bei experimentell erzeugter Randzonensiderose des Kaninchengehirns. Acta Neuropathol (Berl) [Suppl IV]:146–157

Blinzinger K, Herrlinger H, Luh S, Anzil AP (1978) Ultrastructural cytochemical demonstration of peroxidase-positive monocyte granules: An additional method for studying the origin of mononuclear cells in encephalitic lesions. Acta Neuropathol (Berl) 43:55–61

Bochnik HJ (1950) Morphologische Studien über „Pseudokalk" (Neurogel). Ein Beitrag zur Frage intravitaler Eiweißausfällungen im Zentralnervensystem. Arch Psychiat Z Neurol 184:201–225

Bochnik HJ (1953) Nekrosekalk und kalzifizierende Organisation im Gehirn. Dtsch Z Nervenheilkd 169:358–382

Bodechtel G, Müller G (1930) Die geweblichen Veränderungen bei der experimentellen Gehirnembolie. Z Gesamte Neurol Psychiat 124:764–793

Bornstein MB (1963) Phagocytic activities of cultured neuroglia. J Neuropathol Exp Neurol 22:353–354

Breining H, Helpap B, Lymberopoulos S (1972) Die lokale Gewebsvereisung und ihre Abheilung an Leber und Niere. Dtsch med Wochenschr 97:1519–1520

Brierley JB (1963) Neuropathological findings in patients dying after open-heart surgery. Thorax 18:291–304

Brierley JB, Meldrum BS, Brown AW (1973) The treshold and neuropathology of cerebral „anoxic-ischemic" cell change. Arch Neurol (Chic) 29:367–374

Brock M, Schürmann K, Hadjidimos A (1969) Cerebral blood flow and cerebral death. Preliminary report. Acta Neurochir (Wien) 20:195–209

Brown AW (1977) Structural abnormalities in neurones. J Clin Pathol 30 [Suppl 11]:155–169

Brown AW, Brierley JB (1966) Evidence for early anoxic-ischaemic cell damage in the rat brain. Experientia 22:546–547

Brown AW, Brierley JB (1972) Anoxic-ischaemic cell changes in rat brain. Light microscopic and fine-structural observations. J Neurol Sci 16:59–84

Brown AW, Brierley JB (1973) The earliest alterations in rat neurones and astrocytes after anoxia-ischaemia. Acta Neuropathol (Berl) 23:9–22

Bruce DA, Langfitt TW, Miller JD, Schutz H, Vapalahti MP, Stanek A, Goldberg HI (1973) Regional cerebral blood flow, intracranial pressure, and brain metabolism in comatose patients. J Neurosurg 38:131–144

Bücheler E, Käufer C (1972) Karotis- und Vertebralisangiographie beim Hirntod. Acta Radiol Diagn 13:301–311

Büchner T (1971) Entzündungszellen im Blut und im Gewebe. Fischer, Stuttgart

Buja LM, Tofe AJ, Kulkarni DV et al. (1977) Sites and mechanisms of localization of technetium-99m phosphorus radiopharmaceuticals in acute myocardial infarcts and other tissues. J Clin Invest 60:724–740

Burger PC, Vogel FS (1977) Hemorrhagic white matter infarction in three critically ill patients. Hum Pathol 8:121–132

Butenuth J, Schneider H, Schneider V (1970) Spinale Mechanismen in einem Fall von Hirntod nach Cyanidintoxikation. Dtsch Z Nervenheilk 197:255–284

Cain H (1943) Hemmung des Eintritts der Koagulationsnekrose an Implantaten durch Oxalat und durch Fermentgifte. Frankf Z Pathol 58:171–181

Cajal S Ramón y (1907) Note sur la degénération traumatique des fibres nerveuses de cervelet et du cerveau. Trab Lab Invest Biol Madrid 5:23–25

Cajal S Ramón y (1913) Contribución al conocimiento de la neuroglia del cerebro humano. Trab Lab Invest Biol Madrid 11:255–315

Cajal S Ramón y (1928) Degeneration and Regeneration of the Nervous System. (transl by May RM, 1959). Hafner, New York

Calhoun CL, Mottaz JH (1966) Capillary bed of the rat cerebral cortex. The fine structure in experimental cerebral infarction. Arch Neurol (Chic) 15:320–328

Camerer J (1943) Untersuchungen über die postmortalen Veränderungen am Zentralnervensystem, insbesondere an den Ganglienzellen. Z Gesamte Neurol Psychiat 176:596–635

Cammermeyer J (1955) Astroglial changes during retrograde atrophy of nucleus facialis in mice. J Comp Neurol 102:133–150

Cammermeyer J (1961) The importance of avoiding „dark" neurons in experimental neuropathology. Acta Neuropathol (Berl) 1:245–270

Cammermeyer J (1962) An evaluation of the significance of the „dark" neuron. Ergebn Anat Entwicklungsgesch 6:2–61

Cammermeyer J (1970a) The life history of the microglial cell: A light microscope study. In: Ehrenpreis S, Solnitzky OC (eds) Neurosciences Research, vol 3. Academic Press, New York London, pp 43–129

Cammermeyer J (1970b) A light microscopic study of microglial cells: Mitosis, development and proliferation. VI Congr Int Neuropathol, Comptes Rendus. Masson, Paris, pp 424–436

Cammermeyer J (1973) „Ischemic neuronal disease" of Spielmeyer. A reevaluation. Arch Neurol (Chic) 29:391–393

Cammermeyer J (1978) Is the solitary dark neuron a manifestation of postmortem trauma to the brain inadequately fixed by perfusion? Histochemistry 56:97–115

Campbell CM (1908) Über die Umwandlung des Nervengewebes in eine eigenartige homogene Substanz. Nissl-Alzheimers Histol Histopatholog Arb Grosshirnrinde 2:71–87

Carmel PW, Fraser RAR, Stein BM (1974) Aseptic meningitis following posterior fossa surgery in children. J Neurosurg 41:44–48

Carmichael A (1928) Microglia: An experimental study in rabbits after intracerebral injection of blood. J Neurol Psychopathol 9:209–216

Cavanagh JB (1970) The proliferation of astrocytes around a needle wound in the rat brain. J Anat (Lond) 106:471–487

Cavanagh JB, Kyu MH (1969) Colchicine-like effect on astrocytes after portocaval shunt in rats. Lancet 2:620

Cavanagh JB, Kyu MH (1971) On the mechanism of type I Alzheimer abnormality in the nuclei of astrocytes. An essay in quantitative histology. J Neurol Sci 12:241–261

Cervós-Navarro J, Schneider H (1980) Pathologie des Nervensystems I. Durchblutungsstörungen und Gefäßerkrankungen des Zentralnervensystems In: Doerr W, Seifert G (Hrsg) Spezielle pathologische Anatomie, Bd 13/I. Springer, Berlin Heidelberg New York

Chelnikov VS (1979) Dependence of the morphological changes in cerebral envelopes and brain substance on age of trauma (in Russisch). Sud Med Ekspert 22:33–35

Clendenon NR, Allan N, Komatsu T, Liss L, Gordon WA, Heimberger K (1971) Biochemical alterations in the anoxic-ischemic lesions of rat brain. Arch Neurol (Chic) 25:432–448

Coimbra A (1964) Nerve cell changes in the experimental occlusion of the middle cerebral artery. Histological and histochemical study. Acta Neuropathol (Berl) 3:547–557

Cole M (1968) Retrograde degeneration of axon and soma in the nervous system. In: Bourne GH (ed) The Structure and Function of Nervous Tissue, vol. I. Academic Press, New York, pp 269–300

Colmant HJ (1962) Enzymhistochemische Befunde an der elektiven Parenchymnekrose des Rattenhirns. Proc IVth Int Congr Neuropathol vol 1. Thieme, Stuttgart, S 89–95

Colmant HJ (1965) Zerebrale Hypoxie. Zwanglose Abhandlungen aus dem Gebiet der normalen und pathologischen Anatomie, Heft 16. Thieme, Stuttgart

Colmant HJ (1968) Allgemeine Histopathologie der Glia. Acta Neuropathol (Berl) [Suppl IV]:61–76

Cone W (1928) Acute pathologic changes in neuroglia and in microglia. Arch Neurol. Psychiat 20:34–72

Cone W, Barrera SE (1931) The brain and the cerebrospinal fluid in acute aseptic cerebral embolism. An experimental and pathologic study. Arch Neurol Psychiat 25:523–547

Cook RD, Wiśniewski HM (1973) The role of oligodendroglia and astroglia in Wallerian degeneration of the optic nerve. Brain Res 61:191–206

Cramer F, Alpers BJ (1932) The functions of the glia in secondary degeneration of the spinal cord. The oligodendroglia as phagocytes. Arch Pathol 13:23–55

Creutzfeldt HG (1923) Zur Frage der sogenannten akuten multiplen Sklerose (Encephalomyelitis disseminata non purulenta scleroticans (sub) acuta). Zugleich Mitteilung einer besonderen Entstehungsart von Riesenzellen. Arch Psychiat 68:485–517

Csermely H, Szücs O (1970) Über die postoperativen anoxischen Veränderungen des Zentralnervensystems. Zentralbl Allg Pathol 113:556–563

Daniel PM, Strich SJ (1969) Histological observations on Wallerian degeneration in the spinal cord of the baboon, Papio papio. Acta Neuropathol (Berl) 12:314–328

David E, Marx I, David H (1967) Zur Feinstruktur des experimentell erzeugten subakuten und chronischen Hirnödems. Acta Neuropathol (Berl) 9:217–232

David E, Marx I, David H (1971) Das ultrastrukturelle Bild der Nervenzelle in verschiedenen Regionen des Meerschweinchengehirns im Verlauf der postmortalen Autolyse. Exp Pathol 5:98–106

Demêmes D, Fuentes C, Marty R (1974) Cinétique des processus de dégénérescence axonique dans le système nerveux central: Étude expérimentale à court terme dans le corps calleux chez le rat. Acta Neuropathol (Berl) 29:311–323

Devaux A (1908) Étude histologique des foyers de nécrose de l'écorce cérébrale. Nissl-Alzheimers Histol Histopatholog Arb Grosshirnrinde 2:115–144

Didimova EV, Svanidze IK, Machaarashvili DN (1974) Besonderheiten der mitotischen Teilung von Makrogliazellen nach Großhirnrindentrauma (in Russisch). Arkh Anat Gistol Embriol 67:63–66

Dieckhoff R-U (1982) Untersuchungen zum Vorkommen von Mastzellen und eosinophilen Granulozyten in Hirngewebsnekrosen. Inaugural-Dissertation Universität Köln

Diemer NH, Klinken L (1976) Astrocyte mitoses and Alzheimer type I and II astrocytes in anoxic encephalopathy. Neuropathol. Appl Neurobiol 2:313–321

Diessner H, Lahl R (1969) Die postmortale Bestimmung der Wasserstoffionenkonzentration im Hirngewebshomogenat und ihre Relation zu Todesursache, Todesablauf und Todeszeit an einem unausgewählten Obduktionsmaterial. Zentralbl Allg Pathol 112:162–170

Diezel PB (1957) Die Stoffwechselstörungen der Sphingolipoide. Eine histochemische Studie an den primären Lipoidosen und den Entmarkungskrankheiten des Nervensystems. Monogr Gesamtgeb Neurol Psychiatr, Heft 80. Springer, Berlin Göttingen Heidelberg

Diezel PB, Ule G (1963) Histochemische Untersuchungen an den „ghost-cells" beim experimentellen Neurolathyrismus. Acta Neuropathol (Berl) 3:150–163

Ditscherlein G, Dena R (1969) Die Wundheilung nach Nierenpunktion. II. Verhalten des Mesenchyms. Zentralbl Allg Pathol 112:377–384

Dixon KC (1953) Cytochemical changes in necrotic grey matter of the brain. J Path Bacteriol 66:251–262

Dixon KC (1956) Persistence of protein in infarcts. J Pathol Bacteriol 71:37–43

Dixon KC (1965) Ischaemia and the neuron. In: Adams CWM (ed) Neurohistochemistry. Elsevier, Amsterdam London New York, pp 558–598

Dixon KC (1967a) Cerebral vulnerability to ischaemia. Lancet 2:289–290

Dixon KC (1967b) Events in dying cells. Proc Roy Soc Med 60:271–275

Doerr W, Ule G (1970) Spezielle pathologische Anatomie, III. Heidelberger Taschenbücher, Bd 70b. Springer, Berlin Heidelberg New York, S 293

Dolinskas CA, Bilaniuk LT, Zimmerman RA, Kuhl DE (1977) Computed tomography of intracerebral hematomas. I. Transmission CT observations on hematoma resolution. Am J Roentgenol 129:681–688

Dolman CL, Forstner GG (1963) Sloughing of cerebellar tonsils into spinal canal. Arch Pathol 75:605–608

Dunkerley GB, Duncan D (1969) A light and electron microscopic study of the normal and the degenerating corticospinal tract in the rat. J Comp Neurol 137:155–184

Dürck H (1892a) Beitrag zur Lehre von den Veränderungen und der Altersbestimmung von Blutungen im Centralnervensystem. Virchows Arch Path Anat 130:29–93

Dürck H (1892b) Ueber Altersbestimmung von Blutungen im Central-Nervensystem. Münch Med Wochenschr 39:635–636

Eager RP, Eager PR (1966) Glial responses to degenerating cerebellar cortico-nuclear pathways in the cat. Science 153:553–554

Ebels EJ (1975) Dark neurons. A significant artifact: The influence of the maturational state of neurons on the occurrence of the phenomenon. Acta Neuropathol (Berl) 33:271–273

Edstrom RFS, Essex HE (1955) Swelling of damaged brain tissue. Neurology (Minneap) 5:490–493
Eicke WJ (1957) Die Hallervorden-Spatzsche Krankheit. In: Lubarsch O, Henke F, Rössle R. (Hrsg) Handbuch der speziellen pathologischen Anatomie und Histologie, Bd XIII/1A. Springer, Berlin Göttingen Heidelberg, S 845
Einstein ER, Dalal KB, Csejtey J (1970) Increased protease activity and changes in basic proteins and lipids in multiple sclerosis plaques. J Neurol Sci 11:109–121
Eisenmenger W, Gilg P, Diem G, Neuhann T (1978) Zur histologischen und histochemischen Altersbestimmung gedeckter Hirnrindenverletzungen. Beitr Gerichtl Med 26:281–289
Engelhardt P (1975) Diagnostischer Wert der Siderophagen im Liquorcytogramm. J Neurol 208:201–206
Escourolle R, Poirier J (1973) Manual of Basic Neuropathology. (transl by Rubinstein LJ). Saunders, Philadelphia London Toronto
Esser A (1933) Die Verletzungen der Hirnrinde bei stumpfer Gewalteinwirkung auf den Schädel mit besonderer Berücksichtigung des forensischen und unfallpathologischen Standpunktes. Arch Orthop Unfallchir 30:10–106
Farrar CB (1908) On the phenomena of repair in the cerebral cortex, – a study of mesodermal and ectodermal activities following the introduction of a foreign body. Nissl-Alzheimers Histol Histopatholog Arb Grosshirnrinde 2:1–70
Feigin I (1966) The pathological changes produced by focal cerebral anoxia. Res Publ Assoc Res Nerv Ment Dis 41:23–39
Feigin I (1969) Mesenchymal tissues of the nervous system. The indigenous origin of brain macrophages in hypoxic states and in multiple sclerosis. J Neuropathol Exp Neurol 28:6–24
Feigin I, Budzilovich GN (1972) The general pathology of cerebrovascular diseases. In: Vinken PJ, Bruyn GW (eds) Handbook of Clinical Neurology, vol. 11. North Holland, Amsterdam, American Elsevier, New York, pp 128–167
Fernando DA (1973a) An electron microscopic study of the neuroglial reaction in Wallerian degeneration of the corticospinal tract. Acta Anat. (Basel) 86:459–473
Fernando DA (1973b) Myelin debris in cerebral blood capillaries. Acta Neuropathol (Berl) 23:260–264
Field EJ (1957) Histogenesis of compound granular corpuscles in the mouse brain after trauma and a note on the influence of cortisone. J Neuropathol Exp Neurol 16:48–56
Finlayson AI, Penfield W (1941) Acute postoperative aseptic leptomeningitis. Review of cases and discussion of pathogenesis. Arch Neurol Psychiat 46:250–276
Fischbach HJ (1974) Histometrische Untersuchungen im Randgebiet von Gehirnerweichungen im Resorptions- und Cystenstadium. Inaugural-Dissertation, Universität Köln
Flamm ES, Demopoulos HB, Seligman ML, Poser RG, Ransohoff J (1978) Free radicals in cerebral ischemia. Stroke 9:445–447
Florey H, Sir (1964) General Pathology, 3rd edn. Lloyd-Luke, London, p 139
Foncin JF, Gaches J, Saimot L, Wolinetz E (1967) Un cas d' hémosidérose marginale du névraxe consécutif à un angiome médullaire. Rev Neurol (Paris) 116:685–690
Frankhauser R, Fatzer R, Bestetti G, Deruaz JP, Perentes E (1980) Encephalopathy with Rosenthal fibre formation in a sheep. Acta Neuropathol (Berl) 50:57–60
Frei E, Wang J, Scoggins RB, Van Scott EJ, Rall DP, Ben M (1964) The stathmokinetic effect of vincristine. Cancer Res 24:1918–1925
Frick A (1954) Die histologische Altersbestimmung von Schnittwunden der menschlichen Haut. Schweiz Z Pathol 17:685–703
Friedlaender C (1882) Ueber Verkalkung der Ganglienzellen. Virchows Arch Pathol Anat 88:84–91
Frowein RA, Pohl F (1970) Klinische Beobachtungen bei zerebralen Zirkulationsstillständen und Hirntod-Syndrom. Fortschr Geb Neurochir, Tagungsber Dtsch Ges Neurochir. Hippokrates, Stuttgart, S 24–29
Fuchs EC, Schneider H (1975) Terminal vascular lesions in the dying brain after recirculation. Proc VIIth Int Congr Neuropathol, vol II. Excerpta Med, Amsterdam, pp 561–564
Fuchs EC, Schneider H (1978) Demonstration of early capillary lesions in the brain by means of artificial reperfusion. Adv Neurol 20:503–510
Fujita S, Kitamura T (1975) Origin of brain macrophages and the nature of the so-called microglia. Acta Neuropathol (Berl) [Suppl. VI]:291–296
Furth R Van (1970) Origin and kinetics of monocytes and macrophages. Semin Hematol 7:125–141
Galabov M, Dinova R (1967) Modifications structurales et histochimiques de la névroglie à proximité et à distance d'une section de la moelle. Acta Neurol Belg 67:539–547

142

Gänshirt H, Dransfeld L, Zylka W (1952) Das Hirnstrombid und der Erholungsrückstand am Warmblütergehirn nach kompletter Ischämie. Arch Psychiatr Z Neurol 189:109–125
Garcia JH (1975) The neuropathology of stroke. Hum Pathol 6:583–598
Garcia JH, Cox JV, Hudgins WR (1971) Ultrastructure of the microvasculature in experimental cerebral infarction. Acta Neuropathol (Berl) 18:273–285
Garcia JH, Kamijyo Y (1974) Cerebral infarction. Evolution of histopathological changes after occlusion of a middle cerebral artery in primates. J Neuropathol Exp Neurol 33:408–421
Garcia JH, Lossinsky AS, Kauffman FC, Conger KA (1978) Neuronal ischemic injury: Light microscopy, ultrastructure and biochemistry. Acta Neuropathol (Berl) 43:85–95
Garcia JH, Lossinsky AS, Donger K, Kaufman FC (1979) The interpretation of ultrastructural abnormalities in cerebral ischemia. In: Mršulja BB, Rakić LM, Klatzo I, Spatz M (eds) Pathophysiology of Cerebral Energy Metabolism. Plenum, New York London, pp 19–32
Garcin R, Lapresle J (1957) Sur un cas de surcharge férrique du système nerveux central: Hémosidérose régionale, séquelle vraisemblable de suintements hémorragiques sousarachnoidiens. Rev Neurol (Paris) 97:417–432
Gaupp R (1934) Zweikernige Ganglienzellen in traumatischen Hirndefekten. Z Gesamte Neurol Psychiat 149:122–128
Gedigk P (1958) Die funktionelle Bedeutung des Eisenpigmentes. Ergeb Allg Pathol 38:1–45
Gilston A (1979) Complete cerebral recovery after prolonged circulatory arrest. A report of two cases. Intensive Care Med 5:193–198
Giolli RA, Scully JM (1968) A note on the mechanism of the Marchi reaction in degenerating myelin. Experientia 24:474–475
Girard PF, Tommasi M, Trillet M (1963) Les lésions anatomiques de l'encéphalopathie post-traumatique (comas prolongés et „morts du cerveau"). Acta Neuropathol (Berl) 2:313–327
Gledhill RF, McDonald WI (1977) Morphological characteristics of central demyelination and remyelination: A single-fiber study. Ann Neurol 1:552–560
Glees P (1948) The time factor in central nerve fiber degeneration. Acta Anat (Basel) 6:447–450
Goertchen R, Willbrandt D, Mesewinkel J (1978) Zur Neuropathologie des atraumatischen apallischen Symptomenkomplexes und des intravitalen Hirntodes bei Intensivtherapie. Z Ärztl Fortbild (Jena) 72:499–505
Gonatas NK, Levine S Shoulson R (1964) Phagocytosis and regeneration of myelin in an experimental leukoencephalopathy. An electron microscopic study. Am J Pathol 44:565–583
Graham DI (1977) Pathology of hypoxic brain damage in man. J Clin Pathol 30 [Suppl 11]:170–180
Greenfield JG, Meyer A (1963) General pathology of the nerve cell and neuroglia. In: Blackwood W, McMenemey WH, Meyer A, Norman RM, Russell DS, (eds) Greenfield's Neuropathology, 2nd edn. Arnold, London, pp 1–70
Gros C, Vlahovitch B, Roilgen A (1959) Les arrêts circulatoire dans l'hypertension intracranienne suraiguë. Presse Méd 67:1065–1067
Grunnet ML, Paulson G (1971) Pathological changes in irreversible brain death. Dis Nerv Syst 32:690–694
Gusek W (1962) Submikroskopische Untersuchungen zur Feinstruktur aktiver Bindegewebszellen. Veröff Morphol Pathol, Heft 64. Fischer, Stuttgart
Hager H (1962) Die Feinstruktur von Kalkablagerungen in Colliquationsnekrosen des Hirngewebes. Naturwissenschaften 49: 136–137
Hager H (1964) Die feinere Cytologie und Cytopathologie des Nervensystems. Veröff Morphol Pathol, Heft 67. Fischer, Stuttgart
Hager H (1966) Die frühen Alterationen des Nervengewebes nach Hypoxydose und die fortgeschrittene Nekrose im elektronenmikroskopischen Bild. Vth Int Congr Neuropathol. Excerpta Med JCS 100:64–78
Hager H (1968) Allgemeine morphologische Pathologie des Nervengewebes. In: Altmann H-W, Büchner F, Cottier H et al. (Hrsg) Handbuch der Allgemeinen Pathologie, Bd III/3. Springer, Berlin Heidelberg New York, S 1–385
Hager H, Luh S, Ruščáková D, Ruščák M (1967) Histochemische, elektronenmikroskopische und biochemische Untersuchungen über Glykogenanhäufung in reaktiv veränderten Astrozyten der traumatisch lädierten Säugergroßhirnrinde. Z Zellforsch 83:295–320
Hain RF (1963) Discussion to paper of Konigsmark and Sidman: Origin of brain macrophages in the mouse. J Neuropathol Exp Neurol 22:327
Hallermann W, Illchmann-Christ (1943) Über eigenartige Strangulationsbefunde. Dtsch Z Gesamte Gerichtl Med 38:97–128

Hallpike JF, Adams CWM (1969) Proteolysis and myelin breakdown: A review of recent histochemical and biochemical studies. Histochem J 1:559–578

Hammes EM (1944) Reaction of the meninges to blood. Arch Neurol Psychiat 52:505–514

Hasse KE, Kölliker A (1846) Einige Beobachtungen über die Capillargefäße in entzündeten Theilen. Z Ration Med 4:1–16

Häussler G (1937) Hirndruck. Hirnödem – Hirnschwellung. Zentralbl. Neurochir. 2:247–261, 328–339

Hawkins A, Olszewski J (1960) Quantitative study of gliosis in degenerating pyramidal tracts. J Neuropathol Exp Neurol 19:130–132

Hayano M (1967) Unusual axons found in experimental brain edema of cats. Arch Histol Jpn 28:483–501

Hecht A (1968) Zur Pathohistochemie enzymatischer Befunde als Ausdruck reversibler und irreversibler Störungen des Zellmetabolismus und ihre Beziehungen zum örtlichen Zelltod. Dtsch Gesundheitswes 23:77–82

Heiskanen O (1964) Cerebral circulatory arrest caused by acute increase of intracranial pressure. A clinical and roentgenological study of 25 cases. Acta Neurol Scand 40 [Suppl 7]

Helfand M (1933) Mitteilung über eine eigenartige Form von Pigmentkörpern im Zentralnervensystem. Z Gesamte Neurol Psychiat 143:800–804

Helfand M (1939) Cerebral lesions due to vasomotor disturbances following brain trauma. J Nerv Ment Dis 90:157–179

Helpap B, Breining H, Cappel S, Sturm KW, Lymberopoulos S (1976) Wound healing of the brain of rats after cryonecrosis. Autoradiographic investigations with ^{3}H-thymidine. Virchows Arch B [Cell Pathol] 22:151–161

Helwig FC (1937) Histopathologic studies of the brain in delayed death following strangulation. Sth Med J (Bgham, Ala) 30:531–535

Herrick MK, Agamanolis DP (1975) Displacement of cerebellar tissue into spinal canal. Arch Pathol 99:565–571

Hicks SP (1968) Vascular pathophysiology and acute and chronic oxygen deprivation. In: Minckler J. (ed) Pathology of the Nervous System, vol 1. Mc Graw-Hill, New York Toronto Sydney London, pp 341–350

Hicks SP, Warren S (1959) Introduction to Neuropathology. Mc Graw-Hill, New York Toronto London

Hills CP (1964) Ultrastructural changes in the capillary bed of the rat cerebral cortex in anoxic-ischemic brain lesions. Am J Pathol 44:531–551

Hirano A, Zimmerman HM, Levine S (1966) The fine structure of cerebral fluid accumulation: Reactions of ependyma to implantation of cryptococcal polysaccharide. J Pathol Bacteriol 91:149–155

Hirsch H, Koch D, Krenkel W, Schneider M (1955) Die Erholungslatenz des Warmblütergehirns bei Ischämie und die Bedeutung des Restkreislaufs. Pflügers Arch Gesamte Physiol 261:392–401

Hirsch H, Müller HA (1962) Funtionelle und histologische Veränderungen des Kaninchengehirns nach kompletter Gehirnischämie. Pflügers Arch Gesamte Physiol 275:277–291

Höer P-W (1959) Kasuistischer Beitrag zur Frage der extraneuraxialen Gewebsversprengung. Zentralbl Allg Pathol 99:157–162

Hoff H, Jellinger K (1962) Das Hirnödem. Wien Z Nervenheilk 19:305–341

Holländer H (1964) Histochemische Untersuchung von Markabbauproduktion bei der protrahierten Form der posttraumatischen Encephalopathie. Arch Psychiat Neurol 206:161–164

Holzer W (1932) Die amöboide Zelle insbesondere hinsichtlich ihres zeitlichen Auftretens. Z Gesamte Neurol Psychiat 140:272–275

Hossmann K-A (1979a) Pathophysiology of cerebral ischemia. In: Mršulja BB, Rakić LM, Klatzo I, Spatz M (eds) Pathophysiology of Cerebral Energy Metabolism. Plenum, New York London, pp 5–17

Hossmann K-A (1979b) Stoffwechselstörungen beim ischämischen Koma. Klin Anaesthesiol Intensivther 19:38–49

Hossmann K-A, Kleihues P (1973) Reversibility of ischemic brain damage. Arch Neurol (Chic) 29:375–384

Hossmann K-A, Zimmermann V (1974) Factors influencing the recovery of the monkey brain after prolonged cerebral ischemia. In: Cervós-Navarro J (ed) Pathology of Cerebral Microcirculation. Gruyter, Berlin New York, pp 354–360

Hueck W (1912) Pigmentstudien. Beitr Pathol Anat 54:68–232

Hughes JT, Oppenheimer DR (1969) Superficial siderosis of the central nervous system. A report on nine cases with autopsy. Acta Neuropathol (Berl) 13:56-74

Humble JG, Jayne WH, Pulvertaft RJV (1956) Biological interaction between lymphocytes and other cells. Br J Haematol 2:283–294

144

Hunt WE, Maegher JN, Friemanis A, Rossel CW (1962) Angiographic studies of experimental intracranial hypertension. J Neurosurg 19:1023–1032

Huntington HW, Terry RD (1966) The origin of the reactive cells in cerebral stab wounds. J Neuropathol Exp Neurol 25:646–653

Hurst EW (1925) A study of the lipoids in neuronic degeneration and in amaurotic family idiocy. Brain 48:1–42

Iizuka R, Spalke G (1973) Riesenzell-Pseudokalk-Nekrosen im Frühstadium arteriosklerotisch verschlußbedingter Rindennekrosen. Neuropathologische und elektronenmikroskopische Befunde. Acta Neuropath (Berl) 23:313–319

Ingvar DH (1971) Brain death – total brain infarction. Acta Anaesthesiol Scand [Suppl 45]:129–140

Ito U, Spatz M, Walker JT Jr, Klatzo I (1975) Experimental cerebral ischemia in Mongolian gerbils. I. Light microscopic observations. Acta Neuropathol (Berl) 32:209–223

Jackson IJ (1949) Aseptic hemogenic meningitis. An experimental study of aseptic meningeal reactions due to blood and its breakdown products. Arch Neurol Psychiat 52:572–589

Jacob H (1941) Über die Lückenherdbildung im „Nekrosestadium" der Hirnerweichung. Z Gesamte Neurol Psychiat 172:483–499

Jacob H (1942) Über passagere eiweißgebundene Kalkausfällungen im zelligen Abbaustadium von Colliquationsnekrosen. Z Gesamte Neurol Psychiat 174:513–521

Jacob H (1948) Zur histopathologischen Diagnose des akuten und chronisch rezidivierenden Hirnödems. Arch Psychiatr Nervenkr 179:158–162

Jacob H (1957) Sekundäre, retrograde und transsynaptische Degeneration. In: Lubarsch O, Henke F, Rössle R (Hrsg) Handbuch der speziellen pathologischen Anatomie und Histologie, Bd XIII/1 A. Springer, Berlin Göttingen Heidelberg, S 266–336

Jacob H (1961) Zentralnervöse Gewebsschäden und Funktionsstörungen nach Erstickungsvorgängen (Obstruktionshypoxydosen). Dtsch Z Gesamte Gerichtl Med 51:352–368

Jacob H (1963) CNS tissue and cellular pathology in hypoxaemic states. In: Schadé HP, McMenemey WN. (eds) Selective Vulnerability of the Brain in Hypoxaemia. Blackwell, Oxford, pp 153–163

Jacob H, Pyrkosch W (1951) Frühe Hirnschäden bei Strangtod und in der Agonie. Arch Psychiatr Nervenkr 187:177–186

Jakob A (1913) Über die feinere Histologie der sekundären Faserdegeneration in der weißen Substanz des Rückenmarks (mit besonderer Berücksichtigung der Abbauvorgänge). Nissl-Alzheimers Histol Histopathol Arb Grosshirnrinde 5:1–181

James HE, Langfitt TW, Kumar VS, Ghostine SY (1977) Treatment of intracranial hypertension. Analysis of 105 consecutive, continuous recordings of intracranial pressure. Acta Neurochir (Wien) 36:189–200

Jeanes AL (1965) Cerebrospinal eosinophilia following Torkildsen's operation. Guy's Hosp Rep 114:28–31

Jellinger K (1965) Anoxisch-vasale Hirnschäden nach chirurgischen Eingriffen. Chirurg 36:293–301

Jellinger K (1966) Läsionen des extrapyramidalen Systems bei akuten und prolongierten Komazuständen. Wien Z Nervenheilkd 23:40–73

Jellinger K (1968) Neuroaxonale Dystrophien. Verh Dtsch Ges Pathol 52:92–142

Jellinger K (1973) Neuroaxonal dystrophy: Its natural history and related disorders. In: Zimmernan HM (ed) Progress in Neuropathology, vol II. Grune & Stratton, New York London, pp 129–180

Johnson JE Jr (1975) The occurrence of dark neurons in the normal and deafferentated lateral vestibular nucleus in the rat. Observations by light and electron microscopy. Acta Neuropathol (Berl) 31:117–127

Joseph BS (1973) Somatofugal events in Wallerian degeneration: A conceptual overview. Brain Res 59:1–18

Joseph J (1954) Nuclear population changes in degenerating posterior columns of rabbit's spinal cord. Acta Anat (Basel) 21:356–365

Kalimo H, Garcia JH, Kamijyo Y, Tanaka J, Trump BF (1977) The ultrastructure of „brain death". II. Electron microscopy of feline cortex after complete ischemia. Virchows Arch B [Cell Path] 25:207–220

Kalimo H, Rehncrona S, Söderfeldt B (1981) The role of lactic acidosis in the ischemic nerve cell injury. Acta Neuropathol (Berl) [Suppl VII]:20–22

Kamijyo Y, Garcia JH, Cooper J (1977) Temporary regional cerebral ischemia in the cat. A model of hemorrhagic and subcortical infarction. J Neuropathol Exp Neurol 36:338–350

Käufer C, Penin H (1968) Todeszeitbestimmung beim dissoziierten Hirntod. Klinische und elektroenzephalographische Kriterien. Dtsch Med Wochenschr 93:679–684

Käufer C, Penin H, Düx A, Kersting G, Schneider H, Kubicki S (1969) Zerebraler Zirkulationsstillstand bei Hirntod durch Hypoxydosen. Fortschr Med 87:713–717

Kedrowski B (1933) Speicherungsstudien an der Bindegewebszelle der weißen Maus; Speicherung und Abbau des Hämoglobins. Z Zellforsch 17:587–609

Kessler LA, Cheek WR (1959) Eosinophilia of the cerebrospinal fluid of noninfectious origin. Neurology (Minneap) 9:371-374

Kimura J, Gerber HW, McCormick WF (1968) The isoelectric electroencephalogram. Significance in establishing death in patients maintained on mechanical respirators. Arch Intern Med 121:511–517

Kinkel WR, Jacobs L, Kinkel PR (1980) Gray matter enhancement: A computerized tomographic sign of cerebral hypoxia. Neurology (N. Y.) 30:810–819

Kischer CW, Bailey JF (1972) The mast cell in hypertrophic scars. Tex Rep Biol Med 30:327–338

Kitamura T (1973) The origin of brain macrophages. Some considerations on the microglia theory of Del Rio-Hotega. Acta Pathol Jpn 23:11–26

Kitamura T (1980) Dynamic apsects of glial reaction in altered brains in the mouse. J Neuropathol Exp Neurol 31:502–518

Kitamura T, Tsuchihashi Y, Fujita S (1978) Initial response of silver-impregnated resting microglia to stab wounding in rabbit hippocampus. Acta Neuropathol (Berl) 44:31–39

Kjeldsberg CR (1972) Respirator brain. In: Minckler J (ed) Pathology of the Nervous System, vol 3. Mc Graw-Hill, New York, pp 2952-2961

Klatzo I, Piraux A, Laskowski EL (1958) The relationship between edema, blood-brain-barrier and tissue elements in a local brain injury. J Neuropathol Exp Neurol 17:548–564

Klaue R (1948) Beitrag zur pathologischen Anatomie der Verletzungen des Rückenmarkes mit besonderer Berücksichtigung der Rückenmarkskontusion. Ein Vergleich zwischen Rückenmarks- und Gehirnverletzungen. Arch Psychiatr Z Neurol 180:206–270

Klavins JV (1963) Central pontine myelinolysis. J Neuropathol Exp Neurol 22:302–317

Koenig RS, Koenig H (1952) An experimental study of post mortem alterations in neurons of the central nervous system. J Neuropathol Exp Neurol 11:69–78

Kölmel HW (1976) Atlas of Cerebrospinal Fluid Cells. Springer, Berlin Heidelberg New York, p 30

Környey S (1955) Histopathologie und klinische Symptomatologie der anoxisch-vasalen Hirnschädigungen. Akad Kiadó, Budapest

Környey S (1960) Anoxisch-vasale Hirnschädigung als Komplikation chirurgischer Eingriffe. Stud Cercet Neurol 2/3:265–272

Koizumi J (1974) Glycogen in the Central Nervous System. Progr Histochem Cytochem, vol 6/4. Fischer, Stuttgart

Kolkmann F-W (1967) Hirnveränderungen nach Herz- und Atemstillstand bei Narkosezwischenfällen. Verh Dtsch Ges Path 51:367–371

Konigsmark BW, Sidman RL (1963) Origin of brain macrophages in the mouse. J Neuropathol Exp Neurol 22:643–676

Konigsmark BW, Sidman RL (1964) Response of astrocytes to brain injury. J Neuropathol Exp Neurol 24:142–144

Kramer W (1963) From reanimation to deanimation. Acta Neurol Scand 39:139–153

Krauland W (1973) Über die Zeitbestimmung von Schädelhirnverletzungen. Beitr Gerichtl Med 30:226–251

Krause C (1927) Über die Bestimmung des Alters von Organveränderungen bei Mensch und Tier auf Grund histologischer Merkmale. Mit besonderer Berücksichtigung der Hämosiderinbildung bei Pferd, Rind und Hund. Fischer, Jena

Krempien B (1971) Experimentelle histologische und autoradiographische Untersuchungen zur Organisation subduraler Blutungen. Virchows Arch A [Pathol Anat] 352:90–98

Kress Y, Gaskin F, Horoupian OS, Brosnan C (1981) Nickel induction of Rosenthal fibers in rat brain. Brain Res 210:419–425

Kreutzberg G, Peters G (1962) Enzymhistochemische Beobachtungen beim experimentellen Hirntrauma der Ratte. Livre Jubil Dr. Ludo van Bogaert, pp 454–462 (zit nach Colmant 1965)

Kristensson K, Olsson Y (1973) Uptake and retrograde axonal transport of protein tracers in hypoglossal neurons. Fate of a tracer and reaction of the nerve cell bodies. Acta Neuropathol (Berl) 23:43–47

Krücke C (1940) Über das Vorkommen von Knochengewebe in Gehirnarterien. Arch Psychiat 111:233–250

Kryspin-Exner W (1943) Beiträge zur Morphologie der Glia im Nissl-Bilde. Z Anat Entwicklungsgesch 112:389–416

Kuhlendahl H, Böckle F, Carstensen G et al. (1982) Kriterien des Hirntodes. Entscheidungshilfen zur Feststellung des Hirntodes. Bekanntmachung der Bundesärztekammer. Dtsch Ärztebl 79:45–55

Kühne D, Arnold H (1978) Diagnosis of brain death by means of computerized tomography. Adv Neurosurg 5:52–53

Kunze H-G (1966) Differenzierung der Liquorzellen in der postoperativen Phase. Beitr Neurochir 13:197–203

Kuwashima J, Nakamura K, Fujitami B, Kadokawa T, Yoshida K, Shimizu M (1978) Relationship between cerebral energy failure and free fatty acid accumulation following prolonged brain ichemia. Jpn J Pharmacol 28:277–287

Ladurner G, Sager WD, Iliff LD, Lechner H (1979) A correlation of clinical findings and CT in ischemic cerebrovascular disease. Eur Neurol 18:281–288

Lahey FH, Ruzicka ER (1950) Experiences with cardiac arrest. Surg Gynecol Obstet 90:108–118

Lampert PW, Cressman MR (1966) Fine-structural changes of myelin sheaths after axonal degeneration in the spinal cord of rats. Am J Path 49:1139–1155

Landers JW, Chason JL, Gonzalez JE, Palutke W (1962) Morphology and enzymatic activity of rat cerebral capillaries. Lab Invest 11:1253–1259

Langfitt TW (1969) Increased intracranial pressure. Clin Neurosurg 16:436–471

Langfitt TW, Kassell NF (1966) Non-filling of cerebral vessels during angiography: Correlation with intracranial pressure. Acta Neurochir (Wien) 14:96–104

Langhans T (1870) Beobachtungen über Resorption der Extravasate und Pigmentbildung in denselben. Virchows Arch Path Anat 49:66–116

Lantos PL (1974) An electron microscope study of reacting astrocytes in gliomas induced by N-ethyl-N-nitrosourea in rats. Acta Neuropathol (Berl) 30:175–181

Lapham LW (1962) Cytologic and cytochemical studies of neuroglia. I. A study of the problem of amitosis in reactive protoplasmic astrocytes. Am J Pathol 41:1–21

Lapham LW, Johnstone MA (1963) Cytologic and cytochemical studies of neuroglia. II. The occurrence of two DNA classes among glial nuclei in the Purkinje cell layer of normal adult human cerebellar cortex. Arch Neurol (Chic) 9:194–202

Lapham LW, Johnstone MA (1964) Cytologic and cytochemical studies of neuroglia. III. The DNA content of giant fibrous astrocytes, with implications concerning the nature of these cells. J Neuropathol Exp Neurol 23:419–430

Lassek AM, Shapiro WJ (1951) The pyramidal tract. A study of the quantitative response of glia cells in secondary degeneration. J Neuropathol Exp Neurol 10:82–84

Lassen NA (1966) The luxury-perfusion syndrome and its possible relation to acute metabolic acidosis localised within the brain. Lancet 2:1113–1115

Lassen NA (1978) Cerebral blood flow in cerebral ischemia. A review. Eur Neurol 17 [Suppl 1]:4–8

Lassmann H, Ammerer HP, Kulnig W (1978) Ultrastructural sequence of myelin degradation. I. Wallerian degeneration in the optic nerve. Acta Neuropathol (Berl) 44:91–102

Leder L-D (1967) Der Blutmonocyt. Morphologie – Herkunft – Funktion und prospektive Potenz – Monocytenleukämie. Springer, Berlin Heidelberg New York

Leder L-D, Nicolas R (1963) Fermentcytochemische Untersuchungen zur Genese der Makrophagen an Hautfensterpräparaten. Frankf Z Pathol 73:228–244

Lee J, Olszewski J (1959) Permeability of cerebral blood vessels in healing of brain wounds. Neurology (Minneap) 9:7–14

Letterer E (1959) Allgemeine Pathologie, Grundlagen und Probleme. Ein Lehrbuch. Thieme, Stuttgart

Levine S (1960) Anoxic-ischemic encephalopathy in rats. Am J Pathol 36:1–17

Lieberman AR (1971) The axon reaction: Review of the principal features of perikaryal responses to axon injury. Int Rev Neurobiol 14:49–124

Lindenberg R (1956) Morphotropic and morphostatic necrobiosis. Investigations on nerve cells of the brain. Am J Pathol 32:1147–1177

Lindenberg R (1963) Patterns of CNS vulnerability in acute hypoxaemia, including anaesthesia accidents. In: Schadé JP, McMenemey WH (eds) Selective Vulnerability of the Brain in Hypoxaemia. Blackwell, Oxford, pp 189–209

Lindenberg R (1970) Trauma of meninges and brain. In: Minckler J (ed) Pathology of the Nervous System, vol II. Mc Graw-Hill, New York, pp 1705–1765

Lindenberg R (1971) Systemic oxygen deficiencies. In: Minckler J (ed) Pathology of the Nervous System, vol II. Mc Graw-Hill, New York, pp 1583–1617

Lindenberg R, Freytag E (1957) Morphology of cortical contusions. Arch Pathol 63:23–42

Lindlar F (1967) Zum chemischen Nachweis postmortaler und intravitaler Lipoidveränderungen im Gehirn. Z Klin Chem Klin Biochem 5:101–102

Lindlar F, Güttler R (1966) Die Lipoide der weißen Hirnsubstanz während der Autolyse und bei der anämischen Erweichung. Acta Neuropathol (Berl) 6:349–358

Lindner J (1962) Die Morphologie der Wundheilung. Langenbeck's Arch Klin Chir 301:39–70

Linell EA (1929) The histology of neuroglial changes following cerebral trauma. An experimental investigation. Arch Neurol Psychiat (Chic) 22:926–948

Link K, Schleussing H (1955) Die offenen Verletzungen des Gehirns und Rückenmarks. In: Lubarsch D, Henke F, Rössle R (Hrsg) Handbuch der speziellen pathologischen Anatomie und Histologie, Bd XIII/3. Springer, Berlin Göttingen Heidelberg, pp 22–83

Little JR, Kerr FWL, Sundt TM (1974a) Significance of neuronal alterations in developing cortical infarction. Mayo Clin Proc 49:827–837

Little JR, Kerr FWL, Sundt TM (1974b) The role of lysosomes in production of ischemic nerve cell changes. Arch Neurol (Chic) 30:448–455

Lodge-Patch I (1951) The ageing of cardiac infarcts, and its influence on cardiac rupture. Br Heart J 13:37–42

Lubarsch O (1925) Über die hämoglobinogenen Pigmentierungen. Klin Wochenschr 4:2137–2143

Luse S (1968) Microglia. In: Minckler J (ed) Pathology of the Nervous System, vol I. Mc Graw-Hill, New York Toronto Sydney London, pp 531–538

Lust WD, Mršulja BB, Mršulja BJ, Passonneau JV, Klatzo I (1975) Putative neurotransmitters and cyclic nucleotides in prolonged ischemia of the cerebral cortex. Brain Res 98:394–399

Lyudkovskaya IG, Popova LM (1978) Morphologie und Pathogenese des „Hirntodes" beim Insult (in Russisch). Arkh Patol 40:48–54

Magarey FR (1951) Experimental pulmonary hemosiderosis. J Pathol Bact 63:729–734

Majno G, La Gattuta M, Thompson TE (1960) Cellular death and necrosis: Chemical, physical and morphological changes in rat liver. Virchows Arch Path Anat 333:421–465

Majno G, Ames III A, Chiang J, Wright RL (1967) No reflow after cerebral ischemia. Lancet 2:569–570

Mallory GK, White PD, Salcedo-Salgar J (1939) The speed of healing of myocardial infarction. A study of the pathologic anatomy in seventy-two cases. Am Heart J 18:647–671

Mann DMA, Barton CM, Davies JS (1978) Post-mortem changes in human central nervous tissue and the effects on quantitation of nucleic acids and enzymes. Histochem J 10:127–135

Mantz J-M, Storck D, Tempe J-D, Hammann B (1965) Le coma dépassé. In: Paget M, Hartmann L (eds) Les Comas, Études Cliniques et Biologiques. L'Expansion Scientifique Française, Paris, pp 235–271

Manuelidis L, Manuelidis E E (1971) An autoradiographic study of the proliferation and differentiation of glial cells in vitro. Acta Neuropathol (Berl) 18:193–213

Marburg O (1919) Zur Pathologie der Kriegsbeschädigung des Rückenmarkes. Oberstein Arch 22:18–55 (zit. nach Schlote 1970)

Marinesco MG (1896) Des lésions primitives et des lésions secondaires de la cellule nerveuse. C R Soc Biol (Paris) 3:106–123

Marinesco MG (1909) La Cellule Nerveuse, t 2. Doin & Son, Paris

Markiewicz T (1937) Zur Frage der „Koagulationsnekrose" im Zentralnervensystem. Z Gesamte Neurol Psychiat 159:27–52

Maślińska D, Thomas E (1976) Enzyme-histochemical studies of „retrograde" reaction in motor neurones of immature rats. Acta Neuropathol (Berl) 33:317–323

Masuda Y (1969) Histological and histochemical study of cortical lesion of brain – with special reference to the alteration in compressed area. Jap J Leg Med 23:139–169

Matakas F, Klemann T, Cervós-Navarro J (1973a) Capillary lesions and hemorrhages in brain edema. Adv Neurosurg 1:19–23

Matakas F, Cervós-Navarro J, Schneider H (1973b) Experimental brain death. 1. Morphology and fine structure of the brain. J Neurol Neurosurg Psychiat 36:497–508

Matthews MA (1974) Microglia and reactive "M" cells of degenerating central nervous system: Does similar morphology and function imply a common origin? Cell Tissue Res 148:477–491

McCaman RE, Robins E (1959) Quantitative biochemical studies of Wallerian degeneration in the peripheral and central nervous system. – I Chemical constituents. J Neurochem 5:18–31

Meessen H, Stochdorph O (1957) Erweichung und Blutung. In: Lubarsch O, Henke F, Rössle R (Hrsg) Handbuch der speziellen pathologischen Anatomie und Histologie, Bd XIII/1 B. Springer, Berlin Göttingen Heidelberg, S 1384–1419

Merzbacher L (1910) Untersuchungen über die Morphologie und Biologie der Abräumzellen im Zentralnervensystem. Nissl-Alzheimers Histol Histopathol Arb Grosshirnrinde 3:1–142

Messerschmidt J, Gamain J, Faille N (1974) Etude hématologique des comas dépassés. Ann Anesthesiol Fr 15: Spéc. No. 3, 61–67

Metz A, Spatz H (1926) Untersuchungen über Stoffspeicherung und Stofftransport im Nervensystem. II. Mitteilung: Die drei Gliazellarten und der Eisenstoffwechsel. Z Gesamte Neurol Psychiat 100:428–449

Metzger A (1965) Der diagnostische Wert des Erythrophagennachweises im Liquor cerebrospinalis bei stattgehabter Subarachnoidalblutung. Eine experimentelle Studie. Inaugural-Dissertation, Universität Zürich

Meyer A (1901) On parenchymatous systemic degenerations mainly in the central nervous system. Brain 24:47–115

Meyer A (1963) Intoxications. In: Blackwood W, McMenemey WH, Meyer A, Norman RM, Russell DS (eds) Greenfield's Neuropathology, 2nd edn, Arnold, London, p 240

Meyer JS (1958) Localized changes in properties of the blood and effects of anticoagulant drugs in experimental cerebral infarction. N Engl J Med 258:151–159

Miller JD, Stanek AE, Langfitt TW (1973) Cerebral blood flow regulation during experimental brain compression. J Neurosurg 39:186–196

Mohandas A, Chou SN (1971) Brain death. A clinical and pathological study. J Neurosurg 35: 211–218

Mollaret P, Goulon M (1959) Le coma dépassé (mémoire préliminaire). Rev Neurol (Paris) 101:3–15

Morawetz RB, Jones TH, Ojemann RG, Marcoux FW, De Girolami U, Crowell RM (1977) Regional cerebral blood flow during temporary middle cerebral artery occlusion in waking monkeys. Acta Neurol Scand [Suppl 64] 56:5.8–5.9

Mori S, Leblond CP (1969) Electron microscopic features and proliferation of astrocytes in the corpus callosum of the rat. J Comp Neurol 137:197–226

Mršulja BB (1979) Some new aspects of the pathochemistry of the postischemic period. In: Mršulja BB, Rakić LM, Klatzo I, Spatz M (eds) Pathophysiology of Cerebral Energy Metabolism. Plenum, New York London, pp 47–59

Mršulja BB, Mršulja BJ, Ito U, Walker JT, Spatz M, Klatzo I (1975) Experimental cerebral ischemia in Mongolian gerbils. II. Changes in carbohydrates. Acta Neuropathol (Berl) 33:91–103

Mršulja BB, Lust WD, Mršulja BJ, Passonneau JV, Klatzo I (1976) Post-ischemic changes in certain metabolites following prolonged ischemia in the gerbil cerebral cortex. J Neurochem 26:1099–1103

Mršulja BJ, Spatz M, Walker JT, Klatzo I (1979) Histochemical investigation of the Mongolian gerbil's brain during unilateral ischemia. Acta Neuropathol (Berl) 46:123–131

Muir R, Niven JSF (1935) The local formation of blood pigments. J Pathol Bacteriol 41:183–197

Müller E (1955) Der Zelltod. In: Büchner F, Letterer E, Roulet F (Hrsg) Handbuch der allgemeinen Pathologie, Bd II/1. Springer, Berlin Göttingen Heidelberg, S 613–679

Müller G (1930) Zur Frage der Altersbestimmung histologischer Veränderungen im menschlichen Gehirn unter Berücksichtigung der örtlichen Verteilung. Z Gesamte Neurol Psychiat 124:1–112

Müller W, Dahmen HG (1978) Lymphocytes within glial cells („emperipolesis") in a case of granular cell tumor. Acta Neuropathol (Berl) 44:163–165

Murray HM, Walker BE (1973) Comparative study of astrocytes and mononuclear leukocytes reacting to brain trauma in mice. Exp Neurol 41:290–302

Naidoo D, Pratt OE (1954) The validity of histochemical observations post-mortem on phosphatases in brain tissue. Enzymologia 17:1–8

Nakai J, Okamoto M (1963) Identification of neuroglia cells in tissue culture. In: Nakai J (ed) Morphology of Neuroglia, Igaku Shoin, Tokyo, pp 65–102

Nedey R, Brion S, Jedynak P, Arfel G (1974) Neuropathologie du coma dépassé. Ann Anesthesiol Fr 15: Spéc. No. 3, 3–11

Nereanţiu F (1969) Contributions to the study of axonal lesions in cerebral infarcts and senility. Rev Roum Neurol 6:169–173

Neubürger K (1926) Zur Frage des Wesens und der Pathogenese der weißen Hirnerweichung. Z Gesamte Neurol Psychiatr 105:193–212

Neubürger K (1928) Akute Ammonshornveränderungen nach frischen Hirnschußverletzungen. Krankheitsforsch. 7:219–236

Neubuerger KT (1944) Coagulation necrosis in the brain. J Neuropathol Exp Neurol 3:426–427

Neubuerger KT (1954) Lesions of the human brain following circulatory arrest. J Neuropathol Exp Neurol 13:144–160

Nissl F (1892) Über die Veränderungen der Ganglienzellen am Facialiskern des Kaninchens nach Ausreißung des Nerven. Allg Z Psychiat 48:197–213

Nissl F (1896) Über die Veränderungen der Nervenzellen nach experimentell erzeugter Vergiftung. Neurol Cbl 15:947–949

Nissl F (1903) Kritische Bemerkungen zu H. Schmaus: Vorlesungen über die pathologische Anatomie des Rückenmarks. Zugleich ein Beitrag zur pathologischen Anatomie des Zentralnervensystems. Cbl Nervenheilk Psychiat 26:88–107

Nissl F (1904) Zur Histopathologie der paralytischen Rindenerkrankung. Nissl-Alzheimers Histol Histopathol Arb Grosshirnrinde 1:315–494

Nissl F (1913) Die Großhirnanteile des Kaninchens. Arch Psychiat Nervenkr 52:867–953

Noack W, Wolff JR, Güldner F-H, Moritz A (1971) Über die akuten Veränderungen im Parietalcortex der Ratte nach spitzem Trauma. Acta Neuropathol (Berl) 19:249–264

Noetzel H, Ohlmeier R (1963) Zur Frage der Randzonensiderose des Zentralnervensystems. Tierexperimentelle Untersuchung. Acta Neuropathol (Berl) 3:164–183

Noetzel H, Gollbach M (1968) Autoradiographische Untersuchungen zum Verhalten der Glia- und Mesenchymzellen bei der Hirnwunde. Acta Neuropathol (Berl) [Suppl IV]:134–140

Nordström C-H, Rehncrona S, Siesjö BK (1978) Effects of phenobarbital in cerebral ischemia. II. Restitution of cerebral energy state, as well as of glycolytic metabolites, citric acid cycle intermediates and associated amino acids after pronounced incomplete ischemia. Stroke 9:335–343

O'Brien MD (1979) Ischemic cerebral edema. A review. Stroke 10:623–628

Oehmichen M (1976) Cerebrospinal Fluid Cytology. Thieme, Stuttgart

Oehmichen M (1978) Mononuclear Phagocytes in the Central Nervous System. Origin, Mode of Distribution, and Formation of Progressive Microglia, Perivascular Cells of Intracerebral Vessels, Free Subarachnoidal Cells, and Epiplexus Cells. Schriftenreihe Neurologie, Bd 21. Springer, Berlin Heidelberg New York

Oehmichen M, Schütze G (1973) Erythrophagen in der Liquorzelldiagnostik der Subarachnoidalblutung. Postpunktionelles Verhalten von Erythrocyten und Makrophagen im Liquor cerebrospinalis. Nervenarzt 44:407–416

Oehmichen M, Torvik A (1976) The origin of reactive cells in retrograde and Wallerian degeneration. Experiments with intravenous injection of ^{3}H-DFP-labeled macrophages. Cell Tissue Res 173:343–348

Oehmichen M, Gencic M (1980) Postmortal histomorphologic and histoenzymatic alterations in rats brain. Pathol Res Pract 169:72–83

Oehmichen M, Raff G (1980) Timing of cortical contusion. Correlation between histomorphologic alterations and post-traumatic interval. Z Rechtsmed 84:79–94

Olaison B (1979) Postmortem decrease in brain temperature. Z Rechtsmed 83:253–257

Opitz E, Schneider M (1950) Über die Sauerstoffversorgung des Gehirns und den Mechanismus von Mangelwirkungen. Ergebn Physiol 46:126–260

Ortmann R (1952) Über die Einförmigkeit morphologischer Reaktionen der Ganglienzellen nach experimentellen Eingriffen. Dtsch Z Nervenheilk 167:431–441

Osterberg KA, Wattenberg LW (1962) Oxidative histochemistry of reactive astrocytes. Arch Neurol (Chic) 7:211–218

Ouaknine G, Kosary IZ, Braham J, Czerniak P, Nathan H (1973) Laboratory criteria of brain death. J Neurosurg 39:429–433

Palme G (1961) Über das Cytocentrum in Gliomen und gemästeten Gliazellen. Virchows Arch Path Anat 334:160–172

Parisi JE, Kim RC, Collins GH, Hilfinger MF (1982) Brain death with prolonged somatic survival. N Engl J Med 306:14–16

Paulson GW, Wise G, Conkle R (1972) Cerebrospinal fluid lactic acid in death and in brain death. Neurology (Minneap) 22:505–509

Pearsall NN, Weiser RS (1970) The Macrophage. Lea & Febiger, Philadelphia

Pearse AGE (1960) Histochemistry. Theoretical and Applied. 2nd edn. Churchill, London

Pearson J, Korein J, Braunstein P (1978) Morphology of defectively perfused brains in patients with persistant extracranial circulation. Ann NY Acad Sci 315:265–271

Peiffer J (1973) Zytologie des Liquor cerebrospinalis. Verh Dtsch Ges Pathol 57:143–148

Penfield W, Cone W (1926) Acute swelling of oligodendroglia, a specific type of neuroglia change. Arch Neurol Psychiat (Chic) 16:131–153

Peters G (1943) Über gedeckte Gehirnverletzungen (Rindenkontusionen) im Tierversuch. Zentralbl Neurochir 8:172–208

Peters G (1955a) Möglichkeiten und Grenzen der Hirnforschung in der Neurologie und Psychiatrie. Dtsch Med Wochenschr 80:433–437

Peters G (1955b) Die gedeckten Gehirn- und Rückenmarkverletzungen In: Lubarsch O, Henke F, Rössle R (Hrsg) Handbuch der speziellen pathologischen Anatomie und Histologie, Bd XIII/3. Springer, Berlin Göttingen Heidelberg, S 84–143

150

Peters G (1958a) Encephalomyelitis disseminata non purulenta acuta (Akute multiple Sklerose). In: Lubarsch O, Henke F, Rössle R (Hrsg) Handbuch der speziellen pathologischen Anatomie und Histologie, Bd XIII/2 A. Springer, Berlin Göttingen Heidelberg, S 603–644

Peters G (1958b) Allgemeine Reaktionen und „Degenerationen". In: Kaufmann E, Staemmler M (Hrsg) Lehrbuch der speziellen pathologischen Anatomie, Bd III/1. Gruyter, Berlin, S 101–141

Peters G (1959) Die Veränderungen an Gehirn und Hirnhäuten bei chronischen traumatischen Störungen. Verh. Dtsch Ges Pathol 43:103–121

Pomerat CM (1958) Functional concepts based on tissue culture studies of Neuroglia cells. In: Windle WF (ed) Biology of Neuroglia. Thomas, Springfield, Ill., pp 162–175

Puck TT, Steffen J (1963) Life cycle analysis of mammalian cells. I. A method for localizing metabolic events within the life cycle, and its application to the action of colcemide and sublethal doses of X-irradiation. Biophys J 3:379–397

Rådberg C, Söderlundh S (1975) Computer tomography in cerebral death. Acta Radiol (Stockh) [Suppl] 346:119–129

Ramsey HJ (1965) Ultrastructure of corpora amylacea J Neuropathol Exp Neurol 24:25–39

Rand CW, Courville CB (1932a) Histologic changes in the brain in cases of fatal injury to the head. III. Reaction of microglia and oligodendroglia. Arch Neurol Psychiat (Chic) 27:605–644

Rand CW, Courville CB (1932b) Histologic studies of the brain in cases of fatal injury to the head. IV. Reaction of the classic neuroglia. Arch Neurol Psychiat (Chic) 27:1342–1379

Rand CW, Courville CB (1945) Iron encrustation of nerve cells in the vicinity of old traumatic lesions of the cerebral cortex. Bull Los Angeles Neurol Soc 10:95–106

Rand CW, Courville CB (1947) Multinucleation of cortical nerve cells at the margin of traumatic lesions of the human brain. J Neuropathol Exp Neurol 6:1–14

Rangel RA (1978) Computerized axial tomography in brain death. Stroke 9:597–598

Rautenbach M (1968) Der diagnostische Wert liquorzytologischer Untersuchungen bei perinatalen Hirnblutungen. Wiss Z Humboldt-Univ Berl Math Naturwiss Reihe 17:552–554

Rehncrona S, Folbergrová J, Smith DS, Siesjö BK (1980) Influence of complete and pronounced incomplete cerebral ischemia and subsequent recirculation on cortical concentrations of oxidized and reduced glutathione in the rat. J Neurochem 34:477–486

Rich AR, Bumstead JH (1925) On the identity of haematoidin and bilirubin. Bull Johns Hopkins Hosp 36:225–232

Rio-Hortega P del (1919a) El „tercer elemento" de los centros nerviosos. Bol Soc Esp Biol 9:69–120

Rio-Hortega P del (1919b) Poder fagocitario y movilidad de la microglia. Bol Soc Esp Biol 9:154–166

Rio-Hortega P del (1932) In: Penfield W (ed) Cytology and Cellular Pathology of the Nervous System, vol 2. Hoeber, New York, pp 481–534

Rio-Hortega P del, Penfield W (1927a) Cerebral cicatrix - The reaction of neuroglia to brain wounds. J Nerv Ment Dis 66:505–510

Rio-Hortega P del, Penfield W (1927b) Cerebral cicatrix. The reaction of neuroglia and microglia to brain wounds. Bull Johns Hopkins Hosp 41:278–303

Riverson E, Kleihues P, Schultze B, Wechsler W (1966) Experimentelles Hirnödem nach epiduraler Kompression. Verh Dtsch Ges Pathol 50:441–446

Robert F, Mumenthaler M (1977) Kriterien des Hirntodes. Die spinalen Reflexe bei 45 eigenen Beobachtungen. Schweiz Med Wochenschr 107:335–341

Roessmann U, Friede RL (1968) Entry of labeled monocytic cells into the central nervous system. Acta Neuropath (Berl) 10:359–362

Roos B (1970) Makrophagen: Herkunft, Entwicklung und Funktion. In: Altmann H-W, Büchner F, Cottier H et al. (Hrsg) Handbuch der allgemeinen Pathologie, Bd VII/3. Springer, Berlin Heidelberg New York, S 1–129

Rosenblath (1918) Über die Entstehung der Hirnblutung bei dem Schlaganfall. Dtsch Z Nervenheilk 61:10–143

Rosenthal P (1958) Siderose der Randzonen des Zentralnervensystems. Dtsch Z Nervenheilk 178:431–472

Rosenthal W (1898) Über eine eigenthümliche, mit Syringomyelie complicirte Geschwulst des Rückenmarks. Beitr Pathol Anat 23:111–143

Ross R, Odland G (1968) Human wound repair. II. Inflammatory cells, epithelial-mesenchymal interrelations, and fibrogenesis. J Cell Biol 39:152–168

Rostrom B, Link H, Norrby E (1981) Antibodies in oligoclonal immunoglobulins in CSF from patients with acute cerebrovascular disease. Acta Neurol Scand 64:225–240

Rubinstein LJ, Klatzo I, Miquel J (1962) Oxidative enzyme activity of glial cells in experimental cortical injury in the cat. In: Jacob H (ed) IV Int Congr Neuropathol, vol I. Thieme, Stuttgart, pp 109–115

Russell GV (1962) The compound granular corpuscle or gitter cell: A review, together with notes on the origin of this phagocyte. Tex Rep Biol Med 20:338–351

Russell R (1932) Discussion on the diagnosis and treatment of acute head injuries. Proc Roy Soc Med 25:751–757

Sadeh M, Sandbank U (1980) Neuroaxonal dystrophy in cerebral infarcts. Isr J Med Sci 16:398–400

Saito S (1925) Experimentelle Untersuchungen über Nekrose, Erweichung und Organisation an der Hirnrinde des Kaninchens. Z Gesamte Neurol Psychiat 96:539–571

Schaefer HE, Fischer R (1972) Peroxydaseaktivität als Ursache stabiler Sudanophilie und als allgemeine Fehlermöglichkeit beim histochemischen Lipidnachweis. Acta Histochem (Jena) [Suppl XII]:319–323

Scheid W (1953) Die Zirkulationsstörungen des Gehirns und seiner Häute. In: Bergmann G v, Frey W, Schwiegk M (Hrsg) Handbuch der Inneren Medizin, Bd V/3. Springer, Berlin Göttingen Heidelberg, S 1–105

Schiffer D (1971) Calcification in nervous tissue. In: Minckler J (ed) Pathology of the Nervous System, vol 2. Mc Graw-Hill, New York, pp 1342–1360

Schlote W (1961) Morphologische und histochemische Untersuchungen an retrograden Axonveränderungen im Zentralnervensystem. Acta Neuropathol (Berl) 1:135–158

Schlote W (1964a) Die läsionsbedingten primär-retrograden Veränderungen der Axone zentraler Nervenfasern im elektronenmikroskopischen Bild. Acta Neuropathol (Berl) 4:138–157

Schlote W (1964b) Zur Ultrastruktur der sog. Rosenthalschen Fasern im Zentralnervensystem. Naturwissenschaften 51:165–166

Schlote W (1966a) Rosenthalsche „Fasern" und Spongioblasten im Zentralnervensystem. I. Vorkommen in ventrikelfernen Reparationsgliosen; Darstellbarkeit der „Fasern" im Zellbild. Beitr Pathol Anat 133:225–248

Schlote W (1966b) Rosenthalsche „Fasern" und Spongioblasten im Zentralnervensystem. II. Elektronenmikroskopische Untersuchungen. Bedeutung der Rosenthalschen „Fasern". Beitr Pathol Anat 133:461–480

Schlote W (1967) Beitrag zum Vorkommen und zu Veränderungen an intracytoplasmatischen Filamenten in Gliomen. Acta Neuropathol (Berl) 8:108–112

Schlote W (1970) Nervus opticus und experimentelles Trauma. Monographien aus dem Gesamtgebiete der Neurologie und Psychiatrie, Heft 131. Springer, Berlin Heidelberg New York

Schlote W (1971) How long can degenerating axons in the central nervous system produce reactive changes? An electron microscopic investigation. Acta Neuropathol (Berl) [Suppl V]:40–48

Schlote W (1975) Piloide Astrocyten (Spongiocyten) und Rosenthalsche Fasern bei multipler Sklerose. Acta Neuropathol (Berl) 33:35–44

Schlote W, Hager H (1960) Elektronenmikroskopische Befunde zur Feinstruktur von Axonveränderungen im peritraumatischen Bereich nach experimenteller Strangdurchtrennung am Rückenmark der weißen Ratte. Naturwissenschaften 47:448

Schmidt WJ (1942) Zur Doppelbrechung des Gliagewebes, insbesondere der Müllerschen Stützfasern der Netzhaut. Zool Anz 138:93–96

Schnabel R (1963) Der Färbedichroismus der Gliafibrillen. Histochemie 3:257–268

Schneider H (1970) Der Hirntod. Begriffsgeschichte und Pathogenese. Nervenarzt 41:381–387

Schneider H, Matakas F (1971) Pathological changes of the spinal cord after brain death. Acta Neuropathol (Berl) 18:234–247

Schneider H, Dralle J (1973) Ultrastructural changes in the rat spinal cord after temporary occlusion of the thoracic aorta. Acta Neuropathol (Berl) 26:301–315

Schneider H, Matakas F (1973) Zur Morphologie des Hirntodes. In: Krösl W, Scherzer E (Hrsg) Die Bestimmung des Todeszeitpunktes. Maudrich, Wien, S 213–222

Schneider H, Stoltenburg G (1975) Umbau der terminalen Strombahn in Nekrosen der grauen Substanz. Zentralbl Allg Pathol 119:223–224

Schneider H, Masshoff W, Neuhaus GA (1967) Zerebraler Tod und Reanimation (Ein Beitrag zur Pathogenese). Wiederbeleb Organers Intensivmed 4:88–107

Schneider H, Masshoff W, Neuhaus GA (1969) Klinische und morphologische Aspekte des Hirntodes. Klin Wochenschr 47:844–859

Schneider H, Matakas F, Simon RS, Cervós-Navarro J (1972) Hypertension intracrânienne et infarctus ischémique total du cerveau. Neurochirurgie (Paris) 18:159–170

Scholz W (1933) Einiges über progressive und regressive Metamorphosen der astrocytären Glia. Z Gesamte Neurol Psychiat 147:489–504

Scholz W (1949) Histologische und topische Veränderungen und Vulnerabilitätsverhältnisse im menschlichen Gehirn bei Sauerstoffmangel, Ödem und plasmatischen Infiltrationen. I. Problemstellung und feingewebliche Situation. Arch Psychiat 181:621–665

Scholz W (1951) Die Krampfschädigungen des Gehirns. Monogr Gesamtgeb Neurol Psychiatr, Heft 75. Springer, Berlin Göttingen Heidelberg

Scholz W (1952) Les nécroses parenchymateuses électives par hypoxémie et oligémie et leur expression topistique. Proc lst Int Congr Neuropathol Rom, vol I. Rosenberg & Sellier, Torino, pp 321–346

Scholz W (1953) Selective neuronal necrosis and its topistic patterns in hypoxemia and oligemia. J Neuropathol Exp Neurol 12:249–261

Scholz W (1957a) Für die allgemeine Histopathologie degenerativer Prozesse bedeutsame morphologische, histochemische und strukturphysiologische Daten. In: Lubarsch O, Henke F, Rössle R (Hrsg) Handbuch der speziellen pathologischen Anatomie und Histologie, Bd XIII/1 A. Springer, Berlin Göttingen Heidelberg, S 42–265

Scholz W (1957b) Die nicht zur Erweichung führenden unvollständigen Gewebsnekrosen (Elektive Parenchymnekrosen). In: Lubarsch O, Henke F, Rössle R (Hrsg) Handbuch der speziellen pathologischen Anatomie und Histologie, Bd XIII/1 B. Springer, Berlin Göttingen Heidelberg, S 1284–1325

Scholz W, Wake J, Peters G (1938) Der Status marmoratus, ein Beispiel systemähnlicher Hirnveränderungen auf der Grundlage von Kreislaufstörungen. Z Gesamte Neurol Psychiat 163:193–232

Schröder JM, Wechsler W (1965a) Zur Frage unterschiedlicher Adhäsionskräfte zwischen den Zellmembranen in der grauen und weißen Substanz des Gehirns. Naturwissenschaften 52:86–87

Schröder JM, Wechsler W (1965b) Ödem und Nekrose in der grauen und weißen Substanz beim experimentellen Hirntrauma (licht- und elektronenmikroskopische Untersuchungen). Acta Neuropathol (Berl) 5:82–111

Schröder JM, Tzonos T (1967) Zur Manifestationszeit und Chronologie der Hirngewebsveränderungen bei experimentell-embolischen Mikroinfarkten. Dtsch Z Nervenheilk 192:69–94

Schröder R (1968) Zur statistischen Verteilung verschiedener Meßgrößen in der Cyto- und Histochemie. Acta Histochem (Jena) 30:297–305

Schröder R (1978) Chronomorphology of brain death. Adv Neurosurg 5:346–348

Schröder R (1980) The lipopigments in human brain tissue necroses. I. Ceroid. Acta Neuropathol (Berl) 52:141–145

Schröder R, Kurth W (1973a) Untersuchungen zur Bestimmung morphometrischer Korrekturfaktoren und Messungen von Zelldichte, Mitose- und Amitoserate am gesunden, menschlichen Großhirn-Hemisphärenmark. Microsc Acta 73:205–216

Schröder R, Kurth W (1973b) Histometric studies of brain tissue in the neighbourhood of tumors. Excerpta Med ICS 287(3):132–133

Schröder R, Schaefer HE (1977) Zeitliche Längsschnittuntersuchung über Ganglienzellverkalkungen im Randgebiet menschlicher Hirngewebsnekrosen. Zentralbl Allg Pathol 121:563

Schröder R, Reinartz B (1980) The lipopigments in human brain tissue necroses. II. Hemoceroid. Acta Neuropathol (Berl) 52:147–151

Schröder R, Richard KE (1980) Time-interval between a brain lesion and the onset of brain death. A contribution to the inherent dynamics of malignant brain swelling. Neurosurg Rev 3:183–188

Schröder R, Saternus K-S (1983) Stauungszeichen im Kopfbereich und Veränderungen am Gehirn beim suicidalen Erhängungstod. Z Rechtsmed 89:247–265

Schultz RL, Pease DC (1949) Cicatrix formation in rat cerebral cortex as revealed by electron microscopy. Am J Pathol 35:1017–1041

Schürmann P (1936) Über die Entstehung der Infarktnekrose. Verh Dtsch Ges Pathol 29:234–244

Schwartz JP, Mršulja BB, Mršulja BJ, Passonneau JV, Klatzo I (1975) Alteration in the enzymes involved in cyclic nucleotide metabolism following unilateral ischemia and recovery in gerbils. Soc Neurosci Symp 1:349

Schwartz JP, Mršulja BB, Mršulja BJ, Passonneau JV, Klatzo I (1976) Alterations of cyclic nucleotide-related enzymes and ATPase during unilateral ischemia and recirculation in gerbil cerebral cortex. J Neurochem 27:101–107

Seitelberger F (1964) Eisenstoffwechselstörungen des Zentralnervensystems. Wien Z Inn Med 45:420–429

Seitelberger F (1971a) Pigmentary disorders. In: Minckler J (ed) Pathology of the Nervous System, vol 2. Mc Graw-Hill, New York, pp 1324–1338

Seitelberger F (1971b) Neuropathological conditions related to neuroaxonal dystrophy. Acta Neuropathol (Berl) [Suppl V]:17–29

Selwood L (1971) Electron microscopy of endocytic elements in the cat cerebrum. Acta Neuropathol (Berl) 18:299–310

Shimura K (1924) Experimentelle Untersuchungen über die Ablagerung, Ausscheidung und Rückresorption des Hämoglobins im Organismus und dessen Beziehung zur Eisenpigmentablagerung. Virchows Arch Pathol Anat 251:464–493

Shuangshoti S, Samranvej P, Netsky MG (1979) Phagocytic astrocytes and neurons in old encephalomalacia. J Neuropathol Exp Neurol 38:235–241

Siegel BA, Meidinger R, Elliott AJ, Studer R, Curtis C, Morgan J, Potchen EJ (1972) Experimental cerebral microembolism. Multiple tracer assessment of brain edema. Arch Neurol (Chic) 26:73–77

Skoff RP (1975) The fine structure of pulse labeled (^{3}H-thymidine) cells in degenerating rat optic nerve. J Comp Neurol 161:595–612

Skoff RP, Vaughn JE (1971) An autoradiographic study of cellular proliferation in degenerating rat optic nerve. J Comp Neurol 141:133–156

Smith B, Rubinstein LJ (1962) Histochemical observations on oxidative enzyme activity in reactive microglia and somatic macrophages. J Pathol Bacteriol 83:572–575

Sörnäs, R, Müller R (1972) Cerebrospinal fluid cytology after stroke. Arch Neurol (Chic) 26:489–501

Souza Queiroz L de, Paula Eduardo RM de (1977) Occurrence of dark neurons in living mechanically injured rat neocortex. Acta Neuropathol (Berl) 38:45–48

Spataro J (1966) Anoxic-ischemic encephalopathy of the rat brain. Exp Neurol 16:16–27

Spatz H (1921) Über die Vorgänge nach experimenteller Rückenmarksdurchtrennung mit besonderer Berücksichtigung der Unterschiede der Reaktionsweise des reifen und des unreifen Gewebes nebst Beziehungen zur menschlichen Pathologie (Porenzephalie und Syringomyelie). Nissl-Alzheimers Histol Histopathol Arb Grosshirnrinde Ergänzungsbd, S 49–364

Spatz H (1922) Über den Eisennachweis im Gehirn, besonders in Zentren des extrapyramidal-motorischen Systems. I. Teil. Z Gesamte Neurol Psychiat 77:261–390

Spatz H (1939) Pathologische Anatomie der Kreislaufstörungen des Gehirns. Z Gesamte Neurol Psychiat 167:301–357

Spielmeyer W (1922) Histopathologie des Nervensystems, Bd I. Allgemeiner Teil. Springer, Berlin

Staemmler M (1927) Über Veränderungen der kleinen Hirngefäße in apoplektischen und traumatischen Erweichungsherden und ihre Beziehungen zur traumatischen Spätapoplexie. Beitr Pathol Anat 78:408–429

Staemmler M (1958) Kreislaufstörungen und Gefäßerkrankungen des Zentralnervensystems mit Hirnödem und Hirnschwellung. In: Kaufmann E, Staemmler M (Hrsg) Lehrbuch der speziellen Pathologischen Anatomie, Bd III/1. Gruyter, Berlin, S 298

Steegmann AT (1968) The neuropathology of cardiac arrest. In: Minckler J (ed) Pathology of the Nervous System, vol 1. Mc Graw-Hill, New York Toronto Sydney London, pp 1005–1029

Stenwig AE (1972) The origin of brain macrophages in traumatic lesions, Wallerian degeneration, and retrograde degeneration. J Neuropathol Exp Neurol 31:696–704

Stephenson HE Jr (1969) Cardiac Arrest and Resuscitation, 3rd edn. Mosby, St Louis, pp 459 and 520–521

Stoltenburg-Didinger G, Hager H (1975) The modification of organisation and regeneration in experimental coagulation necrosis by cortisone. Proc 7th Int Congr Neuropathol Budapest, Excerpta Med ICS 362:609–612

Strassmann G (1944) Formation of hemosiderin in the lungs. An experimental study. Arch Pathol 38:76–81

Strassmann G (1945) Hemosiderin and tissue iron in the brain, its relationship, occurrence and importance. A study on ninety-three human brains. J Neuropathol Exp Neurol 4:393–401

Strassmann G (1949) Formation of hemosiderin and hematoidin after traumatic and spontaneous cerebral hemorrhages. Arch Pathol 47:205–210

Strassmann G (1954) Iron deposits in the body and their pathologic significance. A review. Am J Clin Pathol 24:453–471

Strich SJ (1968) Notes on the Marchi method for staining degenerating myelin in the peripheral and central nervous system. J Neurol Neurosurg Psychiat 31:110–114

Stroebe H (1894) Experimentelle Untersuchungen über die degenerativen und reparatorischen Vorgänge bei der Heilung von Verletzungen des Rückenmarks nebst Bemerkungen zur Histogenese der secundären Degeneration im Rückenmark. Beitr Path Anat 15:383–490

Struck G (1965) Hirnkontusion und zerebrale Gefäßwandalteration. Beitr Gerichtl Med 23:262–279

Struwe F (1926) Über die Fettspeicherung der drei Gliaarten. Z Gesamte Neurol Psychiat 100:450–459

Sundt TM, Waltz AG (1971) Cerebral ischemia and reactive hyperemia. Studies of cortical blood flow and microcirculation before, during and after temporary occlusion of middle cerebral artery of squirrel monkeys. Circ Res 28:426–433

154

Symon L, Pasztor E, Branston NM (1974) Patterns of ischemia after acute middle cerebral artery occlusion in the monkey. In: Cervós-Navarro J (ed) Pathology of Cerebral Microcirculation. Gruyter, Berlin New York, pp 315–326

Takahashi K, Agari M, Nakamura H (1975) Intraaxonal corpora amylacea in ventral and lateral horns of the spinal cord. Acta Neuropathol (Berl) 31:151–158

Tamura A, Graham DI, McCulloch J, Teasdale GM (1981) Focal cerebral ischaemia in the rat. 2. Regional cerebral blood flow determined by [^{14}C] iodoantipyrine autoradiography following middle cerebral artery occlusion. J Cerebr Blood Flow Metabol 1:61–69

Tani E, Evans JP (1965) Electron microscope studies of cerebral swelling. III. Alterations in the neuroglia and the blood vessels of the white matter. Acta Neuropathol (Berl) 4:624–639

Tanner BR (1951) Histologische Untersuchungen zur Altersbestimmung von Hirnlaesionen. Inaugural-Dissertation, Universität Zürich

Tello F (1907) La régénération des voies optiques. Trab Lab Invest Biol Madrid 5 (zit. nach Schlote 1970)

Ticer JW, Tietz WJ (1969) Radiation-induced cellular changes in traumatic spinal cord injury. Acta Neuropathol (Berl) 13:122–130

Tomlinson BE, Walton JN (1964) Superficial haemosiderosis of the central nervous system. J Neurol Neurosurg Psychiat 27:332–339

Tönnis W (1936) Aseptische Arachnoiditis nach Hirnoperationen. Arch Klin Chir 186:375–377

Torvik A (1975) The relationship between microglia and brain macrophages. Experimental investigations. Acta Neuropathol (Berl) [Suppl VI]:297–300

Torvik A, Skjörten F (1971a) Electron microscopic observations on nerve cell regeneration and degeneration after axon lesions. I. Changes in the nerve cell cytoplasm. Acta Neuropathol (Berl) 17:248–264

Torvik A, Skjörten F (1971b) Electron microscopic obsevations on nerve cell regeneration and degeneration after axon lesions. II. Changes in the glial cells. Acta Neuropathol (Berl) 17:265–282

Towbin A (1971) Cerebral palsy. In: Minckler J (ed) Pathology of the Nervous System, vol 2. Mc Graw-Hill, New York, pp 1832–1850

Towbin A (1973) The respirator brain death syndrome. Hum Pathol 4:583–594

Troupp H, Vapalahti M (1971) Intraventricular pressure in the final stages of a severe brain injury. Acta Neurochir (Wien) 25:189–195

Trump BF, Valigorsky JM, Dees JH et al. (1973) Cellular changes in human disease. A new method of pathological analysis. Hum Pathol 4:89—109

Trump BF, Berezesky IK, Csornio-Vargas AR (1981) Cell death and the disease process. The role of calcium. In: Bowen ID, Lockshin RA (eds) Cell Death in Biology and Pathology. Chapman & Hall, London New York, pp 209–242

Tsuchihashi Y, Kitamura T, Fujita S (1981) Immunfluorescence studies of the monocytes in the injured rat brain. Acta Neuropathol (Berl) 53:213–219

Türck L (1851) Über secundäre Erkrankung einzelner Rückenmarksstränge und ihre Fortsetzungen zum Gehirne. Sitz Ber Akad Wiss Wien Math Naturwiss Kl 6:288–312

Ule G (1968) Pathologisch-anatomische Aspekte zerebraler Durchblutungsstörungen. Bull Schweiz Akad Med Wiss 24:440–459

Ule G (1972) Progressive neurogene Muskelatrophie bei neuroaxonaler Dystrophie mit Rosenthalschen Fasern. Acta Neuropathol (Berl) 21:332–339

Ule G (1974) Nervensystem. In: Doerr W (Hrsg) Organpathologie, Bd III. Thieme, Stuttgart, S 1–92

Ule G, Kolkmann FW (1962) Zur Ultrastruktur des perifokalen und histotoxischen Hirnödems bei der Ratte. I. Untersuchungen an der Groß- und Kleinhirnrinde. Acta Neuropathol (Berl) 1:519–526

Unterharnscheidt FJ (1972) Die traumatischen Hirnschäden. Mechanogenese, Pathomorphologie und Klinik. Z Rechtsmed 71:153–221

Vanderhaeghen J-JER, Logan WJ (1971) The effect of pH on the in vitro development of Spielmeyer's ischemic neuronal changes. J Neuropathol Exp Neurol 30:99–104

Vaughn JE, Pease DC (1970) Electron microscopic studies of Wallerian degeneration in rat optic nerves. II. Astrocytes, oligodendrocytes and adventitial cells. J Comp Neurol 140:207–226

Vaughn JE, Hinds PL, Skoff RP (1970) Electron microscopic studies of Wallerian degeneration in rat optic nerves. I. The multipotential glia. J Comp Neurol 140:175–206

Veuger AJLM, Kortbeek LHTS, Booij AC (1977) Siderophages in differentiation of blood in cerebrospinal fluid. Clin Neurol Neurosurg 80:46–56

Virchow R (1847) Die pathologischen Pigmente. Virchows Arch Path Anat 1:379–486

Virchow R (1856) Kalkmetastasen. Virchows Arch Path Anat 9:618–620

Virchow R (1870) Verkalkung abgestorbener Gehirnzellen. Virchows Arch Path Anat 50:304

Voisin C, Wattel F, Scherpereel P, Gosselin B, Chopin C (1975) Enzymes in the cerebrospinal fluid in diagnosis of brain death. Resuscitation 4:61–67

Vries E de (1954) Abnormal mitotic figures in postvaccinal encephalitis. J Neuropathol Exp Neurol 13:497–500

Walberg F, Brodal A, Hoddevik GH (1976) A note on the method of retrograde transport of horseradish peroxidase as a tool in studies of afferent cerebellar connections, particularly those from the inferior olive; with comments on the orthograde transport in Purkinje cell axons. Exp Brain Res 24:383–401

Walcher K (1936) Die vitale Reaktion bei der Beurteilung des gewaltsamen Todes. Dtsch Z Gesamte Gerichtl Med 26:193–211

Walker AE (1970) The pathogenesis and pathology of head injuries. VIe Congr Intern Neuropathol, Comptes Rendus. Masson, Paris, pp 155–175

Walker AE (1978) Pathology of brain death. Ann NY Acad Sci 315:272–279

Walker AE (1981) Cerebral Death, 2nd edn. Urban & Schwarzenberg, Baltimore Munich, pp 97–122

Walker AE, Diamond EL, Moseley JI (1975) The neuropathological findings in irreversible coma: A critique of the „respirator brain". J Neuropathol Exp Neurol 34:295–323

Waller AV (1850) Experiments on the section of the glossopharyngeal and hypoglossal nerves of the frog, and observations of the alterations produced thereby in the structure of their primitive fibres. Philos Trans R Soc Lond [Biol] 140:423–429

Wartman WB, Laipply TC (1949) The fate of blood injected into the arterial wall. Am J Pathol 25:383–388

Weber LW (1898) Ueber Eiseninfiltration der Ganglienzellen. Mschr Psychiat 3:507–517

Weil A (1945) Textbook of Neuropathology, 2nd edn. Grune & Stratton, New York

Wertheimer P, Rougemont J de, Descotes J, Jouvet M (1960) Données angiographiques relatives à la mort de l'encéphale au cours des comas avec arrêt respiratoire (comas dits dépassés). Lyon Chir 56:641–648

Wieczorek V (1964) Liquorveränderungen bei Blutungen in den Subarachnoidalraum mit besonderer Berücksichtigung des Liquorzellbildes. Dtsch Z Nervenheilk 186:87–100

Wieczorek V (1968) Liquorzytologische Veränderungen bei Blutungen in den Subarachnoidalraum. Wiss Z Humboldt-Uni Berl Math Naturwiss Reihe 17:554–555

Wille R, Ebert M, Cornely M (1969) Zeitstudien über Hämosiderin. Arch Kriminol 144:28–34, 107–116

Winkelhausen T (1975) Die Mitoserate in menschlichen Gliomen unter Ischämiebedingungen. Inaugural-Dissertation, Universität Köln

Wiśniewski H (1961) The pathogenesis of some cases of cerebral hemorrhage (a morphologic study of the margins of hemorrhagic foci and areas of the brain distant from the hemorrhage). Acta Med Pol 2:379–390

Woerkom T van, Teelken AW, Minderhoud JM (1973) Impairment of phagocytosis by granulocytes in brain-damaged patients. Lancet 2:97

Wolff K (1932) Grundlagen zu dem Problem der spontanen apoplektischen Hirnblutungen. Angionekrosen in traumatischen Hirnzertrümmerungen, zeitliche Entwicklung pro- und regressiver Gewebsveränderungen im traumatisch geschädigten Hirngewebe, Gefäßwandschäden in Striatumarterien, Nachweis von Gefäßrupturen. Teil I. Beitr Pathol Anat 89:249–310

Woollam DHM, Millen JW (1968) Vascular tissue in the central nervous system. In: Minckler J (ed) Pathology of the Nervous System, vol 1. Mc Graw-Hill, New York Toronto Syndney London, pp 486–498

Wyllie AH (1981) Cell death: A new classification separating apoptosis from necrosis. In: Bowen ID, Lockshin RA (eds) Cell Death in Biology and Pathology. Chapman & Hall, London New York, pp 9–34

Yamaguchi T, Waltz AG, Okazaki H (1971) Hyperemia and ischemia in experimental cerebral infarction: Correlation of histopathology and regional blood flow. Neurology (Minneap) 21:565–578

Young MB (1977) H³T-labelled blood cells in the CNS response to axotomies at various times after isotope injection. J Neuropathol Exp Neurol 36:465–473

Zülch KJ (1943) Hirnödem und Hirnschwellung. Virchows Arch Path Anat 310:1–58

Zülch KJ (1971) Hemorrhage, thrombosis, embolism. In: Minckler J (ed) Pathology of the Nervous System, vol 2. Mc Graw-Hill, New York, pp 1499–1536

9 Sachverzeichnis

Abräumzone 50, 51 f., 68
Adenylzyklase 11
Adventitialzellen 71
akute Schwellung der Oligodendrozyten 17, 27
Allgemeinzustand 127 f.
amöboide Umwandlung, postmortale 16, 84 f.
AMP, zyklisches 11
Anastomosen 9
Äquivalentbild 16, 115
argyrophile Fasern 75
Artefakte 17, 18
Astrozyten, reaktive 69, 84 ff., 104 ff., 107 ff., 112, 125, 134
-,- amöboide Glia 84 f., 107
-,- Corpora amylacea 98
-,- Emperipolese 69
-,- Fettspeicherung 94, 98
-,-, ganglioide 86, 91, 108
-,-, gemästete 93 f., 108
-,- Gliafasern 79, 95 f., 98, 104, 108, 112
-,- Glykogen 86, 98
-,- Imprägnierbarkeit 86
-,- intrazelluläres Ödem 84, 86, 98, 107
-,- Karyomerie 91, 98
-,- Kernschwellung 86, 98, 112
-,- Klasmatodendrose 85
-,- Kleinkerne 91
-,- Lipopigmente 95
-,- Mitose 88 f., 92, 98, 108, 112
-,- Monstreglia 92
-,- Myelinphagozytose 94, 104
-,- oxidative Enzyme 86, 94, 98
-,- Pinozytose 85
-,-, polymorphe 92
-,-, polyploide 92 f., 98, 108
-,- Rosenthal-Fasern 96 f., 98, 108
-,- Siderinspeicherung 94 f., 98
-,- Speziesabhängigkeit 91
-,-, zweikernige 94
Autolyse 14, 15, 17, 114, 115, 117, 126, 131, 133
Autoregulationsstörung 6, 9, 10
Axonschwellungen s. Ganglienzellen
Azidose 15, 31, 117

Blutfluß 7–9, 25
Blut-Hirn-Schranke 8

Blutung 9, 19, 20, 25, 40, 57 f., 80, 133
-, diapedetische 122
- Rupturblutungen 119, 126
Brückenblutungen, sekundäre 16, 117
B-Zellen 69

Cholesterinester 63, 103
Computertomographie 25, 113
Corpora amylacea 45, 65, 98

Degeneration, sekundäre (Waller) 14, 21, 29, 78, 80, 98 ff.
-,- astrozytäre Reaktionen 104 f.
-,- Cholesterinester 103
-,- Gefäßfibrose 105
-,- Kernschwellung der Oligodendrozyten 99
-,- Lipopigmente 102
-,- Marchi-Stadium 99
-,- Markscheidenreduktion 103, 105
-,- Myelinveränderungen 99 f., 105
-,- Myeloklasten 100, 105
-,- Myelophagen 101
-,- quantitative Entwicklung der Makrophagen 101 f., 105
-,- Schrumpfung 103, 105
-,- Speziesabhängigkeit 102, 104
-,- Stäbchenzellen 102
-,- sudanophile Fette 103
-,- Untergang der Oligodendrozyten 99, 105
Demarkierung 15, 29, 120 ff., 126
Diffusion 8, 11, 50
Drainageschläuche 47, 74
Druck, intrakranieller
-,- Abnahme 115, 119 f., 126, 127, 133
-,- Steigerung 9–11, 16, 113, 117
-,- transtentorieller Gradient 23, 118, 120 f., 125, 133

Emperipolese 69
Energiemetabolismus 6–8
Enzymaktivitätsänderungen 15, 27, 34
Erbleichung 30, 34
Erweichung 13, 25

Fernwirkungen 14, 76, 98
Fettkörnchenzellen 48, 61, 76
Fibroblasten 56, 71, 128
Fluoreszenz 33, 41

Ganglienzellen
- Äquivalentbild 16, 115
- axonale Dystrophie 82, 98
- Axonschwellungen 65, 77 ff., 98, 107, 125, 134
-, "dunkle" 17
- Eisenspeicherung 80, 84
- beim Erhängen 34
- Fluoreszenz bei HE 33
- Frühform der Ganglienzellnekrose 30, 114
- fuchsinophile Granula 77
- Geisterzellen 36
- bei Hirntod 114 ff., 121
- Infarktzentrum s. dort
- „Inkrustation" 36
- ischämische Zellveränderung (Spielmeyer) 17,
    30 f., 42, 106, 112, 114, 117, 131
- Kresylviolett, roter Farbeffekt 33
- Luxol Fast-Blue 33, 106
- Mikrovakuolisation 30
- retrograde Reaktion („primäre Reizung") 14,
    78, 82 f., 98
- Tigrolyse 30
- Verkalkung 36 ff., 42, 107, 112
- Zellatrophie 83
- Zellschrumpfung 30
Gefäßdilatation 39
Gefäßnekrose 38 f.
-, fibrinoide 39
- Gefäßruptur 119
Gefäßreaktion 70 ff., 76, 105, 111
Gitterzellen 48, 50
Gliastrauchwerk 109
Granulozyten, eosinophile 47
Granulozyten, neutrophile 42 ff., 49, 69, 106,
    113, 118, 119, 124, 133
-,- Begleitmeningitis 46 f., 119, 125
-,- um Corpora amylacea 45
-,- Funktionsfähigkeit 128
-,- hämorrhagische Nekrose 45
-,- Invasion 42 ff., 52, 75
-,- Peroxidase 61
-,- Verfettung 43
-,- Zerfall 43, 46
Grenzzonen 15

Hämatoidin 40 f., 42
Hämolyse 26, 40
Hämosiderin 56, 57 ff., 76
- Astrozyten 94 f., 98
- Ependymzellen 76
- Ganglienzellen 80, 84
- Sinusendothelzellen der Leber 60
- Speziesabhängigkeit 60, 72
Hämozeroid 41 f.
Hirnschwellung 6, 9–11
Hirntod 10, 14 ff., 21 f., 113 ff., 126, 128
- Kriterien 22
Hyperämie 72, 106
Hyperosmolalität 6

Imprägnationsmethoden 23, 110, 111
Infarkt 13 f., 17, 129
- Definition 13 f.
- Infarktrand 26, 29, 33, 50 ff., 68, 77, 131
- Infarktzentrum 31, 33, 35, 41, 42, 117, 131
- ischämischer Totalinfarkt 14 f., 21, 113 ff., 131
    ff.
-, lokaler 19, 20, 25 f., 129 ff.
- Myokardinfarkt 37, 45, 47, 55, 56, 73, 75
Ischämie
- Dauer 6
-, globale 9, 14
-, komplette 6–10, 14
-, inkomplette 7–9, 11
-, lokale 9
-, permanente 9
-, temporäre 9
-Toleranz 8

Kapillaren 70 ff., 76, 128
- Endothelmitosen 72
- Endothelschwellung 71, 72, 111, 125
- Vermehrung 73
- Weitstellung 38 f., 71
Kernpyknose 28, 38 f., 42, 113, 121, 133
Klasmatodendrose 16, 85
Kollagenfaserentwicklung 74 f., 128, 133
- Kalk- und Knochenbildung 75
- Organabhängigkeit 75, 76
Kollateralzirkulation 9
Konsistenzabnahme 25, 113
Körnerschichtauflösung 16
Kriechströmung 118, 119

Laktat 6, 8, 15
Latenzzeit 13, 16, 127
Lebensalter 127 f.
Lipofuszin 33, 36
Lipopigmente 65, 95, 102
Liquor
- Erythrozytenphagozytose 57, 59
- Hämatoidin 41
- Hämosiderin 59
- Lymphozyten 69
- Pleozytose 47
Lückenzone 29, 63, 65, 78, 120
"luxury perfusion" 9, 72
Lymphozyten 68 f., 76, 106, 133
lysosomale Enzyme 11

Makrophagen 38, 48 f., 125, 126, 128, 133
- Hämosiderin s. dort
- Mitosen 52 ff.
- Neutralfettspeicherung 60 ff.
- quantitative Entwicklung 51 ff., 65, 110 f.
- Phagozytose s. dort
- Rückkehr in den Blutstrom 67 f.
- Speziesunterschiede 53, 54, 57, 60 72, 76
Manifestationszeit 13, 34 f., 115, 131

Mastzellen 47
medikamentöse Behandlung 127 f.
Meningitis 46 f., 119, 125
Mikrogliazellen, progressive 48 f., 56 f.
Mikrothromben 122
Mikrozirkulationsstörung 7–9, 11, 14, 118,
    122, 126
Monozyten 48 f., 69, 75
-, amöboide 50
- hämorrhagische Nekrosen 49
- Peroxidase 61
-, transformierte 56
Myelinfärbbarkeit, verminderte 28, 114, 120,
    133

Nekrobiose, morphotropische und morpho-
    statische 31, 117
Nekrophanerose 11, 31, 40, 42, 117, 122, 126
Nekrose 11, 14–16, 26 ff., 42, 129
-, anämische 37, 133
- Ca-Ionen 12, 132
- Dauernekrose 12
-, hämorrhagische 37, 40, 74, 80, 119, 133
- Kalk 36, 40, 42
- Koagulationsnekrose 12, 30, 35
- Kolliquationsnekrose 12
-, neuronale 30 ff., 106, 131 f.
-, selektive neuronale 13, 20, 21, 33, 106 ff.,
    117, 129 ff.
- Stadien 13, 65 f.
-, unvollständige 13, 20, 25 f., 71, 72, 129 ff.
-, vollständige 13, 20, 25 f., 31, 39, 50, 71, 73,
    74, 119, 129 ff.
Nekrotaxis 42, 110
Neuronophagie 110
Neuropil 26 f., 106, 107
Neurotransmitter 6, 11
Neutralfette 60 f., 94, 98, 103
no-reflow-Phänomen 6

Ödem 8–11, 16, 17
-, extrazelluläres 85
-, intrazelluläres 26 f., 84, 86, 98, 107
Organabhängigkeit 75, 76

Parenchym 12, 13
Perizyten 48, 71
pH 6, 31
Phagozytose 57 ff., 76
- Axonschwellungen 65
- Corpora amylacea 65
- Erythrozyten 57, 59, 63
- Myelin 63, 94, 101, 104
Phospholipide 6, 61
Plasmazellen 69, 76, 133
"point of no return" 11
pränekrotische Phase 11, 13, 42

Proteinsynthese 6, 7
Proteolyse 26
Pseudokalk 36

Radikale, freie 11
Reaktionen
-, astrozytäre 84 f., 104 f., 107 f., 112, 125, 134
-, entzündliche 43, 45, 46 f., 118 f., 126, 128,
    129
-, hämatogene 16, 48–50, 52, 55, 57, 108, 125
    f., 129
-, immunologische 47, 69
- mesodermaler Zellen 42 f., 108 f., 112, 128
- neuroektodermaler Zellen 76 f.
-, retrograde 14, 78, 82 f., 98
Reserveraum 11
„respirator brain" 16
Restkreislauf 7, 39, 129, 131
Rezirkulation 6–8, 10, 115, 118, 119, 126, 131,
    133
Rosenthal-Fasern s. Astrozyten

Siderose, marginale 76, 80, 84
Speziesabhängigkeit 41, 53, 54, 57, 60, 63, 72,
    76, 91, 102, 104
Spongiose 108, 112
Stäbchenzellen 38, 48, 56, 61, 102, 129, 133
- Abwanderung 111
- Gliastrauchwerk 109
- hämatogene Herkunft 56 f., 108
- Imprägnierbarkeit 110, 111
- Invasion 109, 112
- Mitosen 110, 112
- Nekrotaxis 110
- Neuronophagie 110
sudanophile Substanzen 60 ff., 94, 98, 103

Thrombose 16, 39
Tod
-, plötzlicher 16
- durch Erhängen 34
- Hirntod s. dort
traumatische Läsionen 9, 19, 59, 127, 129
Triglyzeride s. sudanophile Substanzen

Vasoparalyse 9, 11, 25
Verfärbung des Gehirns 113
Vulnerabilitätsstaffelung 13, 17

Wiederbelebungszeit 6, 8
Wiederdurchblutung s. Rezirkulation

Zelltod 7, 11, 13, 14, 27, 30, 31, 42, 131, 132
Zeroid 65, 66
Zirkulationsstillstand, intrakranieller 11, 14,
    16, 21, 23, 113, 114 f., 118, 130, 134
Zirkulationsstörung, postischämische 6

Spezielle pathologische Anatomie

Ein Lehr- und Nachschlagewerk
Herausgeber: W. Doerr, G. Seifert, E. Uehlinger

13. Band, 1. Teil:
Pathologie des Nervensystems I
Durchblutungsstörungen und Gefäßerkrankungen des Zentralnervensystems

Von J. Cervós-Navarro, H. Schneider

Redigiert von G. Ule

1980. 263 Abbildungen in 374 Einzeldarstellungen, 4 Tabellen. XXI, 665 Seiten. Gebunden DM 320,–; Subskriptionspreis (gilt bei Abnahme des Gesamtwerkes): Gebunden DM 256,–
ISBN 3-540-09788-0

Der 1. Teilband bringt eine ausführliche, der eminenten klinischen Bedeutung und Häufigkeit gerecht werdende Darstellung der Gefäßerkrankungen und Durchblutungsstörungen des Gehirns durch J. Cervós-Navarro/Berlin, der sich als einer der Initiatoren und aktiven Mitgestalter der internationalen Berliner Erwin-Riesch-Symposien in den letzten Jahren mit diesem Gebiet sehr intensiv beschäftigt hat. Erstmalig in einer systematischen Übersicht werden hier die Störungen der Mikrozirkulation mit Beeinträchtigung des Stoffaustausches in der terminalen Strombahn und die der Makrozirkulation mit den Folgen für Zufuhr, Verteilung und Abfluß des Blutes aus morphologischer Sicht umfassend dargestellt.
Die entsprechenden Erkrankungsformen im Bereich des Rückenmarkes werden in einem gesonderten Abschnitt von H. Schneider/Berlin abgehandelt, der durch eigene Untersuchungen mit dieser Thematik bereits seit längerem vertraut ist. Die getrennte Darstellung erschien in Anbetracht der strukturellen Eigentümlichkeiten und der hämodynamischen Besonderheiten des Rückenmarkes sinnvoll, zumal die in den letzten Jahren erheblich verfeinerte klinische Diagnostik der vaskulären Myelopathien zusätzliche Fragen aufwirft.
Beide Beiträge vermitteln so unter Einbeziehung neuester Erkenntnisse der Pathophysiologie einen Überblick über den aktuellen Stand der Pathomorphologie cerebrospinaler Durchblutungsstörungen und Gefäßerkrankungen mit ihren Folgen, von der Makroskopie bis hin zur Elektronenmikroskopie. Mit diesem Teilband wird der direkte Bezug zur Klinik hergestellt.

13. Band, 2. Teil:
Pathologie des Nervensystems II
Entwicklungsstörungen, chemische und physikalische Krankheitsursachen

Von H. Berlet, H. Noetzel, G. Quadbeck, W. Schlote, H. P. Schmitt, G. Ule

Redigiert von G. Ule

1983. 281 Abbildungen in 522 Einzeldarstellungen. XX, 952 Seiten. Gebunden DM 680,–. Subskriptionspreis (gilt bei Abnahme des Gesamtwerkes): DM 544,–. ISBN 3-540-11536-6

Der Band behandelt die Hirnentwicklung mit ihren Störungen und die exogenen Noxen chemischer und physikalischer Art mit ihren Auswirkungen auf das Nervensystem.
Der erste Abschnitt über Entwicklungsstörungen und Schäden des reifenden Gehirns (H. Noetzel) wird von W. Schlote mit einer Einführung über die Entwicklung des Nervensystems eingeleitet. Die zum Verständnis der verschiedenen Mißbildungen wichtigen Phasen der Organogenese, der Differenzierung und der Synaptogenese werden in übersichtlicher Form dargestellt und die zur Fehlbildung führenden Grundmechanismen erörtert.
Wichtige Fragen der Spezifität und Unspezifität neuronaler Kontaktbildung während der Ontogenese, die für das Verständnis der in zunehmendem Maße an Kinderkliniken beobachteten embryofetalen Schäden und Syndrome mit psychomotorischer Retardierung wichtig sind, werden ebenso angesprochen wie Probleme der Entwicklung und Differenzierung der Neuroglia und der Gefäßentwicklung im Zentralnervensystem.
Der Beitrag „Exogene Intoxikationen und Nervensystem" von G. Quadbeck und H. Berlet setzt sich mit den chemischen Krankheitsursachen auseinander. Er berührt damit hochaktuelle Probleme, wie die Umweltverschmutzung durch Industrie und Technik, die Gefährdung durch in der Landwirtschaft verwendete Chemikalien, aber auch gewerbliche Vergiftungen, Suchtfolgen und Therapieschäden, soweit sie das Nervensystem betreffen.
H. P. Schmitt schließlich befaßt sich mit den Folgen physikalischer Einwirkungen auf das Nervensystem (ohne Neurotraumatologie), wie Elektrizität und Blitzschlag, Strahlentherapie, Ultraschall, Änderung des Umgebungsdruckes sowie thermische Schäden.

Springer-Verlag
Berlin
Heidelberg
New York
Tokyo

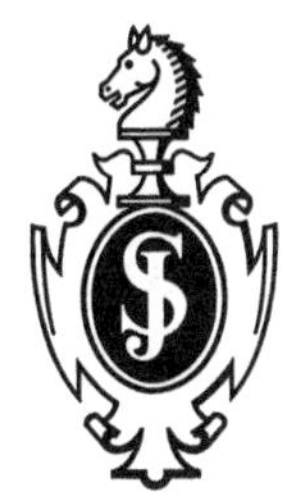